Klinische Anästhesiologie und Intensivtherapie

Band 18

Herausgeber:
F. W. Ahnefeld H. Bergmann C. Burri W. Dick
M. Halmágyi G. Hossli E. Rügheimer
Schriftleiter: J. Kilian

Lokalanästhesie

Herausgegeben von

F. W. Ahnefeld H. Bergmann C. Burri W. Dick
M. Halmágyi G. Hossli E. Rügheimer

Unter Mitarbeit von

F. W. Ahnefeld, H. G. Auberger, H. Bergmann, W. Dick
K.-L. Eckstein, H. U. Gerbershagen, G. Hitzenberger
K. Hutschenreuter, E. Knoche, R. Krebs, H. Matthes
H.-H. Mehrkens, J. Meyer, P. Milewski, U. Mißler, J. Neumark
H. C. Niesel, H. Nolte, Ch. Panhans, B. Schmidt, O. Schulte-Steinberg, R. Schwarz, R. Steiner, E. Traub, A. Vicente-Eckstein

Mit 86 Abbildungen

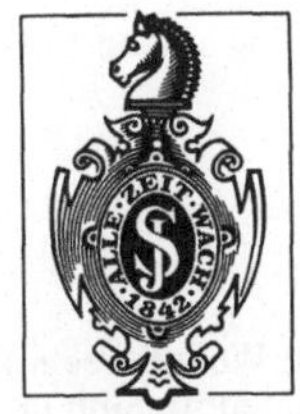

Springer-Verlag Berlin Heidelberg New York 1978

ISBN-13:978-3-540-09083-0 e-ISBN-13:978-3-642-67127-2
DOI: 10.1007/978-3-642-67127-2

2127/3140-543210

Vorwort

Die seit etwa 15 Jahren sowohl im praktisch-klinischen Bereich als auch im anästhesiologischen Schrifttum deutlich zunehmende Bedeutung der örtlichen Schmerzausschaltung ist nicht zu übersehen. In großen Zentren werden 10 bis 15% aller operativen Eingriffe unter Regionalanästhesie vorgenommen, das Interesse hat längst auch und gerade auf mittlere und kleinere Krankenhäuser übergegriffen, eine echte *„Renaissance" der Lokalanästhesie* scheint eine durch harte Zahlen belegbare Tatsache geworden zu sein.

Daß eine solche Entwicklung gerade im Zeitalter höchst verfeinerter und gepflegter Narkosekunst zu beobachten ist, läßt sich vor allem aus den *Fortschritten,* die auf dem Gebiete der Lokalanästhesie zu verzeichnen sind, zwanglos erklären: *Neue Lokalanästhetika* mit erhöhter Wirkungsstärke, verminderter Toxizität, verkürzter Latenzzeit und verlängerter Wirkungsdauer wurden verfügbar, *technisch-methodische Neuerungen* vor allem im Bereiche der rückenmarksnahen Leitungsanästhesien haben z. B. die ehemals verrufene Spinalanästhesie wieder durchaus „gesellschaftsfähig" gemacht und ermöglichen einen effektvollen Einsatz auch kontinuierlicher Methoden, und schließlich haben *bessere Kenntnisse der Physiologie und Pathophysiologie* der Lokalanästhesie alle Voraussetzungen dazu geschaffen, die Methoden fundierter anzuwenden und die Sicherheit für unsere Patienten damit weiter zu erhöhen.

Angesichts dieser Tatsachen war es nur zu verständlich, daß sich die Herausgeber dieser Schriftenreihe zum Einbau des Themas *„Lokalanästhesie"* in das Programm ihrer Fortbildungsveranstaltungen entschlossen haben. Die referierenden Wissenschaftler und Kliniker aus Deutschland, Frankreich und Österreich, die sich zur Durchführung dieses Workshop in Linz zusammengefunden haben, sind nicht nur als Experten auf ihrem Gebiet anzusprechen, sie spiegeln darüber hinaus auch die traditionelle historische Verbundenheit mit der Lokalanästhesie wider, die gerade in diesen drei Ländern unter Beweis gestellt werden kann.

Man denke an den Sekundararzt der Wiener Ophthalmologischen Universitätsklinik, Carl Koller, der, durch Siegmund Freud stimuliert, am 11. September 1883 die erste Kataraktoperation unter Kokainisierung durchgeführt hat und als Entdecker der Lokalanästhesie bezeichnet werden kann. Man denke an Oberst in Halle, an die Infiltrationsanästhesie Carl Ludwig Schleichs in Berlin, der als Musiker daran interessiert war, die Erregungsleitung des Nerven wie bei einem Streichinstrument con sordino zu dämpfen. Man denke an Heinrich Braun in Leipzig, dem wir den Vasopressorenzusatz zu verdanken haben, und an August Bier in Berlin mit seiner ersten Lumbalanästhesie am 15. August 1898. In Frankreich waren es schließlich Theodor Tuffier im Hôpital de la Cité du Midi in Paris, der unabhängig von Bier einige Monate später Lumbalanästhesien mit Kokain durchführte, und Paul Reclus vom Pariser Hôpital Pité, der sich vor allem mit der Kokainvergiftung beschäftigt hat.

Der Zielvorstellung all unserer Veranstaltungen entsprechend, soll die *Thematik* in Form einer abgerundeten Übersicht über den derzeitigen Stand der Dinge etwa im Sinne eines *„Kompendium der Lokalanästhesie für die tägliche Praxis"* präsentiert werden.

Vorab wollen wir Verständnis für die theoretischen Grundlagen - von der Chemie, Physiologie und Pharmakologie her betrachtet - wecken; die Darstellung der *Klinik,* unterteilt in *periphere* und *rückenmarksnahe Methoden,* nimmt naturgemäß den Hauptteil der Besprechung ein; aktuelle Themata und *spezielle Anwendungsgebiete,* wie etwa die CO_2-haltigen Lokalanästhetika, notfallmedizinische Indikationen und die postoperative und posttraumatische Schmerzbekämpfung, schließen die eigentliche Klinik der Lokalanästhesie ab und leiten zu den diagnostischen und therapeutischen Nervenblockaden im Rahmen einer *„Pain Clinic"* über.

In der *Diskussion* wird abschließend versucht, zusammengefaßt dargestellt in den Referaten angeklungene Fragen und Probleme, aber auch etwa unterschiedliche Ansichten nochmals aufzugreifen und - vor allem wieder unter dem Gesichtspunkt der klinischen Praxis - möglichst klare Aussagen zu erarbeiten.

Gedankt sei zunächst allen unseren Referenten und Diskussionsrednern, deren „brain storming" die Veranstaltung fachlich so erfolgreich hat ablaufen lassen. Dank sei sodann den Firmen Woelm Pharma GmbH & Co., Eschwege, und Hoechst-Austria, Wien, gesagt, die die Durchführung des Workshop möglich gemacht haben.

Dank schließlich und nicht zuletzt unserem unermüdlichen Schriftleiter, Herrn Prof. Dr. J. Kilian, den Sekretärinnen Frau Schlenk und Frau Stüttler und dem Springer-Verlag. Nur durch eine optimale Kooperation konnte auch dieser Band in so kurzer Zeit fertiggestellt werden. Er möge dazu beitragen, die Methoden der Lokalanästhesie nicht mehr zweitrangig hinter die Allgemeinanästhesie gestellt, sondern sie mit einem klaren technischen und Indikationskonzept als eine sinnvolle Ergänzung zu betrachten.

Im September 1978 — Die Herausgeber

Inhaltsverzeichnis

Verzeichnis der Referenten und Diskussionsteilnehmer

Prof. Dr. F. W. Ahnefeld
Department für Anästhesiologie
der Universität Ulm
Steinhövelstraße 9
7900 Ulm (Donau)

Dr. H. Auberger
Chefarzt der Anästhesieabteilung
der Frauenklinik Finkenau
Finkenau 35
2000 Hamburg 76

Prof. Primarius Dr. H. Bergmann
Vorstand des Instituts
für Anaesthesiologie (Blutzentrale)
des Allg. öffentl. Krankenhauses Linz
A-4020 Linz (Donau)

Prof. Dr. W. Dick
Department für Anästhesiologie
der Universität Ulm
Prittwitzstraße 43
7900 Ulm (Donau)

Dr. K.-L. Eckstein
Chefarzt der Anästhesie-Abteilung des
Kreiskrankenhauses Ellwangen
Postfach 72
7090 Ellwangen (Jagst)

Prof. Dr. H. U. Gerbershagen
Institut für Anaesthesiologie
des Klinikums der
Johannes Gutenberg-Universität
Langenbeckstraße 1
6500 Mainz (Rhein)

Prof. Dr. M. Halmágyi
Institut für Anaesthesiologie
des Klinikums der
Johannes Gutenberg-Universität
Langenbeckstraße 1
6500 Mainz (Rhein)

Doz. Dr. G. Hitzenberger
I. Medizinische Universitätsklinik Wien
Lazarettgasse 14
A-1090 Wien

Prof. Dr. K. Hutschenreuter
Direktor des Instituts
für Anästhesie der
Universitätskliniken des Saarlandes
6650 Homburg (Saar)

Prof. Dr. J. Kilian
Department für Anästhesiologie
der Universität Ulm
Steinhövelstraße 9
7900 Ulm (Donau)

Dr. E. Knoche
Oberarzt am Department
für Anästhesiologie der Universität Ulm
Prittwitzstraße 43
7900 Ulm (Donau)

Prof. Dr. R. Krebs
Pharma Forschungszentrum Bayer AG
Apratherweg 56
5600 Wuppertal

Prof. Dr. J. Lassner
Départment d'Anesthesiologie
123, Boulevard de Port-Royal
F-75674 Paris Cedex 14

Prof. Dr. H. Matthes
Chefarzt des Anästhesie-Dienstes der
Chirurgischen Universitätsklinik
Städtisches Krankenhaus
Ostmerheimer Straße 200
5000 Köln-Merheim

Dr. H.-H. Mehrkens
Oberarzt am Department
für Anästhesiologie der Universität Ulm
Steinhövelstraße 9
7900 Ulm (Donau)

Dr. J. Meyer
Oberarzt am Institut für Anaesthesiologie
Zweckverband Stadt- und Kreiskrankenhaus
Bismarckstraße 6
4950 Minden (Westfalen)

Priv.-Doz. Dr. P. Milewski
Oberarzt am Department
für Anästhesiologie der Universität Ulm
Prittwitzstraße 43
7900 Ulm (Donau)

Dr. J. Neumark
Oberarzt am Institut
für Anästhesiologie der Universität Wien
Spitalgasse 23
A-1090 Wien

Dr. H. C. Niesel
Chefarzt der Anaesthesieabteilung
des St. Marienkrankenhauses
Salzburger Straße 15
6700 Ludwigshafen-Gartenstadt

Prof. Dr. H. Nolte
Chefarzt des Instituts für Anaesthesiologie
Zweckverband Stadt- und Kreiskrankenhaus
Bismarckstraße 6
4950 Minden (Westfalen)

Dr. Ch. Panhans
Oberarzt am Institut für Anaesthesiologie
des Klinikums der
Johannes-Gutenberg-Universität
Langenbeckstraße 1
6500 Mainz (Rhein)

Prof. Dr. E. Rügheimer
Direktor des Instituts
für Anaesthesiologie
der Universität Erlangen-Nürnberg
Maximiliansplatz 1
8520 Erlangen

Dr. chem. B. Schmidt
Firma Woelm Pharma GmbH & Co.
Max-Woelm-Straße
3440 Eschwege

Dr. O. Schulte-Steinberg
Chefarzt der Anästhesieabteilung des
Kreiskrankenhauses Starnberg
Oßwaldstraße 1
8130 Starnberg

Dipl.-Chem. R. Steiner
Firma Woelm Pharma GmbH & Co.
Max-Woelm-Straße
3440 Eschwege

Dr. E. Traub
Oberarzt am Department
für Anästhesiologie der Universität Ulm
Prittwitzstraße 43
7900 Ulm (Donau)

Verzeichnis der Herausgeber

Prof. Dr. Friedrich Wilhelm Ahnefeld
Department für Anästhesiologie
der Universität Ulm
Steinhövelstraße 9, 7900 Ulm (Donau)

Prof. Dr. Hans Bergmann
Vorstand des Instituts für
Anästhesiologie (Blutzentrale) des
Allgemeinen öffentlichen Krankenhauses
der Stadt Linz
A-4020 Linz

Prof. Dr. Caius Burri
Abteilung Chirurgie III
der Universität Ulm
Steinhövelstraße 9, 7900 Ulm (Donau)

Prof. Dr. Wolfgang Dick
Department für Anästhesiologie
der Universität Ulm
Prittwitzstraße 43, 7900 Ulm (Donau)

Prof. Dr. Miklos Halmágyi
Institut für Anästhesiologie
des Klinikums der
Johannes Gutenberg-Universität
Langenbeckstraße 1, 6500 Mainz

Prof. Dr. Georg Hossli
Kantonsspital Zürich
Direktor des Instituts für Anästhesiologie
der Universitätskliniken
Rämistraße 100, CH-8091 Zürich

Prof. Dr. Erich Rügheimer
Direktor des Instituts für Anästhesiologie
der Universität Erlangen-Nürnberg
Maximiliansplatz 1, 8520 Erlangen

Chemie der Lokalanästhetika

Von B. Schmidt

Mit der Entdeckung der klinischen Verwendungsmöglichkeiten von Kokain durch CARL KOLLER 1884 begann die systematische Erforschung der Chemie von lokalanästhetisch wirksamen Substanzen. Nachdem die chemische Struktur des Kokains durch WILLSTÄTTER aufgeklärt worden war, setzte auch das Bemühen ein, synthetische Stoffe für die lokalanästhetische Verwendung zu finden.

Lokalanästhetika sind eine der am besten untersuchten und dokumentierten pharmakologischen Gruppen. Bis heute sind weit mehr als 1.000 Substanzen auf ihre lokalanästhetische Wirkung hin untersucht worden. Dabei hat es nicht an Versuchen gefehlt, allgemeingültige Gesetzmäßigkeiten zu erkennen, welche die chemische Struktur mit der lokalanästhetischen Wirkung in Beziehung bringen.

Daß solchem Bemühen enge Grenzen gesetzt sind, läßt die komplexe Natur der lokalanästhetischen Gesamtwirkung vermuten. Die sichtbare Wirkung eines Lokalanästhetikums und seine Verwendbarkeit sind als Produkt einer Reihe von Wirkungsfaktoren aufzufassen, die alle durch die chemische Struktur des Lokalanästhetikums bedingt werden (Tabelle 1). Beispielsweise ist es möglich, daß ein Lokalanästhetikum zwar einerseits eine gute erregungshemmende Wirkung an der Nervenmembran hat, aber nur ein unzureichendes Permeationsvermögen durch die Myelinscheide besitzt.

Tabelle 1. Die wichtigsten Faktoren der lokalanästhetischen Wirkung

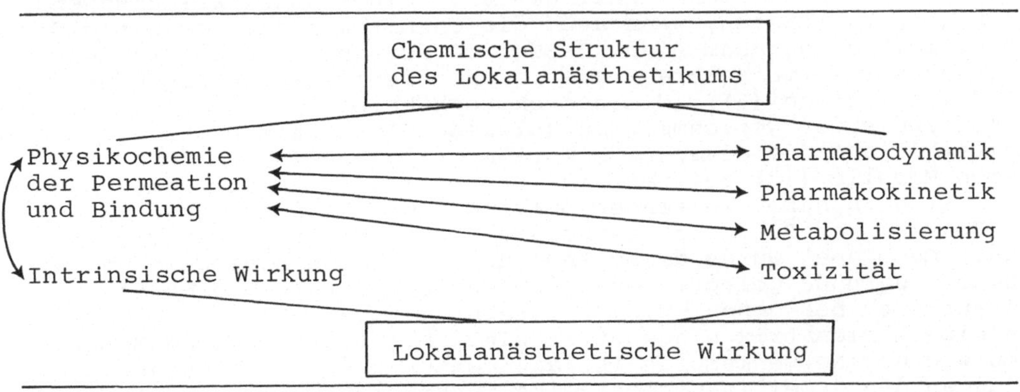

Ferner ist zu bedenken, daß abhängig von den chemischen Eigenschaften eines Lokalanästhetikums die Wirkqualität hinsichtlich der Oberflächen-, Infiltrations- und Leitungsanästhesie

sehr unterschiedlich ausgeprägt sein kann. Für die klinische Anwendung sind außerdem neben der Wirkpotenz die Anschlagzeit und die Wirkungsdauer von ausschlaggebender Bedeutung.

Es ist die Absicht, in diesem Beitrag mehr die Fragen der Struktur-Wirkungs-Beziehung zu erörtern und dafür die chemisch-systematische Behandlung der einzelnen Lokalanästhetikagruppen in den Hintergrund treten zu lassen.

Wirkort und Wirkung

Der Wirkort eines Lokalanästhetikums ist die Nervenmembran. Als meßbare Wirkung ist die Hemmung des Aktionspotentials anzusehen, indem der Einstrom von Na^+-Ionen blockiert wird. In bezug auf den molekularen Mechanismus dieser Reaktion kommt eine Reihe von Wirkhypothesen in Frage, die alle eine Bindung von Lokalanästhetikamolekülen an die Nervenmembran voraussetzen.

Tabelle 2. Membranzusammensetzung des Tintenfisch-Riesen-Axon (%) (Nach CAMEJO et al., BBA 193, 247 (1969))

Protein	29,5 ± 1,4
Lipide	70,5 ± 1,5
Cholesterin	28,1 ± 2,3
Fettsäuren	6,2 ± 0,9
polare Lipide	58,5 ± 3,5
Phosphatidylcholin	45,9 ± 2,9
Sphingomyelin	10,0 ± 1,6
Phosphatidylathanolamin	34,4 ± 1,7
Phosphatidylserin	10,4 ± 2,3

Von daher lassen sich die exakten Zusammenhänge von chemischer Struktur eines Lokalanästhetikums und seiner pharmakologischen Wirkung nur erfassen, wenn auch die chemischen Eigenschaften der Nervenmembran bekannt sind. Bezüglich der chemischen Zusammensetzung der Nervenmembran existieren relativ genaue Ergebnisse (Tabelle 2, nach (6)), die jedoch noch keine Aussage über die Topographie der Nervenmembran zulassen. In diesem Punkt ist man weiterhin auf die diversen Membranmodelle angewiesen. Die früheren Modelle (12) zeigten eine Doppelschicht von Lipidmolekülen mit nach außen weisenden polaren Enden, auf die jeweils eine Schicht von Proteinen aufgelagert war. Unter dem Begriff "unit membrane" wurde diese Anordnung für alle biologischen Membranen zugrunde gelegt. Heute werden auch heterogene Modelle diskutiert, bei denen, wie z. B. Abb. 1 zeigt, Proteinmoleküle in eine Lipidmatrix eingebettet sind. Bei funktionellen Membranen wie der Nervenmembran ist anzunehmen, daß Proteine und Lipide an den jeweiligen speziellen Funktionen beteiligt sind.

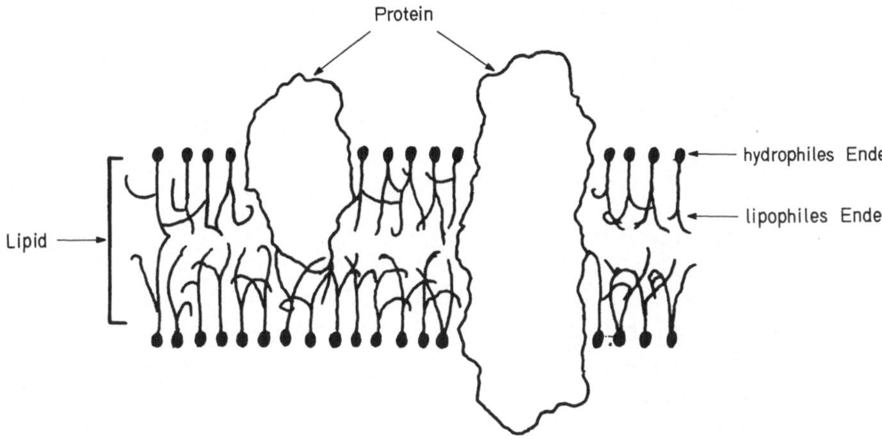

Abb. 1. Modell einer heterogenen Lipoproteinmembran (Nach SINGER und NICOLSON (15))

Unabhängig davon, wie letztlich die genaue Anordnung der Lipide und Proteine in der Nervenmembran aussieht und wie der molekulare Mechanismus der Lokalanästhetikareaktion abläuft, ist zu erwarten, daß die Lipidlöslichkeit eines Lokalanästhetikums und sein Bindevermögen an Proteine eine wichtige Rolle spielen. Die Lipophilie gewinnt ferner unter dem Aspekt der Penetration durch mehr oder weniger lipophile Nervenhüllen an Bedeutung, während für die Verteilung in den Gewebsflüssigkeiten und Lösung in zytoplasmatischen Räumen eine gewisse Wasserlöslichkeit wichtig erscheint.

Lokalanästhetische Wirkstoffe

Unter den lokalanästhetisch wirksamen Substanzen finden sich Vertreter aus einer ganzen Reihe von chemischen Stoffgruppen (Abb. 2), von denen sich die Mehrheit durch eine sekundäre oder tertiäre Aminogruppe auszeichnet.

Klinisch bedeutsam wurden vor allem Lokalanästhetika vom Ester- und Amidtyp. Im historischen Abriß (Abb. 3) wird die Zeit vor der Jahrhundertwende gekennzeichnet durch Kokain und seine Derivate. In der ersten Hälfte dieses Jahrhunderts wurde das Kokain verdrängt vorwiegend durch Lokalanästhetika vom Estertyp, von denen Benzocain, Procain und Tetracain die wichtigsten Vertreter sind. Diese Stoffe sind als Abkömmlinge der p-Aminobenzoesäure zu sehen. Hierauf schloß sich die Ära der Amidtyp-Lokalanästhetika an, die sich vor allem durch bessere Verträglichkeit bei hoher lokalanästhetischer Potenz auszeichnen.

Diese Gruppe ist im wesentlichen auf dem Lidocaingrundgerüst aufgebaut, das durch seinen 2,6-Xylidin-Rest charakterisiert ist. Beim Prilocain ist an Stelle dessen der o-Toluidin-Rest zu finden. Dieser Unterschied ist deshalb von Interesse, da o-Toluidin anders als 2,6-Xylidin für eine gelegentlich auftretende Methämoglobinbildung verantwortlich gemacht wird.

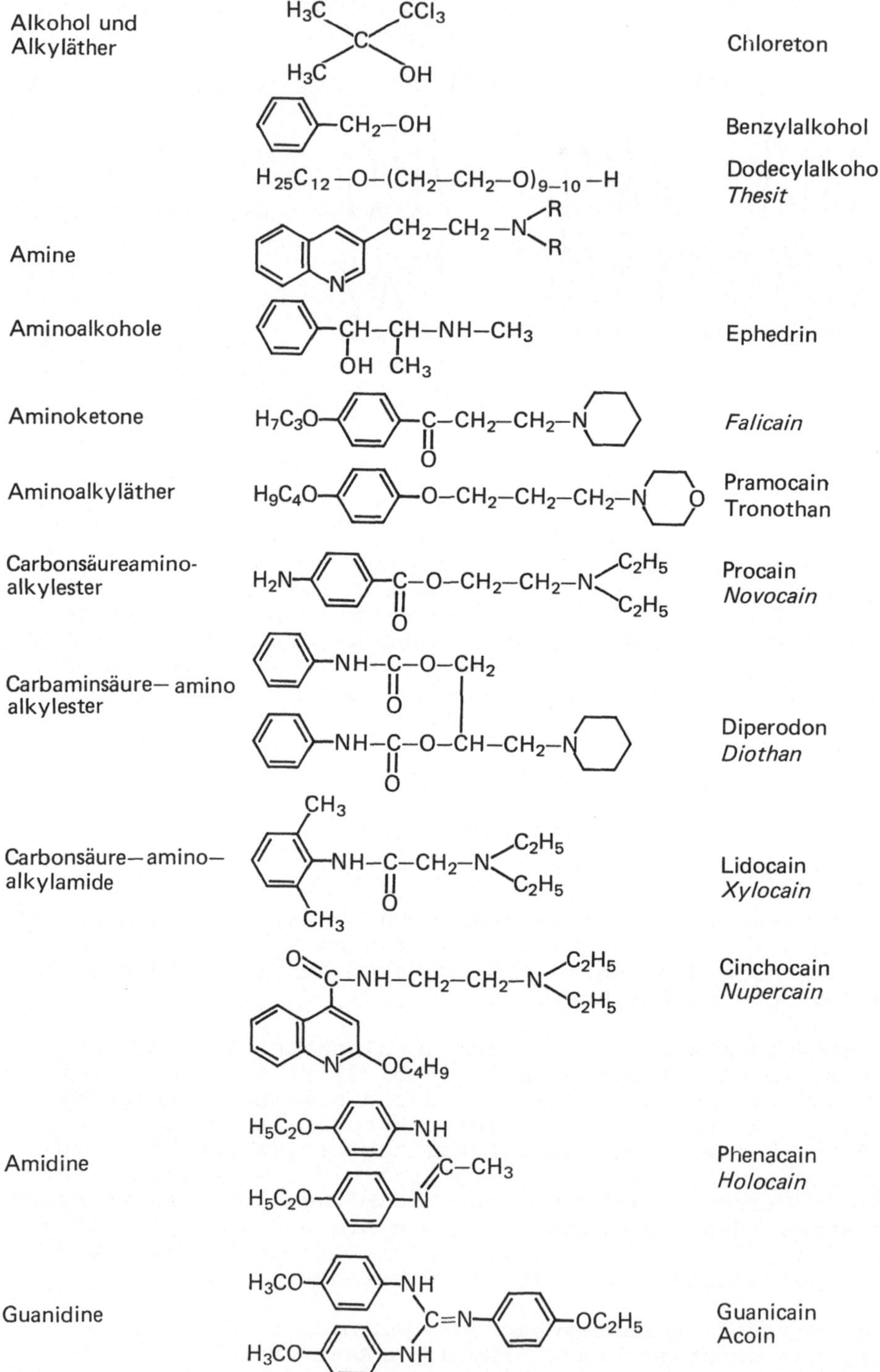

Abb. 2. Beispiele von lokalanästhetisch wirksamen Substanzen aus unterschiedlichen Stoffklassen (Nach (3)). Handelsnamen sind unterstrichen

Generische Bezeichnung	Handelsname	Chemische Struktur	Einführungsjahr
Cocain		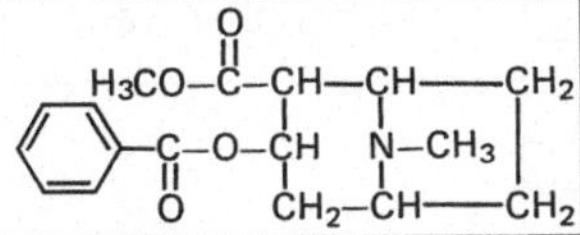 $H_3CO-C(=O)-CH-CH-CH_2$; (ring)$-C(=O)-O-CH$; $N-CH_3$; $CH_2-CH-CH_2$	1884
Benzocain Anästhesin		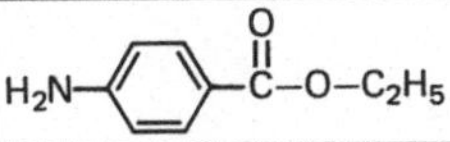 H_2N-(ring)$-C(=O)-O-C_2H_5$	1900
Procain	Novocain	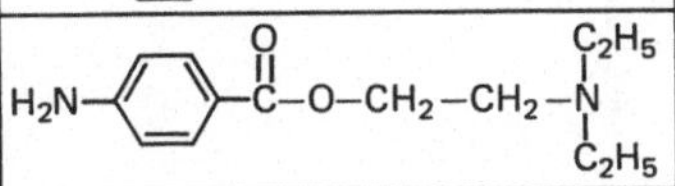 H_2N-(ring)$-C(=O)-O-CH_2-CH_2-N(C_2H_5)_2$	1905
Dibucain Cinchocain	Nupercain	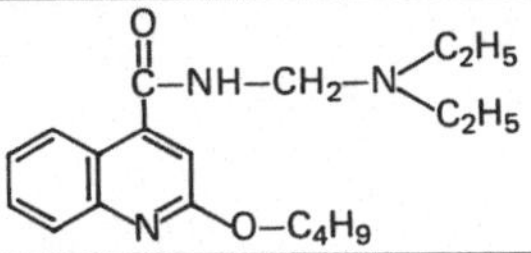 $C(=O)-NH-CH_2-N(C_2H_5)_2$; (ring, N)$-O-C_4H_9$	1929
Tetracain	Pantocain	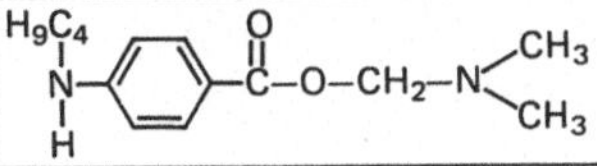 $H_9C_4-N(H)-$(ring)$-C(=O)-O-CH_2-N(CH_3)_2$	1930
Lidocain	Xylocain	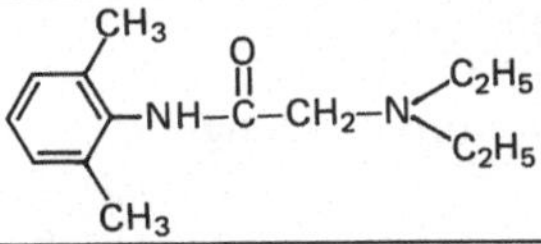 CH_3, CH_3 (ring)$-NH-C(=O)-CH_2-N(C_2H_5)_2$	1944
Chlorprocain	Nesacain	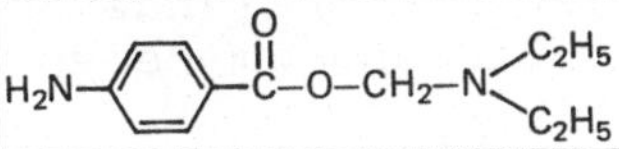 H_2N-(ring)$-C(=O)-O-CH_2-N(C_2H_5)_2$	1955
Mepivacain	Meaverin Scandicain	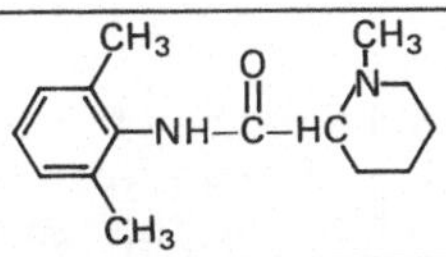 CH_3, CH_3 (ring)$-NH-C(=O)-HC$ (ring, $N-CH_3$)	1957
Prilocain	Xylonest	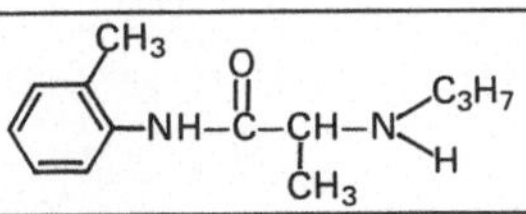 CH_3 (ring)$-NH-C(=O)-CH(CH_3)-N(C_3H_7)(H)$	1960
Bupivacain	Meaverin-ultra Carbostesin	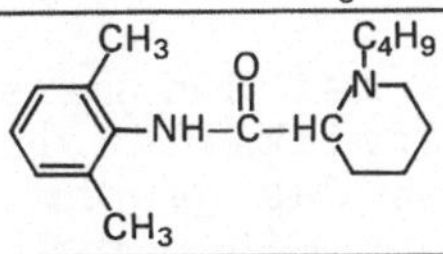 CH_3, CH_3 (ring)$-NH-C(=O)-HC$ (ring, $N-C_4H_9$)	1963
Carticain	Ultracain	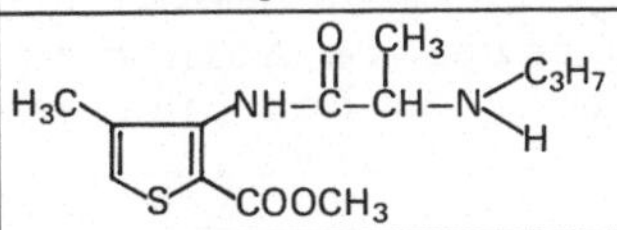 H_3C-(ring, S)$-NH-C(=O)-CH(CH_3)-N(C_3H_7)(H)$; $COOCH_3$	1970
Etidocain	Duranest	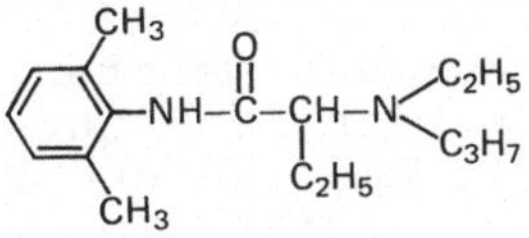 CH_3, CH_3 (ring)$-NH-C(=O)-CH(C_2H_5)-N(C_2H_5)(C_3H_7)$	1972

Abb. 3. Auswahl der wichtigsten Lokalanästhetika im historischen Abriß

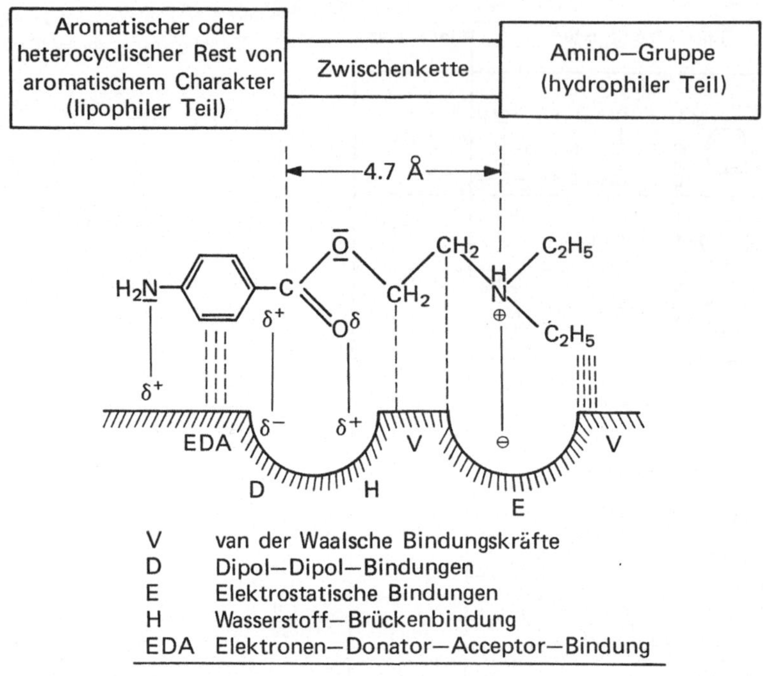

Abb. 4. Gemeinsames Bauprinzip vieler Lokalanästhetika und Hypothese einer Wirkstoff-Rezeptor-Bindung am Beispiel von Procain (Nach BÜCHI (2). Entnommen aus (16))

In Anbetracht der chemischen Verschiedenheit von lokalanästhetisch wirksamen Substanzen wurde die Frage aufgeworfen: Wo sind möglicherweise Gemeinsamkeiten im chemischen Aufbau dieser Stoffe?

Bauprinzip

Von LÖFGREN (7) wurde erkannt, daß bei den meisten Lokalanästhetika ein gemeinsames Bauprinzip verwirklicht ist (Abb. 4). Sie bestehen aus einem lipophilen Ende, das gewöhnlich aromatischer oder heterozyklischer Natur ist, und einem hydrophilen Ende, in aller Regel eine sekundäre oder tertiäre Aminogruppe. Dazwischen befindet sich eine "Zwischenkette", zu der auch beispielsweise die Ester- bzw. Amidgruppe der beiden erwähnten Lokalanästhetikatypen gehören.

Dieses Bauprinzip gilt für die weitaus meisten Lokalanästhetika. Dennoch sollte nicht übersehen werden, daß aus den Gruppen der Alkohole und Alkyläther sowie der Amidine und Guanidine lokalanästhetisch wirksame Verbindungen entstammen, die nicht nach diesem Prinzip aufgebaut sind.

Diese allgemeine Formulierung der Bauprinzipien läßt einen recht unterschiedlichen Aufbau der drei Strukturelemente zu. Eingedenk der Fülle von Kombinationsmöglichkeiten aus diesen Elementen wird klar, wie es zu der großen Zahl von lokalanästhetisch wirksamen Substanzen kommt. Allerdings ergibt nicht jede Kombination zwangsläufig ein wirksames Lokalanästhetikum.

Membranbindung

Die Kenntnis eines gemeinsamen Bauprinzips vieler Lokalanästhetika brachte es mit sich, daß ein spezifischer Rezeptor an der Nervenmembran postuliert wurde. Von BÜCHI (2) wurden die möglichen Bindungskräfte am Beispiel des Procain formuliert (Abb. 5).

a) Elektrostatische Bindung:
Die positiv geladene Aminogruppe kann mit negativen Gruppen an der Nervenmembran, z. B. an Phosphatidmolekülen oder Proteinen, eine elektrostatische Wechselwirkung eingehen.

b) Dipol-Dipol- und Wasserstoffbrückenbindung:
Durch die unterschiedliche Elektronegativität der an der Ester- oder Amidbindung beteiligten Atome tritt zwischen diesen eine ungleiche Ladungsverteilung auf. Die so entstandenen Dipole können mit jeweils entgegengesetzten Ladungsträgern der Membran in elektrostatische Beziehung treten. Dabei ist häufig ein positiv polarisiertes Wasserstoffatom beteiligt.

c) Elektronendonator-Elektronenakzeptor-Bindung:
Die im aromatischen Molekülteil vorhandenen leicht polarisierbaren π-Elektronen können mit sogenannten π-Elektronenakzeptoren von Membrankomponenten eine Bindung eingehen.

d) Van der Waalsche-Bindung:
Das lipophile Ende und weitere lipophile Molekülgruppen, also die Alkylreste der Aminogruppe und die Alkylengruppe der Zwischenkette zeigen hydrophobe Wechselwirkungen mit ebenfalls lipophilen Membrankomponenten. Diese Bindung ist mit dem Ordnungszustand der umgebenden Wassermoleküle zu erklären, der bei voneinander getrennten lipophilen Gruppen größer ist als bei aneinanderliegenden. Letztlich ist also ein Entropieeffekt die treibende Kraft dieser Bindung.

Die elektrostatischen und hydrophoben Wechselwirkungen haben bei der Bindung des Lokalanästhetikums an die Nervenmembran den größten Anteil.

Spezifität der Lokalanästhetikabindungen

Der Begriff Wirkstoff-Rezeptor-Bindung und die Darstellung der möglichen Bindungskräfte provozieren einen Vergleich mit anderen Rezeptoren, beispielsweise für Histamin, für Adrenalin, aber auch mit Enzymbindungsstellen für Substrate oder Hemmstoffe. In diesen Fällen existieren ganz offensichtlich hochspezifische Bindungsorte, die nur dann die jeweilige Reaktion auslösen oder blockieren, wenn die betreffenden Agonisten oder Antagonisten eine Bindung eingehen. Ein Agonist muß also mit dem Bindungsort

	Homologe Reihe	n	pKa_1	pKa_2	Wasserlöslichkeit der Base	pH_T	Verteilungskoeffizient	Oberflächenaktivität	Adsorption an Kohle	Relative Wirksamkeit
I	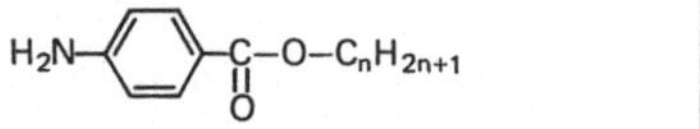 $H_2N-C_6H_4-C(=O)-O-C_nH_{2n+1}$	1–8	—	=	↓	—	↑	↑	↑	1 ↗ 5 ↘ 8
II	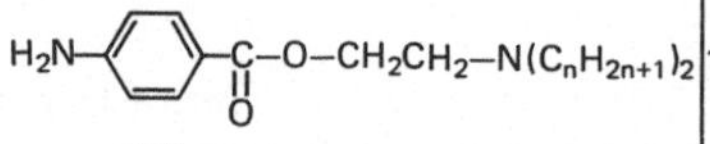 $H_2N-C_6H_4-C(=O)-O-CH_2CH_2-N(C_nH_{2n+1})_2$	1–4	↑	=	↓	↓	↑	↑	↓	1 ↗ 4
III	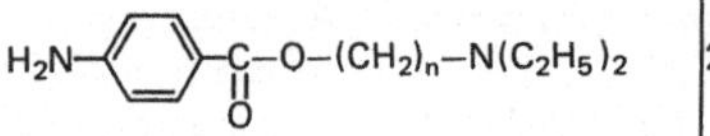 $H_2N-C_6H_4-C(=O)-O-(CH_2)_n-N(C_2H_5)_2$	2–4	↑	↑	↓	↓	↑	↑	↓	2 ↗ 4
IV	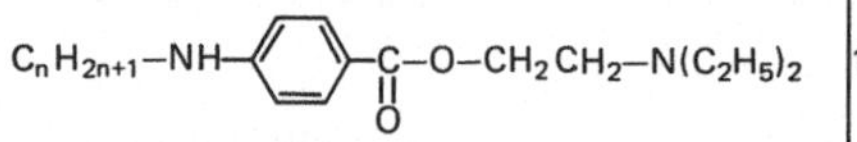 $C_nH_{2n+1}-NH-C_6H_4-C(=O)-O-CH_2CH_2-N(C_2H_5)_2$	1–6	=	2 ↗	↓	↓	↑	↑	↑	1 ↗ 3 ↘ 6
V	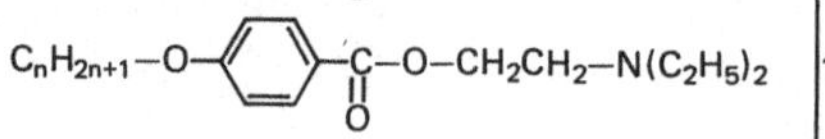 $C_nH_{2n+1}-O-C_6H_4-C(=O)-O-CH_2CH_2-N(C_2H_5)_2$	1–8	=	—	↓	↓	↑	↑	—	1 ↗ 6 ↘ 8
VI	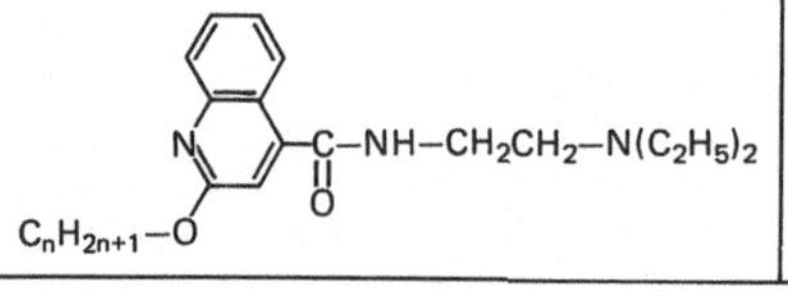 2-($C_nH_{2n+1}-O$)-Chinolin-4-$C(=O)-NH-CH_2CH_2-N(C_2H_5)_2$	1–6	=	2 ↗	↓	↓	↑	↑	1 ↘ 3 ↗ 6	1 ↗ 4 ↘ 6

Abb. 5. Die relative Wirksamkeit einiger homologer Lokalanästhetikareihen und deren physikochemische Eigenschaften. Entnommen aus (17)

zusammenpassen, wie der Schlüssel in sein Schloß. Schon geringfügige Änderungen in der Struktur des Agonisten können seine Wirkung vollständig zunichte machen. Solche hochspezifischen Rezeptorbeziehungen wurden für die Biotoxine Tetrodotoxin und Saxitoxin nachgewiesen (8).

Die hohe Zahl verschiedener Lokalanästhetika und deren Zugehörigkeit zu chemisch unterschiedlichen Stoffklassen lassen bezweifeln, daß es einen bestimmten Typ eines spezifischen Rezeptors gibt. In aller Regel führen geringfügige chemische Änderungen an einem Lokalanästhetikum zwar zu Änderungen in seiner Wirksamkeit, nur in seltenen Fällen wird jedoch der lokalanästhetische Effekt zunichte gemacht. Konsequenterweise sind deshalb auch Wirkmechanismen für Lokalanästhetika postuliert worden, die spezifische Rezeptoren an der Nervenmembran entbehrlich machen.

Über dem Problem der Spezifität steht die allgemeine Frage, in welchem Zusammenhang die chemische Struktur und die lokalanästhetische Wirkung stehen. Die Frage ist sicherlich deshalb so eingehend untersucht worden, weil sie nicht nur von höchstem theoretischem Interesse ist, sondern auch von der Suche nach neuen Lokalanästhetika bestimmt war.

Struktur-Wirkungs-Beziehungen (Nach (3))

a) Stereoisomere Lokalanästhetika:

Bei allen Lokalanästhetika, die asymmetrische Kohlenstoffatome besitzen, bietet sich an, bei deren raumisomeren Formen die Stereospezifität zu untersuchen. Tatsächlich zeigen beispielsweise die zuerst untersuchten Stereoisomeren des Kokain, aber auch stereoisomere Lokalanästhetika aus der Lidocainreihe unterschiedliche Wirkungen. Bei anderen Beispielen wurden aber keine oder nur geringfügige Unterschiede in der Wirkung festgestellt. Von SCHÖNBERGER et al. (13) wurden bei den acht möglichen Stereoisomeren von N-Aminoacylephedrin unterschiedliche leitungsanästhetische Wirkungen am isolierten Ischiadikusnerv des Frosches gefunden. Die gleichzeitig mituntersuchten physikochemischen Größen wie Löslichkeit, Basizität und Verteilungskoeffizient zeigten zwar zum Teil ebenfalls erhebliche Unterschiede, eine eindeutige Korrelation zur Wirkung war jedoch nicht festzustellen.

b) Stellungsisomere Lokalanästhetika:

Die Substituenten an den aromatischen Gruppen von Lokalanästhetika können prinzipiell in ortho-, meta- oder para-Stellung gebunden sein. Alle diese stellungsisomeren Formen zeigen lokalanästhetische Wirkungen, jedoch in unterschiedlichem Ausmaß. Bei den substituierten Benzoesäureestern nimmt die Wirkung im allgemeinen in der Reihenfolge p-, o-, m-Derivate ab. In der Lidocainreihe hat sich die o,o'-Verbindung am günstigsten erwiesen.

c) Isostere Lokalanästhetika:

Als isoster bezeichnet man Atome, Atomgruppen oder Verbindungen, die eine ähnliche Elektronenkonfiguration aufweisen. Isostere Reihen sind beispielsweise:

-O-, -S-, -NH-, $-CH_2-$ und -CH=CH- oder

-Cl, -OH, $-NH_2$ und $-CH_3$.

Auch isostere Verbindungen haben im allgemeinen eine lokalanästhetische Wirkung, die sich aber erheblich unterscheiden kann.

d) Homologe Lokalanästhetika:

Die Glieder einer homologen Reihe unterscheiden sich jeweils durch $-CH_2$-Gruppen an den endständigen Alkylketten oder den Alkylengruppen der Zwischenkette (Abb. 5). In der Regel nimmt bei diesen homologen Reihen die Wirkung zu, erreicht in vielen Fällen einen Wendepunkt, um dann wieder abzunehmen. Dieses Phänomen wird als "cut off"-Effekt bezeichnet.

Die unterschiedliche Wirkung von isomeren, isosteren und homologen Lokalanästhetika lassen die Interpretation zu, daß prädestinierte Membranbindungsstellen für chemisch verwandte Lokalanästhetika vorhanden sind. Eine gewisse räumliche Anordnung, die physikochemischen Eigenschaften der Wirkstoffe und die chemische Reaktivität einzelner Gruppen haben Einfluß auf die Wirkung.

Auch wenn gewisse Regeln in den Struktur-Wirkungs-Beziehungen bei chemisch verwandten Lokalanästhetika zu beobachten sind, so lassen sie doch nur mit aller Vorsicht Rückschlüsse auf den Bindungs-Wirkungs-Mechanismus zu. Der Grund dafür ist, daß aller Wahrscheinlichkeit nach mehrere molekulare Mechanismen am Zustandekommen der lokalanästhetischen Wirkung beteiligt sind (3).

Für die klinische Anwendung haben Struktur-Wirkungs-Beziehungen per se keine Bedeutung. Erst nach Beurteilung der Toxizität und der Nebenwirkungen kann ein Lokalanästhetikum in die klinische Verwendung Eingang finden.

Physikochemische Wirkungsfaktoren

Mit der Änderung der chemischen Struktur gehen Änderungen in den physikochemischen Eigenschaften einher. Anhand dieser Faktoren können im begrenzten Maße Wirkungseigenschaften von Lokalanästhetika vorhergesagt werden.

Als wesentliche physikalisch-chemische Faktoren sind anzusehen die Basizität, die Lipidlöslichkeit, die Wasserlöslichkeit, die Oberflächenaktivität und die Proteinbindung. Schon bei einfacher Betrachtung des Wirkortes, nämlich der Lipoproteinmembran des Nervens, der Notwendigkeit der Penetration durch lipidreiche Myelinscheiden, der Verteilung in wäßrigen Gewebsräumen, läßt sich die Bedeutung dieser Faktoren erkennen. Die Beurteilung der physikochemischen Eigenschaften wird dadurch erschwert, daß bei chemischen Modifikationen nicht ein Parameter isoliert verändert wird.

a) Basizität:

Bis Anfang der sechziger Jahre herrschte die Auffassung vor, daß bei den Ester- und Amidlokalanästhetika die nichtprotonisierte Base die aktive Form sei. Später wurde dann aber mittels überzeugender Versuche gezeigt (10, 11), daß die ungeladene Form zwar die Transportform durch die Membran darstellt, die Wirkung aber überwiegend von der protonisierten Form ausgeht. Von daher ist auch die Notwendigkeit abzuleiten, daß nicht protonisierbare Lokalanästhetika, wie z. B. Benzocain, Benzylalkohol, n-Butanol, einen anderen Wirkungsmechanismus haben müssen, denn diese Substanzen haben bei physiologischem pH-Wert keine geladene Form.

Die Relation von protonisierter Form (BH^+) und freier Base (B) hängt vom pH-Wert und vom p-Wert des Wirkstoffes ab. Nach der Gleichung von Henderson-Hasselbalch stehen diese Größen in folgendem Zusammenhang:

$$pH = pK_a + \log \frac{[B]}{[BH^+]}$$

Der pK-Wert eines Wirkstoffes drückt seine Basizität aus und ist eine Stoffkonstante. Da im physiologischen System auch der pH-Wert weitgehend konstant ist, bestimmt also der pK_a-Wert des Lokalanästhetikums die Relation der lokalen Konzentration der freien und der protonisierten Base.

1. Beispiel $\quad pH = 7,3; \; pK_a = 7,3$

$$0 = \log \frac{[B]}{[BH^+]} \longrightarrow \frac{[B]}{[BH^+]} = 1$$

2. Beispiel $\quad pH = 7,3; \; pK_a = 9,3$

$$-2 = \log \frac{[B]}{[BH^+]} \longrightarrow \frac{[B]}{[BH^+]} = \frac{1}{100}$$

Haben also z. B. zwei Substanzen eine pK-Wert-Differenz von 2, so ist bei einem bestimmten pH-Wert die Relation der Base und der geladenen Form um den Faktor 100 verschieden. Je größer die Basizität eines Wirkstoffes, je größer also der pK_a-Wert, um so höher ist der Anteil der protonisierten Form bei einem bestimmten pH-Wert des Gewebes. Aus Untersuchungen an isolierten Nervenscheiden (4) geht hervor, daß deren Permeation eine lineare Funktion der Konzentration an freier Base ist. Vom Standpunkt der Basizität betrachtet, hat ein Wirkstoff mit niedrigem pK_a-Wert günstige Permeationsbedingungen, einer mit hohem pK_a-Wert dagegen bessere Wirkungsbedingungen.

Im Verlaufe der Permeation haben die freie Base (B) und die geladene Form (BH^+) stets das Bestreben, gemäß den lokalen pH-Werten einen Gleichgewichtszustand herzustellen, wobei jedoch nur (B) in der Lage ist zu permeieren (Abb. 6).

Diese Zusammenhänge lassen erkennen, daß die Basizität wirksamer Substanzen nur einen bestimmten Spielraum haben kann. Die klinisch gebräuchlichen Lokalanästhetika haben pK_a-Werte zwischen 7,5 und 9,5.

Schon vor vielen Jahren wurde beschrieben, daß CO_2 einige Wirkeigenschaften von Lokalanästhetika verändern kann (1, 3). Das Phänomen ist relativ einfach über die verschobene Relation von B und BH^+ zu erklären (5). Beim CO_2-Bupivacain liegt in der Ampullenlösung das Salz des Hydrogenkarbonats vor. Dieses steht mit Kohlensäure und CO_2 in folgendem Gleichgewicht

$$HCO_3^- + H_3O^+ \rightleftharpoons H_2CO_3 \rightleftharpoons CO_2 + H_2O \qquad (I)$$

Da CO_2 aus diesem Gleichgewicht durch Diffusion entfernt wird, läuft die Reaktion nach "rechts" ab. Dabei wird H_3O^+ verbraucht, so daß die freie Base des Bupivacain bevorzugt entstehen kann.

$$BH^+ + H_2O \rightleftharpoons H_3O^+ + B \qquad (II)$$

Das freigesetzte CO_2 und vor allem das in der Injektionslösung physikalisch gelöste CO_2 kann leicht permeieren. Es gelangt in unmittelbare Umgebung des Nervens und diffundiert in das Zytoplasma der Nervenzelle. Dort stellt sich erneut das Kohlensäuregleichgewicht (I) ein und bewirkt eine Ansäuerung. Über das Gleichgewicht (II) entsteht somit beschleunigt die protonisierte lokalanästhetisch wirksame Form (Abb. 7).

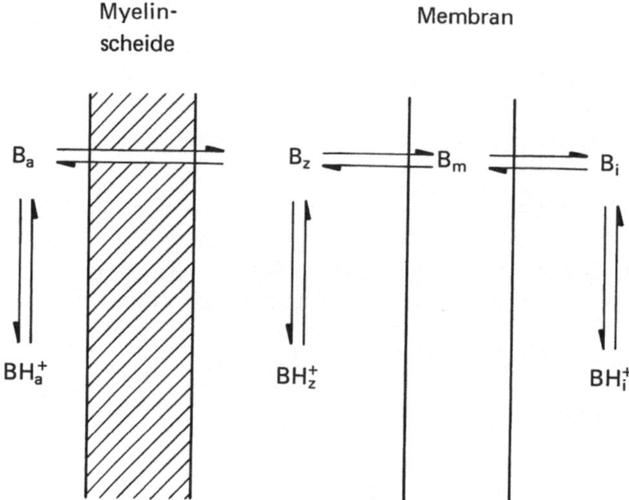

Abb. 6. Verteilung der freien Base (B) und der geladenen Form (BH^+) eines Lokalanästhetikums in einem Nerven. Die Indizes bedeuten a = außen, z = zwischen Myelinscheide und Nervenzelle, m = in der Membran, i = innen

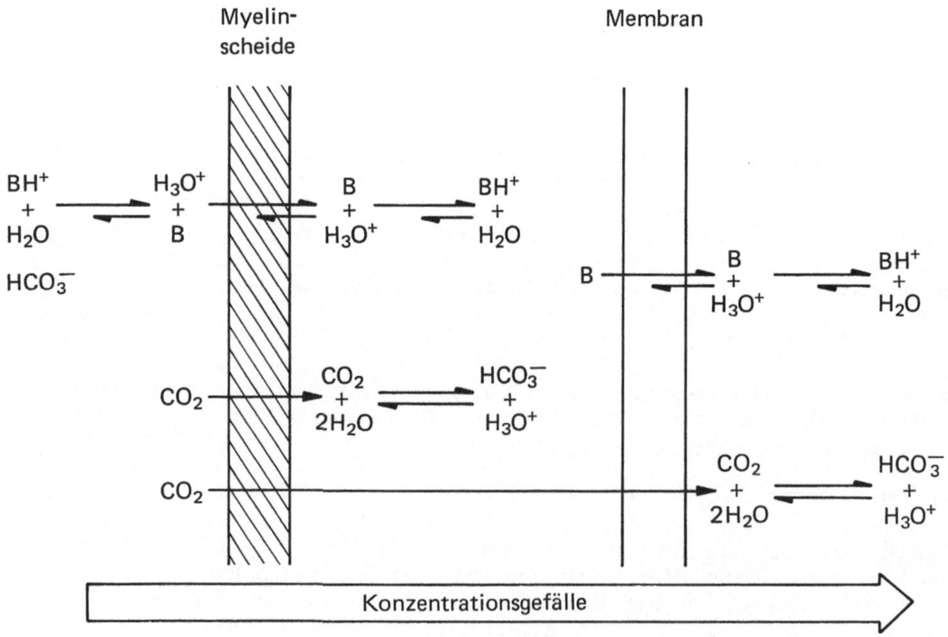

Abb. 7. Verteilung von CO_2-Bupivacain in einem Nerven. B = Bupivacain (freie Base), BH^+ = Bupivacain (geladene Form)

Der Gesamteffekt bei karbonisiertem Bupivacain ist also eine bevorzugte Bildung von freier Base im Gewebe; das begünstigt die Permeation. Gleichzeitig wird in der Nervenzelle über eine Ansäuerung die Entstehung der protonisierten Form begünstigt und dadurch über einen "Sogeffekt" die Diffusion der freien Base beschleunigt. Damit läßt sich die kürzere Anschlagzeit und die niedrigere Versagerquote mit CO_2-Bupivacain, die beobachtet wurden (14), erklären.

b) Lipidlöslichkeit:
Bei den Substanzen einer homologen Reihe nimmt mit der Verlängerung der Alkyl- bzw. Alkylenkette auch die Lipidlöslichkeit zu. Als Maß wird meistens der Verteilungskoeffizient genommen, bestimmt an einem System organische Lösungsmittelphase/wäßrige Phase ($\approx$ pH 7,3). Die Zunahme des Verteilungskoeffizienten (Abb. 5) geht in aller Regel mit einer Wirkungszunahme einher, die jedoch bei höheren Werten in einen Wirkungsrückgang übergeht (cut off-Effekt).

c) Wasserlöslichkeit der Base:
Dieser Parameter verhält sich invers zur Lipidlöslichkeit. Da die Permeation des Lokalanästhetikums von der Konzentration an gelöster freier Base abhängt, ist ein Mindestmaß an Wasserlöslichkeit der Base vorauszusetzen. Der cut off-Effekt bei den homologen Reihen (Abb. 5) wird so erklärt, daß die Wasserlöslichkeit dieses Minimum unterschreitet.

d) Oberflächenaktivität:
Lokalanästhetika besitzen in der Regel eine ausgeprägte Oberflächenaktivität, d. h. sie neigen dazu, sich an Grenzflächen anzureichern. Über den Zusammenhang zwischen der Oberflächenaktivität und der Wirkung gibt es eine Reihe von Untersuchungen mit unterschiedlichem Ergebnis. Sicherlich begünstigt eine Anreicherung des Wirkstoffes an einer Grenzfläche seinen Übertritt in die Lipidphase der Membranen. Andererseits kann eine zu hohe Oberflächenaktivität bei niedriger Wasserlöslichkeit der Base zur Anreicherung an Membranen führen und so einen ungünstigen Einfluß auf die Wirkung haben.

e) Proteinbindung:
Eine gute Proteinbindung eines Lokalanästhetikums kann das Bindungsvermögen an die Lipoproteinmembran erhöhen und damit die Wirkung verstärken. Andererseits ist denkbar, daß Lokalanästhetika von Gewebsproteinen weggefangen werden, ehe sie die Nervenfasern erreicht haben. Das Proteinbindevermögen steht im engen Zusammenhang mit dem Verteilungskoeffizienten.

Auch wenn sich für jeden einzelnen physikochemischen Parameter in einer systematischen Reihe von Lokalanästhetika eine gewisse Regelmäßigkeit bezüglich der Wirkung finden läßt, so ist doch die Aussagekraft für chemisch unterschiedliche Wirkstoffe sehr begrenzt. Das liegt schon allein daran, daß die physikochemischen Meßgrößen mit unterschiedlichen Methoden gewonnen werden (Abb. 8). Darüber hinaus unterscheiden sich praktisch immer mehrere physikochemische Daten zweier Lokalanästhetika, die nicht aus einer Reihe stammen, gleichzeitig.

Lokalanästhetikum	chemische Struktur			physiko–chemische Eigenschaften		
	Lipophiles Ende	Zwischenkette	hydrophiles Ende	pK_a	Verteilungskoeffizient	Proteinbindung %
1) geringe Potenz Procain	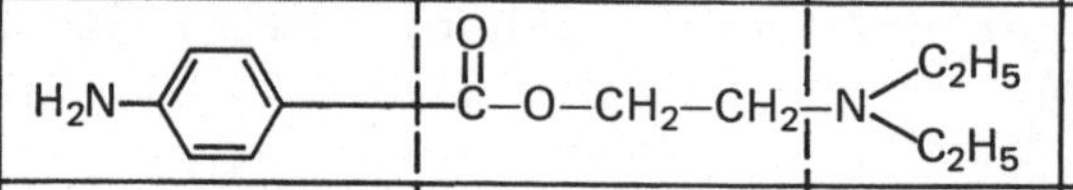 $H_2N-C_6H_4-$	$-C(=O)-O-CH_2-CH_2-$	$-N(C_2H_5)_2$	8.9	0.6[1]	5.8[3]
2) mittlere Potenz Lidocain	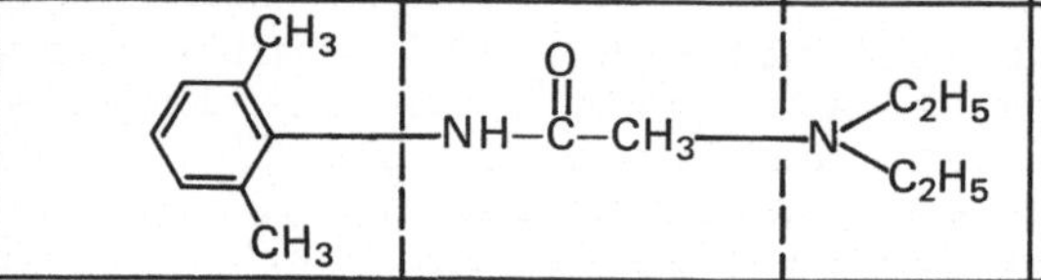 $2,6-(CH_3)_2C_6H_3-$	$-NH-C(=O)-CH_2-$	$-N(C_2H_5)_2$	7.7	2.9[2]	64[4]
Prilocain	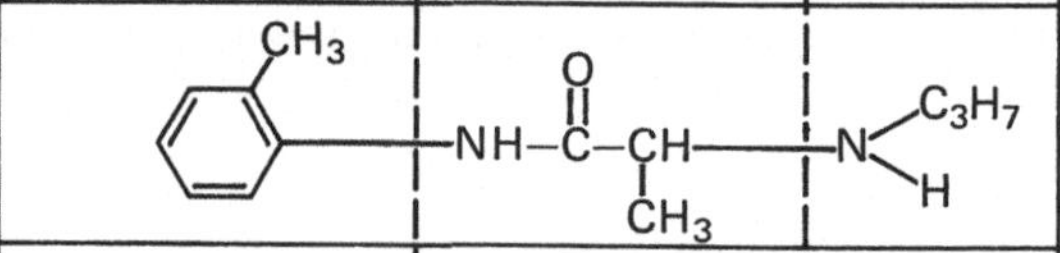 $2-CH_3C_6H_4-$	$-NH-C(=O)-CH(CH_3)-$	$-N(C_3H_7)H$	7.7	0.8[2]	55[4]
Carticain	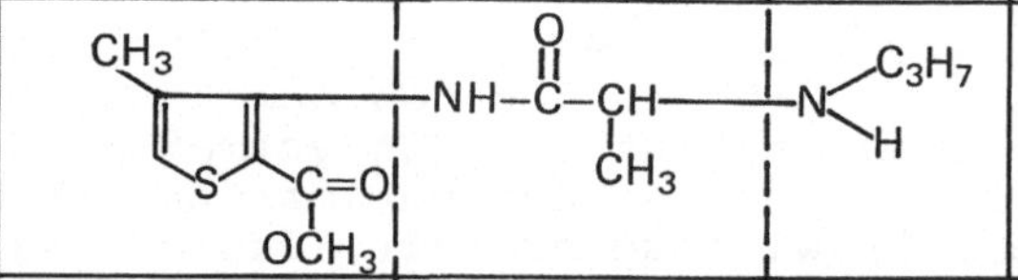 CH_3-Thiophen (S) mit $-C(=O)OCH_3$	$-NH-C(=O)-CH(CH_3)-$	$-N(C_3H_7)H$	7.8	—	95
Mepivacain	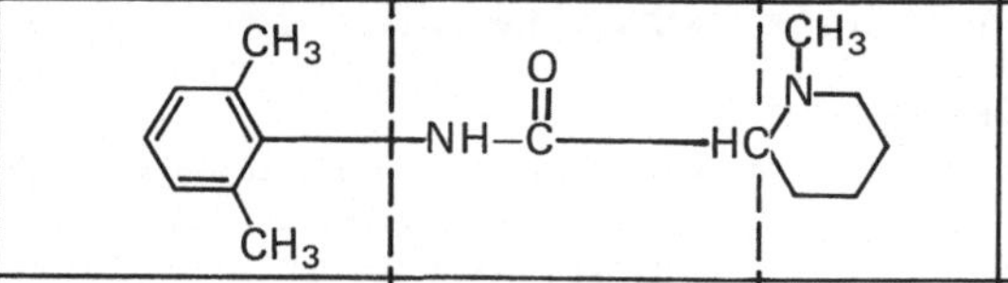 $2,6-(CH_3)_2C_6H_3-$	$-NH-C(=O)-$	$-HC$ (Piperidinring, $N-CH_3$)	7.6	1.0[2]	77[4]
3) hohe Potenz Tetracain	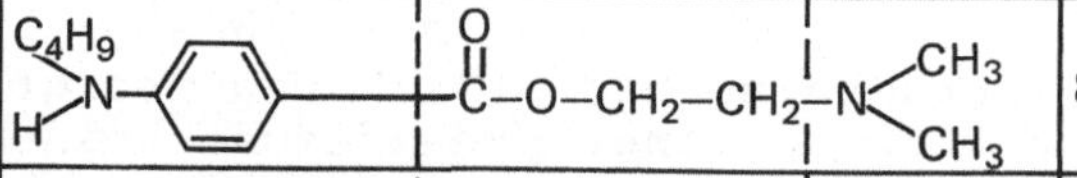 $C_4H_9(H)N-C_6H_4-$	$-C(=O)-O-CH_2-CH_2-$	$-N(CH_3)_2$	8.5	80[1]	76[3]
Etidocain	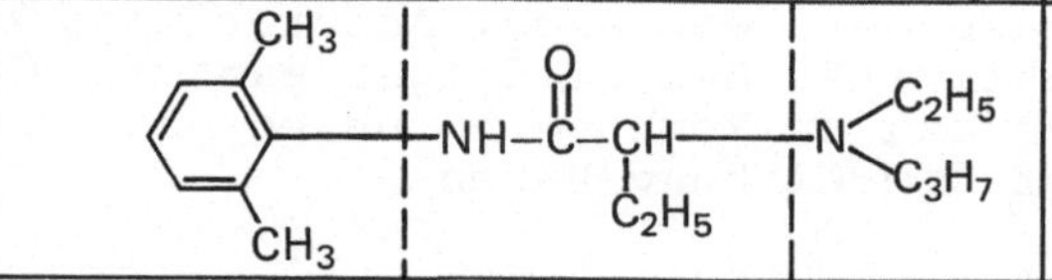 $2,6-(CH_3)_2C_6H_3-$	$-NH-C(=O)-CH(C_2H_5)-$	$-N(C_2H_5)(C_3H_7)$	7.7	141[2]	94[4]
Bupivacain	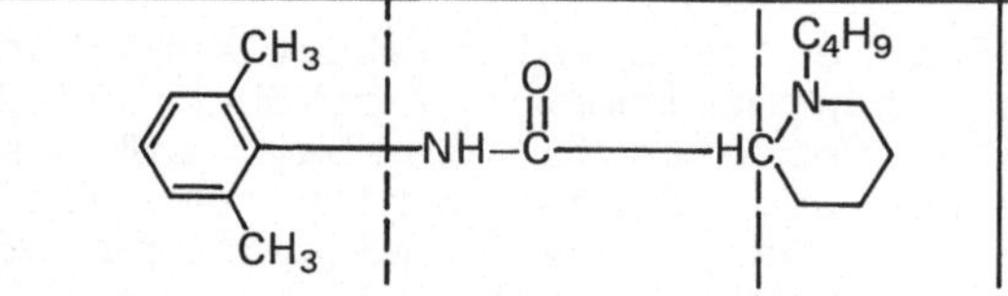 $2,6-(CH_3)_2C_6H_3-$	$-NH-C(=O)-$	$-HC$ (Piperidinring, $N-C_4H_9$)	8.1	28[2]	96[4]

Abb. 8. Chemische Struktur und physikochemische Eigenschaften der wichtigsten klinisch verwendeten Lokalanästhetika. Daten aus (6). Die Indizes beschreiben das Meßsystem:
1 = Oleylalkohol/Puffer pH 7,2
2 = n-Heptan/Puffer pH 7,4
3 = Nervenhomogenat
4 = Plasmaprotein

Dennoch sind im Vergleich der klinisch gebräuchlichen Lokalanästhetika einige Beobachtungen augenfällig. Tetracain, Etidocain und Bupivacain, also die Lokalanästhetika hoher Wirkpotenz und Wirkdauer, haben eine deutlich höhere Lipophilie als die Wirkstoffe mittlerer und niederer Potenz. Beim Etidocain ist die Lipophilie so hoch, daß eine besondere Affinität zu den myelinreichen motorischen Fasern besteht. Das geht offensichtlich im Einzelfall soweit, daß bei der Diffusion von Etidocain sensible Nerven von zu niedrigen Substanzkonzentrationen erreicht werden und ein dissoziierter Effekt bezüglich motorischer und sensibler Blockade auftritt. Etidocain mit einem niedrigeren pK-Wert als Bupivacain und Tetracain hat andererseits die kürzeste Anschlagzeit unter den drei Substanzen.

Zweifelsohne erleichtert die Kenntnis der chemischen Struktur und Eigenschaften eines Lokalanästhetikums das Verständnis für seine Wirkung. Umgekehrt sind aber bestimmte vielversprechende chemische Eigenschaften keine Garanten einer guten klinischen Brauchbarkeit. Hier muß jedes Lokalanästhetikum, auch wenn es allen Prüfungen standgehalten hat, in der Hand des Anästhesisten einen harten Beweis antreten.

Literatur

1. BROMAGE, P.: A comparison of the hydrochloride and carbon dioxide salts of Lidocaine and Prilocaine in epidural analgesia. Acta anaesth. scand., Suppl. XVI, 55 (1965).

2. BÜCHI, J.: Grundlagen der Arzneimittelforschung und der synthetischen Arzneimittel. Basel-Stuttgart: Birkhäuser Verlag 1963.

3. BÜCHI, J., PERLIA, X.: In: Lokalanästhesie und Lokalanästhetika (ed. H. KILLIAN), 2. Aufl.. Stuttgart: Thieme 1973.

4. CATCHLOVE, R. F. H.: The influence of CO_2 and pH on local anaesthetic action. J. Pharmacol. Exp. Ther. 181, 298 (1972).

5. CATCHLOVE, R. F. H.: Brit. J. Anaesth. 45, 471 (1973).

6. COVINO, B. G., VASSALLO, H. G.: Local Anaesthetics, Mechanisms of Action and Clinical Use. New York: Grune & Stratton Inc. 1976.

7. LÖFGREN, N.: Studies on Local Anesthetics. Stockholm: J. Hoeggström 1948.

8. NARAHASHI, T., ANDERSON, N. C., MOORE, J. W.: J. gen. Physiol. 50, 1413 (1967).

9. PERLIA, X.: Pharm. Acta Helv. 42, 517 (1967).

10. RITCHIE, J. M., RITCHIE, B., GREENGARD, P.: The active structure of local anesthetics. J. Pharmacol. Exp. Ther. 150, 152 (1965).

11. RITCHIE, J. M., RITCHIE, B., GREENGARD, P.: The effect of the nerve sheath on the action of local anesthetics. J. Pharmacol. Exp. Ther. 150, 160 (1965).

12. ROBERTSON, J. D.: Arch. intern. Med. 129, 202 (1972).

13. SCHÖNBERGER, H., PETTER, A., ZWEZ, W.: Pharm. Acta Helv. 42, 593 (1967).

14. SCHULTE-STEINBERG, O., NOISSER, H., HUTZELMEYER, E., VOSS, G.: Vergleichende Untersuchungen zwischen CO_2-Bupivacain und anderen Lokalanästhetika bei Epidural- und Plexusanästhesien. In: Die Pharmakologie, Toxikologie und klinische Anwendung langwirkender Lokalanästhetika (eds. J. MEYER, H. NOLTE), p. 32. Stuttgart: Thieme 1977.

15. SINGER, S. J., NICOLSON, G. L.: Science 175, 720 (1972).

16. ZIPF, H. F.: Pharm. Acta Helv. 42, 480 (1967).

Zur Pharmakodynamik der Lokalanästhetika

Von R. Steiner

Die Nerven sind ein durch und durch zellig aufgebautes Organsystem mit einem auffallend hohen Eiweiß- und Energiestoffwechsel. Auf dem Wege der Spezialisierung hat das Neuron die Fähigkeit zur Zellteilung verloren. Dieser scheinbare Nachteil erweist sich bei genauer Betrachtung als funktionale Notwendigkeit: Wäre die Nervenzelle teilbar, so würde das Schaltsystem zumindest vorübergehend durcheinander geraten.

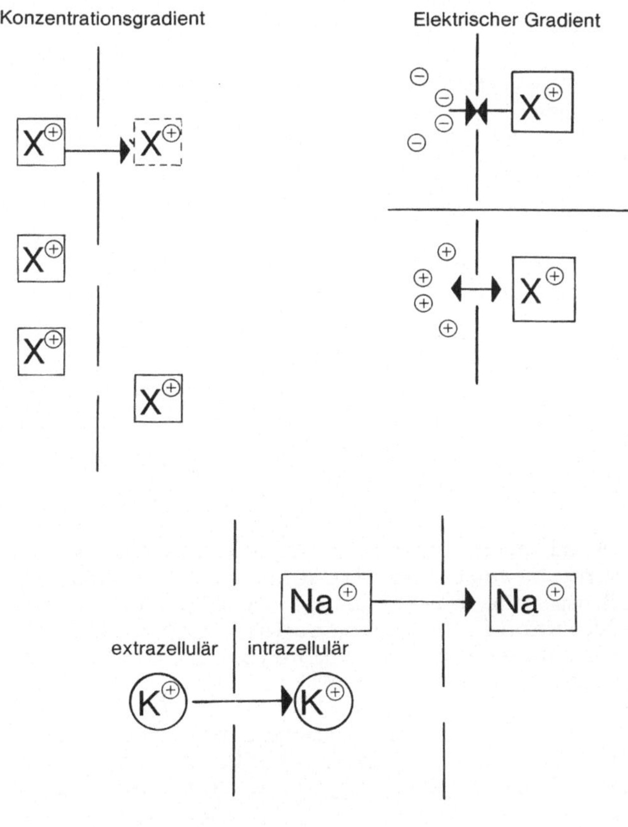

Abb. 1

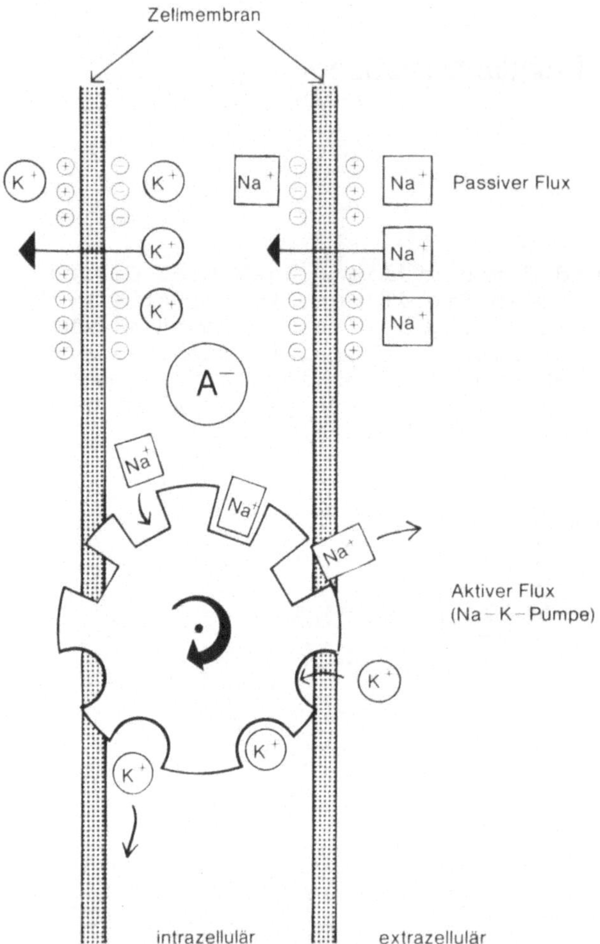

Abb. 2

Synapsen sorgen dafür, daß sich die nervale Erregungsausbreitung stets in einer Richtung bewegt. An diesen interneuronalen Schaltstellen wird der ankommende elektrische Impuls irreversibel in chemische Energie verwandelt (Neurotransmitter), die das postsynaptische Areal wiederum elektrisch erregt. In Millisekunden fließen Ströme mit einer Spannung von Millivolt.

Je nach Erregungszustand ist die Nervenzellmembran unterschiedlich permeabel für Natrium- und Kaliumionen. Aufbau, Propagation und Zusammenbruch des elektrischen Impulses sind Ausdruck eines ionalen Geschehens.

Dieser Ionenflux unterliegt drei Einflußgrößen, dem Konzentrationsgradienten, dem elektrischen Gradienten und der Natrium-Kalium-Pumpe (Abb. 1).

Besteht diesseits und jenseits einer permeablen Membran eine unterschiedliche Konzentration an identischen Ionen, so versuchen sich die Konzentrationen auszugleichen. Aus der höher konzentrierten Lösung diffundieren Ionen in das nieder konzentrierte Milieu (Konzentrationsgradient).

Ein negatives elektrisches Feld auf einer Membranseite wird die Wanderung eines positiv geladenen Ions durch die Membran begünstigen (Coulombsches Gesetz), ein positives elektrisches Feld wird die Wanderung durch Abstoßung erschweren (elektrischer Gradient). Diese beiden passiven, ohne Aufwendung von Energie ablaufenden Prozesse werden ergänzt durch die Natrium-Kalium-Pumpe. Unter Energieverbrauch werden Natriumionen aus dem Zellinneren heraustransportiert und Kaliumionen von extrazellulär nach intrazellulär eingeschleust. Mit diesen drei Gradienten läßt sich das Ruhepotential eines Neurons gut beschreiben (Abb. 2).

Die Nervenzellmembran ist im Ruhezustand polarisiert. Intrazellulär besteht durch Anionen (A^-) ein negatives elektrisches Feld und eine relativ hohe Kaliumionenkonzentration. Extrazellulär ist das elektrische Feld positiv bei relativ hoher Natriumkonzentration. Obwohl das Na^+-Ion durch Hydrathülle vergleichsweise groß ist, bewirken ein positiver Konzentrations- und elektrischer Gradient, daß immer wenige Na^+-Ionen zelleinwärts diffundieren. Die Wanderung des kleinen und damit leichter permeablen K^+-Ion wird durch den Konzentrationsgradienten einerseits begünstigt, andererseits durch den elektrischen Gradienten limitiert. Zu jedem Zeitpunkt diffundieren also kleine Mengen Na^+-Ionen zelleinwärts und K^+-Ionen verlassen die Zelle.

Die Natrium-Kalium-Pumpe gleicht diese Konzentrationsverschiebungen permanent aus, indem sie in einem Einschrittmechanismus die eingewanderten Na^+-Ionen nach extrazellulär, die ausgewanderten K^+-Ionen zelleinwärts transportiert. Es herrscht ein dynamisches Gleichgewicht unter Erhaltung eines Ruhepotentials, bei dem das Neuron nichtleitend ist.

Im Erregungszustand ändern sich die Verhältnisse schlagartig. Die Nervenzellmembran wird plötzlich hochpermeabel für die beteiligten Kationen. Es kommt zum massiven Na^+-Influx, dem ein K^+-Efflux folgt.

Durch den Na^+-Einstrom (Abb. 3) bricht das intrazelluläre elektronegative Feld zusammen und wird sogar kurzfristig positiv (overshoot). Diese Depolarisationsphase, in der der Nerv elektrisch leitend ist, wird aber schnell durch eine Repolarisationsphase abgelöst. Unter großem Energieaufwand stellt die Natrium-Kalium-Pumpe das Ruhepotential wieder her. Wie die Herzmuskelzelle arbeitet das Neuron nach dem "Alles oder Nichts-Prinzip". Ist eine bestimmte Zündschwelle erreicht, dann feuert der Nerv, danach herrscht wieder Ruhe.

Die Nervenleitungsgeschwindigkeit hängt vom Myelinisierungsgrad des Neurons ab. Während sich in nicht oder kaum myelinisierten Nerven der elektrische Impuls kontinuierlich fortpflanzt, kommt es bei markhaltigen Neuronen zu einer saltatorischen Erregungs-

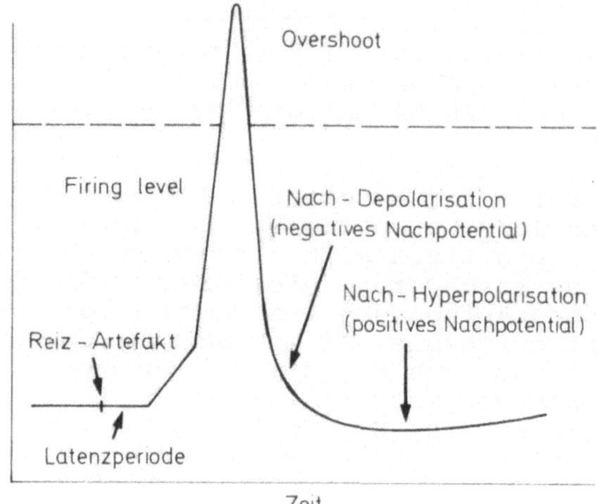

Abb. 3

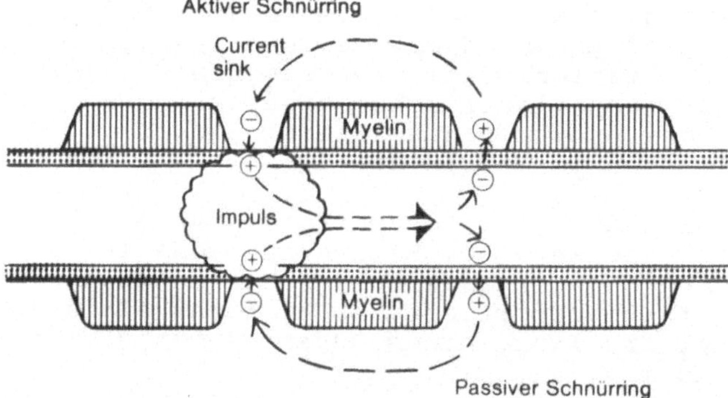

Abb. 4

ausbreitung, da hier die ionalen Verschiebungen nur an den Ranvierschen Schnürringen ablaufen können (Abb. 4).

Zum Zeitpunkt des overshoot repräsentiert der aktivierte Schnürring extrazellulär ein Feld negativer Elektrizität, in das positive Ladungen aus der Nachbarschaft abfließen. Der Impuls pflanzt sich saltatorisch von Schnürring zu Schnürring fort.

Die Frage, auf welchem Wege die reversiblen Veränderungen der Membranpermeabilität zustandekommen, konnte in erster Näherung durch das Studium des neuronalen Kalziumhaushaltes geklärt werden.

Die Ca^{++}-Ionen sind intrazellulär an ein Rezeptorprotein gebunden. In diesem Ca^{++}-Bindungszustand ist die Membranpermeabilität klein.

Wird das Neuron erregt, so verläßt das Ca^{++}-Ion seine Rezeptorproteinbindung und besetzt andere, nahe benachbarte Stellen in der Membranstruktur. Durch diesen Stellungswechsel wird die Membranpermeabilität für Na^{+} und K^{+} schlagartig erhöht, das Aktionspotential breitet sich aus. Ca^{++}-Ionen stellen also eine Art Schlüssel dar für die Öffnung der Membran-channels.

Unklar war, wer letztlich den Ca^{++}-Positionswechsel aktiviert. Hierzu hat NACHMANSOHN (1) aufgrund neuerer Untersuchungen ein interessantes Modell entwickelt, das dem Acetylcholin die zentrale Funktion bei der Nervenerregung zuordnet.

Im Ruhezustand (Abb. 5) ist das Acetylcholin an ein Speicherprotein (SP), das Ca^{++}-Ion an sein Rezeptorprotein (RP) gebunden. Die Türen in der Membran sind praktisch geschlossen, das Natriumion verharrt ante portas.

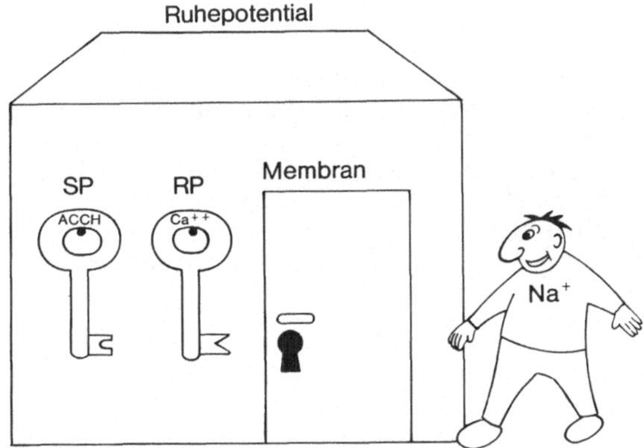

Abb. 5

Bei nervaler Reizung (Abb. 6) verläßt das Acetylcholin sein Speicherprotein und verdrängt das Ca^{++}-Ion von seinem Rezeptorprotein. Ca^{++} öffnet die Tür, Na^{+}-Ionen treten ein, zeitlich verzögert verläßt anschließend K^{+} den intrazellulären Raum.

Unter Berücksichtigung der vorgenannten physiologisch-biochemischen Grundlagen könnte ein Lokalanästhetikum verschiedene Angriffspunkte im Sinne der nervalen Erregungshemmung haben. Durch zahlreiche Untersuchungen konnte jedoch für die heute gebräuchlichen Lokalanästhetika, wie Mepivacain und Bupivacain, die Zahl der theoretisch denkbaren Möglichkeiten stark eingegrenzt werden.

Eine direkte Interferenz mit den Ca^{++}-Ionen findet nicht statt, ebensowenig ein Eingriff in den nervalen Stoffwechsel. Als mehr oder minder lipophile Pharmaka gehen die Lokalanästhetika reversible Bindungen mit der Nervenzellmembran ein. Im Gegensatz zu den Nervengiften Tetrodotoxin und Saxitoxin, die sich an der

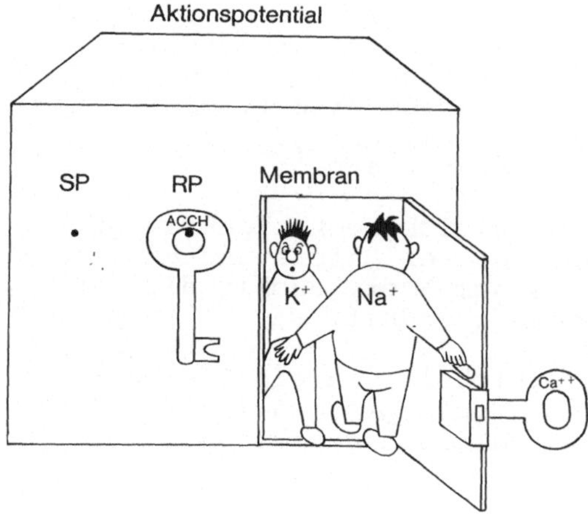

Abb. 6

extrazellulären Seite der Membran anlagern, müssen z. B. Mepivacain und Bupivacain die Membran erst durchwandern, da sie sich an die intrazelluläre Membranseite binden. Ob durch diese Bindung sterische Effekte wirksam werden, die elektrischen Gradienten sich verändern oder andere Mechanismen zum Tragen kommen, ist noch weitgehend ungeklärt. Wahrscheinlich handelt es sich um einen gemischten Effekt, der sich wie folgt zusammenfassen läßt:

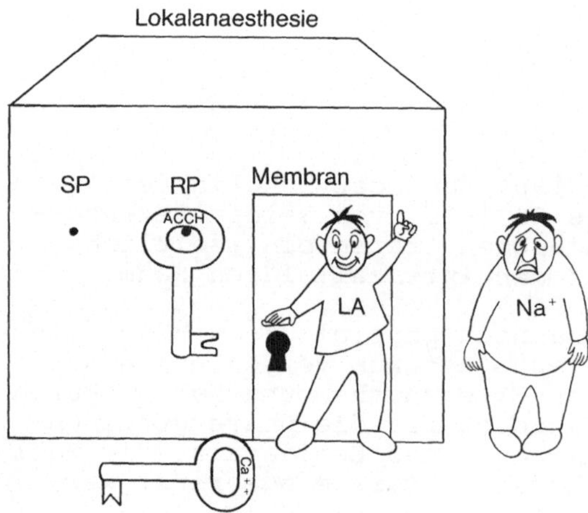

Abb. 7

Das Lokalanästhetikum (Abb. 7) blockiert die Tür. (Eigentlich steht es hinter der Tür und hält sie zu.) Acetylcholin mag dann wohl noch Ca^{++} von seinem Rezeptorprotein verdrängen, aber der

Ca^{++}-Schlüssel schließt nicht mehr auf. Das Na^{+}-Ion kann nicht mehr eintreten, die Ausbildung eines Aktionspotentials unterbleibt. Der Nerv ist lokal anästhesiert.

Literatur

1. NACHMANSOHN, D.: Nerve excitability: transition from descriptive phenomenology to chemical analysis of mechanisms. Klin. Wschr. 55, 715 (1977).

Zur übrigen Thematik finden sich gute Übersichten mit umfassenden Literaturangaben in:

1. COVINO, B. G., VASSALLO, H. G.: Local Anesthetics, Mechanisms of Action and Clinical Use, Kap. 2. New York: Grune & Stratton Inc. 1976.

2. GANONG, W. F.: Medizinische Physiologie, Kap. 1 und 2. Berlin-Heidelberg-New York: Springer 1974.

Die Pharmakokinetik der Lokalanästhetika

Von G. Hitzenberger

Die Pharmakokinetik beschreibt Konzentrationsverläufe von Pharmaka in biologischen Flüssigkeiten im Gegensatz zur Pharmakodynamik, welche die Wirkung von Pharmaka auf Organe oder Organsysteme beschreibt.

Tabelle 1

Lokalanästhetika vom Estertyp

Generic-Name	Handelsname	Anwendungsgebiet	
Procain	Novanaest	P - I	
	Novocain	P - I	
	Procain 2 %	P - I	
Oxybuprocain	Novesine, Conjuncain	T - M	
Tetracain	Dolanaest, Pantocain	T - M	

P - I = Parenterale Injektionsform
T - M = Topisch - Mukosa

Lokalanästhetika vom Amidtyp

Generic-Name	Handelsname	Anwendungsgebiet	
Lidocain	Xylocain	T - M N - T	T - H P - I
Mepivacain	Scandicain, Meaverin	P - I	
Prilocain	Xylonest	P - I	
Bupivacain	Carbostesin, Meaverin-ultra	P - I	
Etidocain	Duranest	P - I	

T - M = Topisch - Mukosa
T - H = Topisch - Haut
N - T = Neuraltherapie
P - I = Parenterale Injektionsform

Die Pharmakokinetik gibt somit in den meisten Fällen von Arzneimitteltherapie wertvolle Hinweise auf Größen wie Absorption vom Applikationsort, Proteinbindung, Verteilung, Metabolismus und Elimination aus dem Organismus. Diese Größen sind wiederum ein sehr brauchbarer Hinweis auf Ausmaß und Bereich der Wirkung von Medikamenten. Bei den Lokalanästhetika handelt es sich insofern um einen Sonderfall, als hier diese Größen hinsichtlich der ge-

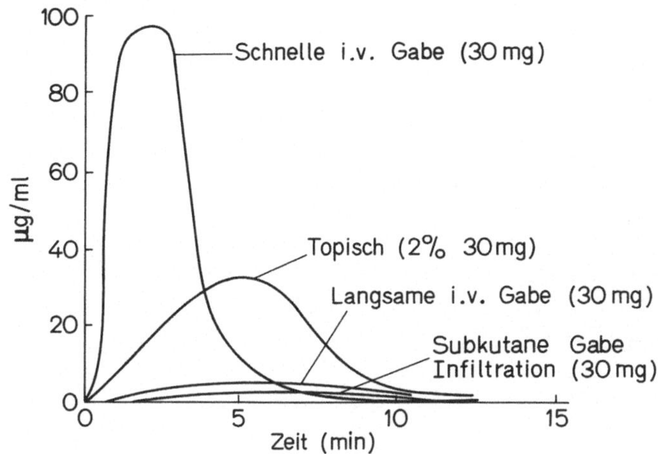

Abb. 1. Blutspiegel von Lokalanästhetika (Tetracain) (Nach ADRIANI und CAMPBELL)

wünschten Wirkung wenig Aufschluß geben können, da sie ja lokal, also am Ort der Applikation wirksam bleiben und den systemischen Kreislauf nicht erreichen sollten. Sofern sie dies doch tun, handelt es sich bei den daraus resultierenden Wirkungen wohl immer um unerwünschte Nebenwirkungen dieser Substanzen.

Wie schon im Beitrag zur Chemie der Lokalanästhetika erwähnt, unterscheiden wir bei den modernen Substanzen dieser Wirkstoffklasse solche vom Estertyp und solche vom Amidtyp (Tabelle 1).

1. Zur Absorption vom Applikationsort

Die Abb. 1 zeigt Blutspiegelkurven nach Gabe von 30 mg Tetracain (nach ADRIANI und CAMPBELL), einmal schnell i.v., einmal langsam i.v., einmal topisch, einmal subkutan und einmal per infiltrationem verabreicht. Es zeigt sich deutlich, daß die Konzentrationen im Blut stark differieren, je nachdem, wie und wo man das Lokalanästhetikum verabreicht; aber auch der Verabreichungsort spielt eine Rolle: So ist z. B. die Absorption aus dem M. glutaeus maximus und aus dem M. vastus lateralis geringer ausgeprägt als aus dem M. deltoideus. Unabhängig vom Präparat ist die Absorption, gemessen an den Blutkonzentrationen, nach interkostaler Gabe stets am größten und nimmt in folgender Reihe ab: Kaudalanästhesie, peridurale Anästhesie, Gabe in den Bronchialplexus. Dies trifft für Mepivacain, Lidocain und Prilocain gleichermaßen zu.

Mißt man (Abb. 2) das Ausmaß der Absorption nicht am Plasmaspiegel, sondern an der LD_{50} bei Versuchstieren, so zeigt sich, daß

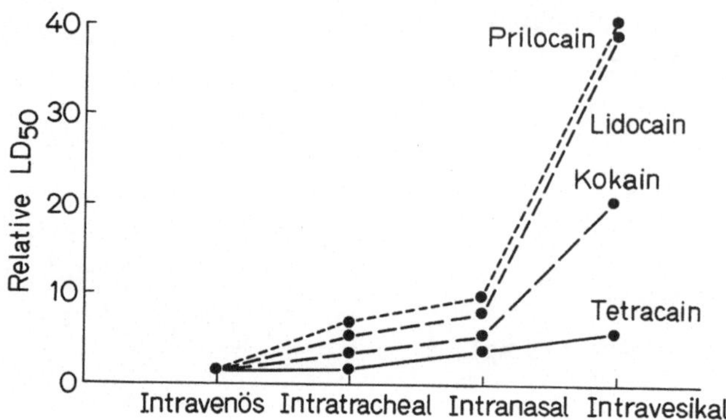

Abb. 2

die höchste Absorptionsrate unter den vier verglichenen Lokalanästhetika Tetracain, Kokain, Lidocain und Prilocain dem Tetracain zukommt, gefolgt vom Kokain und weiter vom Lidocain und Prilocain. Dabei hängt die Absorption auch vom Applikationsort ab, sie ist bei intravesikaler Gabe erheblich größer als bei intranasaler oder intratrachealer Gabe. Die Toxizität ist für sämtliche vier Substanzen gleich, wie man aus der gleichen LD_{50} bei intravenöser Verabreichung der vier Substanzen erkennen kann.

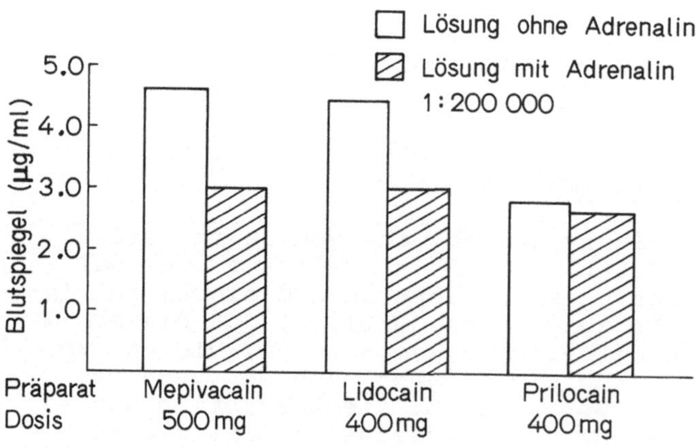

Abb. 3. (Nach LUND und Mitarbeitern)

Die Absorption wird bekanntermaßen durch Zugabe von Vasokonstriktoren (im allgemeinen wird dazu Adrenalin in einer Verdünnung von 1:200.000 verwendet) vermindert. Dies gilt für die älteren Substanzen vom Procaintyp und bei den neueren auch für Mepivacain und Lidocain.

Abb. 3 zeigt deutlich, daß bei Prilocain dieses Verhalten nicht beobachtet werden kann: Prilocain dürfte nämlich eine geringere gefäßerweiternde Wirkung als die anderen Lokalanästhetika haben und verteilt sich außerdem rascher über die Gewebe, so daß einer Adrenalinzufügung hier keinerlei Bedeutung zukommt. Im übrigen ist das Ausmaß der Absorption vom Applikationsort auch von der Adrenalindosis abhängig (Tabelle 2): Je höher die verabreichte Adrenalindosis, um so länger dauert die Analgesie nach subarachnoidaler Gabe von Tetracain an.

Tabelle 2. Dauer der Analgesie nach subarachnoidaler Gabe von 12 mg Tetracain und 1,2 ml einer 10%igen Dextrose mit Adrenalin (Nach EGBERT und DEAS (1960))

Adrenalindosis (mg)	Anzahl der Patienten	Analgesiedauer Mittel (min)	SD	Bereich
0	22	136	32,2	95 - 210
0,1	21	145	42,3	80 - 275
0,2	18	153	41,0	90 - 250
0,3	29	150	60,6	45 - 355
0,4	24	163	43,6	80 - 240
0,5	23	174	48,1	110 - 285

2. Verteilung

Vergleicht man die drei Anästhetika vom Amidtyp, Mepivacain, Lidocain und Prilocain, so zeigt sich eine deutlich größere Verteilung für Prilocain, gemessen an der Plasmakonzentration, nach Verabreichung gleicher Dosen: Bei Prilocain fällt die Konzentration erheblich rascher ab und verläuft auf einem im übrigen erheblich niedrigeren Niveau als jene von Mepivacain und Lidocain (Abb. 4).

Die Abb. 5 zeigt ein ähnliches Verhalten von Etidocain, verglichen mit Bupivacain. Tabelle 3 zeigt eine Gegenüberstellung der anästhetischen Eigenschaften und der physikalisch-chemischen Eigenschaften. Der Versuch, die Wirksamkeit, den Wirkungseintritt und die Wirkdauer in Minuten vom pKa der Substanz, von ihrer Lipidlöslichkeit und ihrer Proteinbindung her zu erklären, gelingt nicht völlig: So ist beispielsweise die Proteinbindung von Bupivacain und Etidocain mit 94 % resp. 95 % fast identisch, die Lipidlöslichkeit jedoch sehr verschieden, auch der pKa-Wert unterscheidet sich etwas, während die Wirkdauer gleich ist. Will man daher die Wirkdauer von der Proteinbindung her erklären, wäre dies bei diesen beiden Substanzen möglich. Nicht erklärlich ist jedoch dann die gleiche Wirkdauer für Mepivacain und Prilocain bei einer unterschiedlichen Eiweißbindung von 55 % resp. 77 %. Auch sind die Verteilungsgrößen (Tabelle 4) z. B. von Etidocain und Bupivacain von den physikalisch-chemischen Eigenschaften her nicht leicht erklärlich; so penetrieren nur 0,2 %

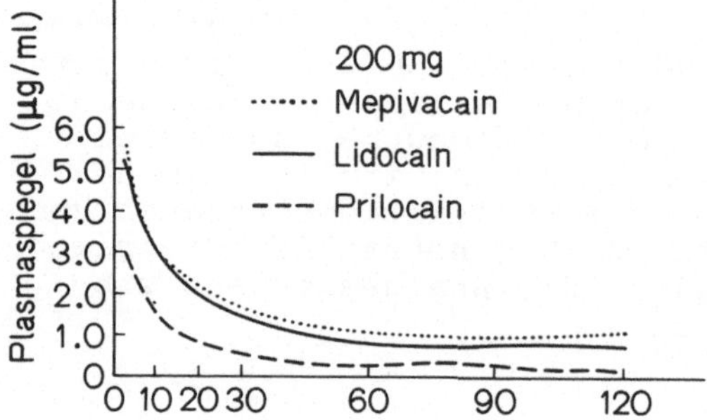

Abb. 4

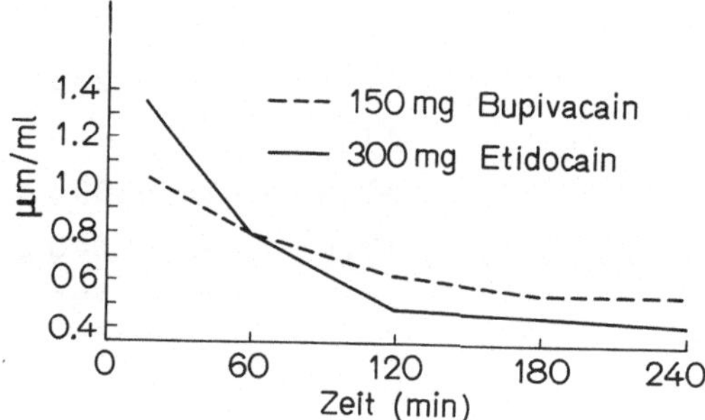

Abb. 5. (Nach LUND/CWIK/GANNON)

der verabreichten Dosis von Etidocain ins Gehirn, obwohl die Lipidlöslichkeit dieses Medikaments am größten ist, während bei Bupivacain mit wesentlich geringerer Lipidlöslichkeit 0,6 % der verabreichten Dosis im Gehirn gefunden werden. Bei der Fettlöslichkeit mit 10,5 % gegenüber 8,5 % ist noch eher ein Zusammentreffen zwischen physikalisch-chemischen Eigenschaften und der Verteilung auf einzelne Organe festzustellen. Nimmt man nicht die Prozente der verabreichten Dosis, sondern die Konzentration in µg/ml (Tabelle 5), so findet man, daß Lidocain mit einer recht geringen Lipidlöslichkeit die höchste, Etidocain mit 4,5 µg/ml die geringste Konzentration im Gehirn erreicht. Das Verhältnis von Gehirnkonzentration zu Blutkonzentration ist ebenfalls für Etidocain relativ niedrig (1,8 verglichen mit 3,0 bei Lidocain und Bupivacain).

Nicht uninteressant dürften auch die Fakten sein, welche bei Untersuchung von mütterlichem und fetalem Blut gefunden werden

Tabelle 3. Vergleich der anästhetischen und physikalisch-chemischen Eigenschaften verschiedener Lokalanästhetika

	Anästhetische Eigenschaften			Physikalisch-chemische Eigenschaften		
	Potenz	Wirkungseintritt	Wirkdauer (min)	pKa	Lipidlöslichkeit	Proteinbindung
Procain	1	1	15 - 20	8,9	0,6	5,8
Mepivacain	2	1	15 - 20	7,6	0,8	77
Prilocain	3	1	15 - 20	7,7	1,0	55
Lidocain	4	0,8	15 - 20	7,7	2,9	64
Bupivacain	16	0,6	100 - 120	8,1	28	95*
Etidocain	16	0,6	100 - 120	7,7	141	94

*(Nach LUND/CWIK)

Tabelle 4. Verteilungsgrößen von Etidocain und Bupivacain in verschiedenen Geweben

	Prozent der Dosis	
Gewebe	Etidocain	Bupivacain
Blut	0,8 %	1,1 %
Gehirn	0,2 %	0,6 %
Herz	0,1 %	0,4 %
Fett	10,5 %	8,5 %
Muskel	3,9 %	8,8 %

Tabelle 5. Konzentrationen verschiedener Lokalanästhetika in verschiedenen Organen

	Konzentration (μg/ml)		
Gewebe	Lidocain	Bupivacain	Etidocain
Blut	3,4	2,3	2,5
Gehirn	10,1	7,0	4,5
Gehirn/Blut	3,0	3,0	1,8

(Tabelle 6). Das günstigste Verhältnis zwischen mütterlichem und fetalem Blut findet man bei Etidocain, das ungünstigste bei Prilocain. Hier ist noch am ehesten eine negative Korrelation zwischen Proteinbindungskapazität und Übertritt in den fetalen

Tabelle 6. Blutspiegel verschiedener Lokalanästhetika im mütterlichen und fetalen Blut

Präparat	Proteinbindungskapazität %	Mütterliche arterielle oder venöse Blutspiegel	Umbilikalvenenspiegel	uv/M Verhältnis
Prilocain	55	1,03 - 1,5	1,07 - 1,5	1,0 - 1,13
Lidocain	64	1,23 - 3,5	0,8 - 1,8	0,52 - 0,60
Mepivacain	77	2,91 - 6,9	1,9 - 4,9	0,69 - 0,71
Bupivacain	95*	0,26	0,08 - 0,11	0,31 - 0,44
Etidocain	94	0,25 - 1,3	0,07 - 0,45	0,14 - 0,35

*(Nach LUND/CWIK)

Präparat	Halbwertszeit beim Feten
Mepivacain	10 h
Lidocain	4 h

Kreislauf zu finden. Dies ist insofern von Interesse, als die Halbwertszeit dieser Substanzen beim Feten relativ lang ist, für Mepivacain beträgt sie 10 h, für Lidocain 4 h. Dies dürfte mit dem beim Feten noch nicht voll entwickelten Fermentsystem zusammenhängen, welches für den Abbau dieser Substanzen in der Leber verantwortlich zu machen ist.

3. Metabolismus

Der Metabolismus geht so vor sich, daß die Lokalanästhetika vom Estertyp durch Plasmaesterasen (wahrscheinlich Cholinesterasen) abgebaut werden, während die Lokalanästhetika vom Amidtyp in der Leber metabolisiert werden. Auf diese Tatsachen ist insofern zu achten, als bei Patienten mit eingeschränkter Leberfunktion bei schwerer Hepatitis die Lidocainausscheidung zwar variabel, aber in vielen Fällen doch deutlich verzögert sein kann.

Andere Autoren fanden bei Patienten mit kardialer Dekompensation eine höhere Konzentration des Lidocainmetaboliten Monoäthylglycinxylidid, welcher als ebenso toxisch wie die Muttersubstanz gilt. Die Autoren warnen daher bei Patienten mit schwerer kardialer Dekompensation und Leberstauung vor der bedenkenlosen Anwendung des Lidocain.

Hierbei ist natürlich in Rechnung zu stellen, daß in diesem Fall Lidocain nicht lokal, sondern im Hinblick auf seine Eigenschaften als Antiarrhythmikum systemisch appliziert wurde. Bei derselben Indikation haben andere Autoren bei Patienten mit Nierenversagen eine ähnliche Kinetik wie bei Normalpersonen gefunden, wobei der oben erwähnte Metabolit Monoäthylglycinxylidid dieselben Plasmakonzentrationen erreichte wie beim Nierengesunden, ein anderer Metabolit (Glycinxylidid) jedoch höhere Plasmakonzentrationen erreichte als bei Patienten mit normaler Nierenfunktion.

4. Interaktionen

Ein kurzer Hinweis sei noch auf mögliche Interaktionen zwischen Lokalanästhetika und anderen Medikamenten gestattet. Durch Abbauhemmung in der Leber können die MAO-Hemmer Iproniazid, Pheniprazin und Pargylin sowie das Tuberkulostatikum Isoniazid und das Antibiotikum Chloramphenicol die Ausscheidungsgeschwindigkeit von Lidocain hemmen und damit seine toxische Wirkung verlängern. Im Gegensatz dazu führen Barbiturate durch Enzyminduktion zu einem rascheren Abbau und damit zu einer verminderten Toxizität dieser Substanzen.

Literatur

Beim Verfasser

Pharmakologie und Toxikologie der Lokalanästhetika

Von R. Krebs

Unter Lokalanästhesie ist eine an umschriebener morphologischer Stelle erfolgende reversible Blockade der Leitfähigkeit sensibler Nerven zu verstehen. Im Prinzip kann die Nervenleitung durch Substanzen ganz unterschiedlicher chemischer Struktur unterbrochen werden (z. B. Barbiturate, Alkohole, verschiedenste aromatische Verbindungen, ß-Rezeptorenblocker, Antihistaminika). Bei einigen dieser Substanzen, wie z. B. höher konzentrierten Lösungen von Phenol, beruht die anästhesierende Wirkung auf einer morphologischen Schädigung des Nerven. Unter klinisch verwendbaren Lokalanästhetika werden jedoch Substanzen subsummiert, die im Idealfalle keinerlei morphologische Veränderungen bewirken, sondern ausschließlich zeitlich begrenzte Funktionsänderungen am Nerven hervorrufen. Diese Forderung nach reversibler funktioneller Blockade der Leitfähigkeit sensibler Nerven erfüllen zwei Typen von Lokalanästhetika:

Lokalanästhetika vom Estertyp: Procain, Chloroprocain, Tetracain, Piperocain.

Lokalanästhetika vom Amidtyp: Lidocain, Mepivacain, Prilocain, Bupivacain, Etidocain.

1. Pharmakologische Eigenschaften

1. 1. Struktur-Wirkungs-Beziehung

Die strukturelle Ähnlichkeit der Lokalanästhetika, die im Vorliegen eines lipophilen Zentrums (aromatischer Kern oder heterozyklischer Ring), einer verbindenden aliphatischen Kette und einem hydrophilen Zentrum (in der Regel ein tertiäres Alkylamin) besteht, hat Anlaß zu Untersuchungen über Struktur-Wirkungs-Beziehungen gegeben. Für die Lokalanästhetika vom Estertyp konnten dabei durch Verlängerung der aliphatischen Kette Substanzen mit erhöhter lokalanästhetischer Potenz entwickelt werden. Leider hat die gleiche Molekülmanipulation auch zu einer größeren Toxizität der Substanzen geführt. In der Reihe der Amidtyp-Lokalanästhetika haben insbesondere Substituentenänderungen am Stickstoff zu Änderungen der lokalanästhetischen Wirksamkeit geführt (38, 76). Noch unentschieden ist jedoch, ob es sich hier um Struktur-Wirkungs-Beziehungen im klassischen Sinne, d. h. am "Rezeptor" handelt, oder ob die durch die Molekülvariationen induzierten Änderungen physikochemischer Eigenschaften der Substanzen über geänderte pharmakokinetische Verhaltensweisen wirksam werden.

1. 2. Wirkungsmechanismus

Schon lange ist bekannt, daß eine umgekehrte Beziehung zwischen der Stärke der Nervenfaser und ihrer Empfindlichkeit auf Lokalanästhetika besteht (72). Die Permeationsfähigkeit im Gewebe läßt aufgrund von Untersuchungen zwischen dem pKa einer Verbindung und dem pH im Gewebe eine positive Korrelation zwischen der undissoziierten Form des Lokalanästhetikums und der Permeationsgeschwindigkeit erkennen (21). Die Stärke der pharmakologischen Wirkung wird jedoch von der Konzentration der ionisierten Moleküle am Nerven bestimmt. Da deren Konzentration aufgrund der Gleichgewichtseinstellung nach dem Massenwirkungsgesetz in Abhängigkeit vom pKa der Substanz und dem pH am Ort der Wirkung bestimmt wird, gewinnt die Konzentration des Anästhetikums für die Stärke der Wirkung große Bedeutung (72).

Auf zellulärer Ebene ist die Wirkung der lokalen Anästhetika hinsichtlich ihres Angriffspunktes noch nicht endgültig bekannt. Am besten beschrieben ist bisher die Wirkung dieser Substanzen auf den zellulären Natriumaustausch. Elektrophysiologische Experimente an Nerven und Muskelmembranen haben eine Beeinträchtigung des schnellen Natriumeinstroms in die Zelle ergeben. Dieser rasche Natriumeinstrom trägt den Anstiegsteil des Aktionspotentials.

Es ist jedoch nicht endgültig entschieden, ob es sich dabei um eine Blockade des Natriumeinstroms von der Außenseite der Membran handelt oder ob die Beeinträchtigung des Natriumeinstroms infolge einer verzögerten Reaktivierung des Natriumsystems eintritt (28). Grundlage der Störung des Natriumaustausches ist nach heutiger Kenntnis eine Änderung der Membranleitfähigkeit. Es gibt Hinweise dafür, daß diese infolge einer Verbindung zwischen Lokalanästhetikum und den in der Membran vorliegenden Phospholipiden vermindert wird. Die daraus implizierten Tertiärstrukturveränderungen der Membranphospholipide konnten bisher aus experimentellen Gründen nicht direkt nachgewiesen werden. Es wurde jedoch nachgewiesen, daß die Verbindungen der Phospholipide mit dem Lokalanästhetikum im Gegensatz zu denjenigen mit Barbituraten mit einer Verminderung der Beladung der Phospholipide mit Kalzium einhergeht (41).

1. 3. Wirkungsqualitäten der Lokalanästhetika

Aufgrund der Beziehung zwischen Stärke bzw. Aufbau des einzelnen Nerven und seiner Empfindlichkeit auf Lokalanästhetika ergibt sich eine auch klinisch mehr oder weniger deutliche Reihenfolge im Ausfall einiger Parameter (siehe z. B. 25, 58, 84). In der Regel wird zuerst, erkenntlich an der Zunahme der Hauttemperatur, ein Ausfall der außerordentlich dünnen sympathischen Nerven beobachtet. Diesem folgt die Ausschaltung der Warmempfindung und des Schmerzes. Bei vollständiger Analgesie ist auch partiell bereits eine Unterbrechung der Leitung der motorischen Nerven, erkenntlich an der Abnahme der Kraftentwicklung, zu beobachten. Erst danach fallen Kaltempfindung und zuletzt die Sensibilität, gemessen an der Berührungs- und Druckempfindung, aus.

Beim Nachlassen der Wirkung des Lokalanästhetikums treten die einzelnen Qualitäten in umgekehrter Reihenfolge wieder auf. Eine besondere Situation liegt beim Etidocain vor, bei dem eine stärkere Ausprägung der motorischen Lähmung in Relation zur Blockade anderer Nervenfunktionen beobachtet wurde (13, 42).

Hinsichtlich der Stärke der lokalanästhetischen Wirkung können drei Gruppen unterschieden werden:

1. geringe Wirkungsstärke: Procain,
2. mittlere Wirkungsstärke: Chloroprocain, Lidocain, Mepivacain, Prilocain,
3. starke Wirkungsstärke: Tetracain, Bupivacain, Etidocain.

Die Angaben über den Beginn und die Dauer der lokalanästhetischen Wirkung unter den einzelnen Substanzen differieren in Abhängigkeit von der angewandten Untersuchungsmethode. Die Angaben in der Tabelle 1 sind daher nur als Anhaltspunkte über den Vergleich der einzelnen Substanzen miteinander zu verstehen. Das Ausmaß der Proteinbindung wurde in die Tabelle mit aufgenommen, weil von verschiedenen Autoren eine positive Korrelation zwischen der Höhe der Proteinbindung und der Wirkungsdauer angenommen wird. Aus der Betrachtung der Tabelle geht hervor, daß eine solch enge Beziehung zwischen der Höhe der Proteinbindung und Dauer der Wirkung nicht zu bestehen scheint. Dies ist insofern nicht verwunderlich, als die Dauer der Wirkung überwiegend durch die Metabolisierungsgeschwindigkeit der einzelnen Substanzen bestimmt sein dürfte. Der in der Tabelle angegebene Beginn der Wirkung ist nicht gleichzusetzen mit dem Eintritt der analgetischen Wirkung (siehe oben).

Tabelle 1

	Beginn (min)	Dauer (h)	Plasmaproteinbindung
Procain	5 - 10	1	6
Lidocain	4 - 8	1 - 2	65
Tetracain	3 - 6	8	76
Mepivacain	2 - 4	1 - 2	78
Prilocain	4 - 8	1 - 2	55
Bupivacain	2 - 3	8	96
Etidocain	2 - 3	8	94

1. 4. Substanzen

Die gebräuchlichsten der im Handel befindlichen Lokalanästhetika sind in der Tabelle 2 angegeben. Procain und Tetracain werden nur mit Katecholaminzusatz angeboten. Die zu verwendende Konzentration der Lösung hängt neben der Substanz selbst von

Tabelle 2

	Freiname	Handelsname	Lösung (%)	empfohlene Höchstdosis (mg/die) (Adrenalin - +)
	Bupivacain	Carbostesin Marcain Meaverin-ultra	0,25 + 0,5 %	75 - 150
	Butanilicain	Hostacain	0,5 - 1,0 %	600
	Chlorprocain	Nescain	0,5 - 2,0 %	700 - 1.400
	Dibucain	Nupercain	0,1 - 0,5 %	20 - 40
	Lidocain	Xylocain	0,5 - 2,0 %	300 - 500
	Mepivacain	Scandicain Carbocain Meaverin	0,5 - 2,0 %	300 - 500
	Prilocain	Xylonest	0,5 - 2,0 %	400 - 600
Kate-chol-amin-zusatz	Procain	Novocain	0,5 - 3,0 %	500 - 1.000
	Tetracain	Pantocain	0,15 - 1,0 %	20 - 20

der Art der klinischen Anwendung ab, weshalb in der Tabelle der Bereich der Konzentration der angebotenen Lösungen angegeben ist. Die empfohlenen Höchstdosen schwanken, je nachdem, ob das Lokalanästhetikum allein oder mit einem Zusatz von Vasokonstriktoren angewendet wird, in den in der Tabelle angegebenen Grenzen. Im Prinzip sollte bei der Lokalanästhesie die niedrigst mögliche Dosierung angestrebt werden. Die empfohlene Höchstdosis soll dem Arzt als Anhaltspunkt dienen und darf keineswegs als Maximaldosis verstanden werden, da dies eine falsche Sicherheit für den Therapeuten bedeuten würde. Aufgrund einer Untersuchung der Faktoren, die die Dosierung der Amidtyp-Lokalanästhetika beeinflussen, ist die Angabe einer Maximaldosis, d. h. einer Dosis, die dem Patienten ohne Auslösung systemischer toxischer Reaktionen verabreicht werden darf, fragwürdig geworden, da eine statistische Analyse von über 9.000 Regionalanästhesien ergeben hat, daß keine direkte Beziehung zwischen der Dosierung bzw. dem physischen Zustand des Patienten auf der einen Seite und dem Auftreten systemischer toxischer Reaktionen auf der anderen Seite gefunden werden konnte (55).

2. Toxikologie der Lokalanästhetika

Die Ursache der hauptsächlichen toxischen Wirkungen der Lokalanästhetika, die sich am Herzen und Gehirn abspielen, läßt sich auf die beschriebene Einflußnahme dieser Substanzen auf das zelluläre Aktionspotential verstehen. Da das Aktionspotential an allen erregbaren Strukturen als Trägermechanismus biologischer Reaktionen wirksam ist, sind auch an allen erregbaren Strukturen Wirkungen der Lokalanästhetika zu erwarten. Aus dem Wirkungsmechanismus ist abzuleiten, daß es sich dabei um Erregbarkeitsminderungen bis Hemmungen jeder Erregung handeln wird. Auch bei der in zahlreichen Lehrbüchern als erregenden Effekt beschriebenen Wirkung der Lokalanästhetika auf das Zentralnervensystem handelt es sich wohl in Wirklichkeit um eine Hemmung. Die dabei beobachteten Effekte lassen sich sehr gut als Folge der Hemmung der inhibitorischen Neurone im Zentralnervensystem verstehen. In Summe kommt eine Erregung zustande, weil die exzitatorischen Neurone unter diesen Bedingungen nicht nur mehr quantitativ, sondern auch qualitativ überwiegen. Die inhibitorischen Neurone sind in der Evolution zuletzt aufgetreten und daher besonders empfindlich gegenüber exogenen Einflüssen. Eine Ausnahme bildet das Kokain, bei dem eine direkte zentralnervös stimulierende Wirkung dadurch auftritt, daß die Freisetzung des sympathischen Neurotransmitters nicht gehemmt, dafür aber seine Wiederaufnahme, d. h. der Hauptteliminationsweg aus dem synaptischen Spalt, unterbunden wird. Dies bedeutet, daß die Konzentration am sympathischen Transmitter im synaptischen Spalt ansteigt und damit die Stärke der postsynaptischen erregenden Wirkung des Neurotransmitters verstärkt wird. Bei den anderen Lokalanästhetika wird die Freisetzung des Neurotransmitters, die an den Kalziumstrom in der Plateauphase des Aktionspotentials gekoppelt scheint, durch Hemmung des Aktionspotentials offenbar unterdrückt.

Die Häufigkeit von Zwischenfällen bei der Anwendung von Lokalanästhetika ist jedoch nicht ausschließlich durch die Substanzen bzw. ihre Dosierung erklärt, sondern zusätzlich abhängig von der Art ihrer Applikation. Eine Auswertung von 290 Zwischenfällen unter Lokalanästhetika im Jahre 1951 (51) ergibt, daß der höchste Prozentsatz der Zwischenfälle und Todesfälle unter Lokalanästhetika unter Lokalanästhesien im Hals-Kopf-Bereich entfielen.

2. 1. Substanzunterschiede

Aus vergleichenden Untersuchungen (z. B. 44) ergeben sich beträchtliche Unterschiede in der Wirkungsstärke der einzelnen Lokalanästhetika (Tabelle 3). Die zur Auslösung einer lokalanästhetischen Wirkung notwendigen millimolaren Konzentrationen am Wirkort fallen von Procain über Lidocain, Kokain, Tetracain zum Dibucain beträchtlich ab, was bedeutet, daß in gleicher Reihenfolge die Wirkungsstärke der Lokalanästhetika zunimmt. Von den neueren Lokalanästhetika ist das Mepivacain etwa dem Lidocain, das Bupivacain in etwa dem Tetracain in der Wirkungsstärke vergleichbar (31). Entsprechend dieser unterschiedlichen Wirkungsstärken müssen auch Unterschiede in der Toxikologie dieser Substanzgruppe erwartet werden.

Tabelle 3. Konzentrationen einiger Lokalanästhetika zur Erzielung einer Nervenleitungsunterbrechung am N. ischiadicus des Frosches sowie die relativen therapeutischen Quotienten für das Ausmaß der Gewebsschädigung (= Gewebsschädigung/lokalanästhetische Wirkung) und die letale Toxizität (= Letalität/lokalanästhetisch wirksame Konzentration). (Modifiziert nach (44))

	Lokalanästhesie (mmol)	Gewebsschädigung relativer therapeutischer Quotient	Letale Toxizität relativer therapeutischer Quotient
Procain	8,8	1,0	1,0
Kokain	1,16	3,4	2,1
Lidocain	2,69	1,2	1,3
Tetracain	0,69	0,9	1,6
Dibucain	0,45	0,6	1,2

2. 2. Gewebstoxizität

In den klinisch verwandten Konzentrationen führen Lokalanästhetika im Tierexperiment zu nachweisbaren Gewebszerstörungen (6). Klinisch sind Störungen in der Nervenfunktion bei intraneuronaler Injektion von Lokalanästhetikalösungen beschrieben worden (43). Der relative therapeutische Quotient, der das Verhältnis zwischen histologisch festgestellter Gewebsschädigung zur lokalanästhetischen Wirksamkeit darstellt, läßt insbesondere die bekannte starke lokale Gewebsschädigung durch Kokain erkennen (Tabelle 3) (44). Unter Berücksichtigung der erheblichen methodischen Streuung bei Feststellung eines derartigen Quotienten dürften Procain, Lidocain und Tetracain im etwa gleichen Bereich liegen. Dagegen scheint Dibucain bezogen auf gleiche lokalanästhetische Wirksamkeit eine schwächere lokale Toxizität zu besitzen. Für die Anästhesie an peripheren Nerven hat die lokale Toxizität offenbar keine Bedeutung (53). Die lokale Gewebsschädigung spielt jedoch z. B. bei rückenmarksnahen Anästhesien eine auch klinisch bedeutsame Rolle. Darauf weisen die Ergebnisse von NOLTE et al. (59) hin, nach denen Bupivacain in der Konzentration von 0,5 %, ebenso wie Etidocain, aber nicht in einer solchen von 1 % für Spinalanästhesien verwendet werden kann. Deutlich wird die lokale Gewebsschädigung auch bei Dauerinfusionen von Lidocain, unter denen - in 2%iger Konzentration über 24 h infundiert - das Auftreten von Thrombophlebitiden mit 50 % gegenüber 4 - 10 % bei Infusion von Kochsalzlösungen beträchtlich erhöht gefunden wurde (60).

2. 3. Systemische Toxizität

Bei gleicher Applikationsart ist die systemische Toxizität von Kokain und Tetracain (Tabelle 3) unter äquianästhetischer Wirkung im Vergleich zu anderen Lokalanästhetika deutlich höher (44). Dies gilt allerdings nur, wenn das Lokalanästhetikum das

Blutkompartiment erreicht, weil nur unter diesen Bedingungen annähernd die Toxizität der Substanz selbst abgeschätzt werden kann. Die Bedeutung pharmakokinetischer Parameter wird deutlich aus vergleichenden Untersuchungen von Etidocain und Bupivacain. Diese Lokalanästhetika haben bei i.v. Gabe eine gleiche LD_{50}. Dagegen werden zur Auslösung zentraler Krämpfe an Rhesusaffen (56) im Vergleich zu Bupivacain von Etidocain sehr viel höhere Dosen benötigt. Dem Etidocain wird daher eine geringere Toxizität bei Tier und Mensch zugeschrieben, deren Ursache in einem größeren Verteilungsraum, kürzerer Serumhalbwertszeit, höherer Extraktion in der Leber und der sehr hohen Proteinbindung gesehen wird (1, 47, 50, 81). Andererseits ergaben sich für die Epiduralblockade Hinweise dafür, daß gemessen an der Höhe des Blutspiegels Bupivacain im Vergleich zu Mepivacain und Lidocain eine geringere Gefahr hinsichtlich der Auslösung toxischer Reaktionen zu haben scheint (62).

2. 4. Beteiligung von Metaboliten

Lokalanästhetika vom Amidtyp werden praktisch komplett in der Leber metabolisiert. Bei den meisten dieser Substanzen beträgt die Ausscheidung der unveränderten Muttersubstanz durch die Niere weniger als 5 %. Die Toxizität dieser Metaboliten der Lokalanästhetika ist bisher noch nicht systematisch untersucht worden. Einige Aufmerksamkeit hat allerdings die Toxizität des durch N-Dealkylierung aus Lidocain entstehenden Metaboliten Monoäthylglycinxylid gefunden. Dieser Metabolit findet sich zu etwa 15 % der Lidocainkonzentration im Blut und wurde von einer ganzen Reihe von Autoren für die toxischen Wirkungen des Lidocain verantwortlich gemacht (5, 8, 12, 30, 57, 74, 75). Nach Untersuchungen von NATION et al. (57) sollte die Bedeutung dieses Metaboliten für die Lidocaintoxizität allerdings nicht überschätzt werden. Ebensowenig in ihrer Kausalität geklärt ist die Bedeutung der Metabolite von Prilocain für die besonders an Neugeborenen (4, 23) beobachteten Methämoglobinämie.

2. 5. Beziehung zwischen Serumkonzentration und Toxizität

Aus den bisher vorliegenden Daten (siehe 62, 67, 83) kann keine mit experimentellen Daten belegbare Beziehung zwischen Blutspiegel und toxischer Wirkung der Lokalanästhetika aufgestellt werden. Hinweise auf die Bedeutung der Blutspiegelhöhe für die Toxizität dieser Substanzen ergeben sich jedoch aus Untersuchungen mit Vasokonstriktorzusätzen, in denen sowohl die Höhe des Blutspiegels des Lokalanästhetikums als auch die Toxizität verschiedener dieser Substanzen beeinflußt gefunden wurde (siehe unten). Auch herrscht allgemeine Übereinstimmung darüber, daß die Höhe der Serumkonzentration des lokalen Anästhetikums pro Zeiteinheit die Art der auftretenden Nebenwirkung beeinflußt: AV-Überleitungsstörungen treten unter hohen Lokalanästhetikakonzentrationen auch bei nur kurzer Einwirkungszeit auf, hinsichtlich der zentralen Wirkungen von Lokalanästhetika können auch niedrigere Konzentrationen, die über längere Zeit bestehen bleiben, zu unerwünschten Reaktionen führen. Die Zeitabhängigkeit im Auftreten unerwünschter Reaktionen seitens des ZNS beruht auf der nur langsam ablaufenden passiven Diffusion ausschließlich der freien Base dieser Substanzen (52).

2. 6. Bedeutung des Injektionsortes für die Toxizität

Trotz der Unmöglichkeit, aufgrund der vorhandenen Daten eine Quantifizierung toxischer Konzentrationen für die einzelnen Lokalanästhetika vorzunehmen, besteht an der Bedeutung der Höhe des Blutspiegels dieser Substanzen für deren unerwünschte Reaktionen kein Zweifel. Zu beachten ist, daß differente Injektionsorte auch bei gleicher Injektionsmenge eines Lokalanästhetikums (z. B. Lidocain, siehe Tabelle 4) unterschiedliche Serumspiegel ergibt. Es sind daher auch Unterschiede in der Toxizität der Lokalanästhetika in Abhängigkeit vom Injektionsort zu erwarten. Die Tatsache, daß die epidurale Injektion von Bupivacain unter der Geburt im Vergleich zu einem chirurgischen Patientenkollektiv (63) zu sehr viel rascherem Anstieg, aber auch Abfall der Konzentration des lokalen Anästhetikums führte, zeigt, daß nicht nur der Injektionsort, sondern auch die pathophysiologischen Bedingungen die Serumkonzentrationen und daher höchstwahrscheinlich auch die Toxizität des Lokalanästhetikums beeinflussen können. Die Höhe des Plasmaspiegels ist bei gleichem Applikationsort wiederum abhängig von der verwendeten Substanz, der Konzentration der Lösung und der Größe des Applikationsvolumens (67).

Daneben müssen physischer Zustand und Alter des Patienten wegen deren Einfluß auf die Resorption des Lokalanästhetikums beachtet werden (14, 62, 67, 83).

3. Unerwünschte Reaktionen durch Lokalanästhetika

Die hauptsächlichen direkt toxischen Wirkungen der Lokalanästhetika bestehen in einer Wirkung auf das Herz und das Gehirn. Daneben sind aber auch allergische Erscheinungen wiederholt beschrieben worden. Indirekte Wirkungen durch Ausschaltung der sympathischen Regulation betreffen das Herz-Kreislauf-System.

3. 1. Herz

Die Wirkung auf das Herz hängt unmittelbar von der Höhe der Konzentration ab. Während die Arbeitsmuskulatur erst in sehr hohen Konzentrationen durch Lokalanästhetika negativ inotrop beeinflußt wird - auf molarer Basis sind Chinidin und ß-Rezeptorenblocker stärker wirksam -, zeigt sich das Reizleitungsgewebe außerordentlich empfindlich. Die Blockade des schnellen Natriumeinstroms und die Beeinflussung der frequenzabhängigen Wiederherstellung der Natriuminaktivierung (26) führen zu einer frequenzabhängigen Verminderung der Leitungsgeschwindigkeit. Die Beeinträchtigung der Erregungsleitung manifestiert sich in allen Variationen,

Tabelle 4. Beziehung zwischen Injektionsort und maximalem Serumspiegel nach Applikation von 20 ml einer 2%igen Lidocainlösung (ohne Vasokonstriktorzusatz) (Modifiziert nach (67))

Applikationsort	n	Maximale Serumspiegel (µg/ml)
Interkostal	11	6,48 ± 0,38
Subkutan vaginal	9	4,91 ± 0,43
Subkutan abdominal	10	1,95 ± 0,23
Epidural (lumbal)	23	4,27 ± 0,24

vom AV-Block 1. Grades bis zum totalen atrioventrikulären Block mit Kammerstillstand.

3. 2. Wirkungen auf den Kreislauf

In einer Reihe klinischer Studien wurde bei i.v. Applikation verschiedener Lokalanästhetika einheitlich ein Anstieg der Herzfrequenz beobachtet (22, 35, 39). Gleichzeitig hat sich das Herzminutenvolumen erhöht, weil das Schlagvolumen praktisch unbeeinflußt blieb (7). Der Blutdruck steigt beim Tier (3, 16, 36, 78) und beim Menschen (22, 35) in der Regel leicht an. Alle diese Effekte sind durch eine Stimulation des zentralen Nervensystems bedingt und nicht Auswirkungen einer direkten Wirkung der Lokalanästhetika auf Herz und Gefäße (7). Die Wirkung der Lokalanästhetika auf die Gefäße scheint in umgekehrter Beziehung zum Gefäßtonus vor Gabe der Lokalanästhetika zu stehen (7). Offenbar sprechen zusätzlich die einzelnen Gefäßbezirke unterschiedlich auf Lokalanästhetika an, da z. B. eine Untersuchung von Lidocain, Mepivacain und Bupivacain eine Vasodilatation der Gefäße der Muskulatur ohne Beeinflussung der Hautgefäße ergeben hat (20).

Durch stärkere Blutdruckabfälle gefährdet sind insbesondere Patienten mit Volumenmangel (11) sowie Herzinfarkt (45), wenn im Rahmen einer Spinal- oder Epiduralanästhesie die Unterbrechung des Sympathikus die Kreislaufregulation aufhebt. Die Wegnahme des adrenergen Tonus führt zu einem Absinken des Blutdruckes aufgrund nachlassender kardialer Leistung und auch einer peripheren Gefäßerweiterung sowohl im venösen als auch im arteriellen Gefäßsystem. Das Schlagvolumen fällt ab und bei gleichbleibender oder sogar abfallender Herzfrequenz wird ein zum Teil beträchtliches Absinken des Herzminutenvolumens beobachtet. Zusätzlich tritt eine arterioläre Dilatation auf, so daß der periphere Gefäßwiderstand reduziert wird. Die zusätzliche Erweiterung des venösen Gefäßsystems, die aufgrund des Ausfalls des alphaadrenergen Sympathikotonus eintritt, führt zu einem verminderten Blutrückfluß zum Herzen. Aus allen diesen Gründen resultiert ein unter Umständen dramatischer Abfall des Blutdruckes (85). Die damit verbundene Minderperfusion insbesondere des Gehirns, des Herzens, der Niere und der Leber muß rasch behoben werden.

3. 3. Wirkungen auf das zentrale Nervensystem

Dieser Effekt hängt überwiegend von der resorbierten Gesamtmenge des Lokalanästhetikums ab, so daß er sich als Resultante aus Konzentrationsdifferenz zwischen Blutkompartiment und Gehirn sowie der Zeit ihrer Aufrechterhaltung ergibt. Die Stadien der zunehmenden Hemmung der inhibitorischen Neurone gehen klinisch von motorischer Ruhelosigkeit, Logorrhö, Euphorie, Seh- und Hörstörungen, Tremor und Angstzuständen bis zu schweren klonischen Krämpfen (34, 71), die zu einer Behinderung der Atmung in der Peripherie führen. Die Lage des Atemzentrums außerhalb der Blut-Hirn-Schranke macht es aber auch möglich, daß dieses direkt durch Lokalanästhetika gehemmt wird.

Unterschiede in der Wirkung der Substanzen selbst auf das Zentralnervensystem sind nicht festgestellt worden, wohl gibt es aber bei den Lokalanästhetika vom Amidtyp Unterschiede in der Relation zwischen verabreichter Dosis und dem Auftreten zentraler Nebenwirkungen, die auf differentes pharmakokinetisches Verhalten zurückgeführt werden können. Gut untersucht ist als Beispiel hierfür der Vergleich zwischen Etidocain und Bupivacain. Während bei i.v. Applikation beide Substanzen eine vergleichbare LD_{50} aufweisen, werden für Etidocain zur Auslösung zentraler Wirkungen beträchtlich höhere Dosen benötigt (47). Die Ursache dafür wird in dem für Etidocain im Vergleich zu Bupivacain größeren Verteilungsraum, der höheren Leberextraktion, der kürzeren Plasmahalbwertszeit sowie der sowohl lokal als auch an Plasmaproteinen höheren Eiweißbindung gesehen (1, 47, 83).

3. 4. Allergische Reaktionen

Die meisten allergischen Reaktionen auf Lokalanästhetika, die bisher besonders beim Estertyp und seltener beim Amidtyp beobachtet worden sind, manifestieren sich an der Haut (2). Aus der Tatsache, daß auch anaphylaktische Schocks nach Injektion von Lokalanästhetika mit starkem Blutdruckabfall, Tachykardie, Benommenheit, Blässe, Asthmaäquivalenten, Juckreiz besonders an Handtellern und Fußsohlen, generalisierter Urtikaria, Quincke-Ödem, Exanthemen, Nausea und schleimigen Durchfällen auftreten können (19, 32, 33), ist zu schließen, daß Lokalanästhetika sowohl sessile als auch zirkulierende Antikörper zu induzieren vermögen. Der anaphylaktische Schock kann primär auftreten, wobei angenommen wird, daß eine vorbestehende Sensibilisierung gegen Substanzen mit einer NH_2-Gruppe in Parastellung am Benzolring ursächlich ist (27, 40, 70, 79). Generalisierte anaphylaktische Reaktionen scheinen jedoch eher selten aufzutreten. Jedenfalls sind sehr viel häufiger positive Hautreaktionen bei Testung nachzuweisen, ohne daß bei Gabe steigender Dosen von Lokalanästhetika anaphylaktische Reaktionen auszulösen sind. Das bedeutet, daß Hautempfindlichkeitsreaktionen dissoziiert von anaphylaktischen Reaktionen auftreten (2). Es ist jedoch zu beachten, daß Kreuzreaktionen zwischen allen parasubstituierten Lokalanästhetika, wie Ethoform, Procainderivaten und Tetracain, nicht dagegen gegen Lokalanästhetika ohne Paragruppensubstituierung, wie Kokain und Lidocain, bestehen.

3. 5. Toxische Wirkung auf das ungeborene Kind

Trotz rascher transplazentarer Passage der Lokalanästhetika und ihrem Verweilen im Organismus des Neugeborenen während der ersten Lebensstunden (15, 17, 65) fehlt bei rückenmarksnahen Anästhesieformen praktisch jede klinisch erkennbare Störung des Neugeborenen, wenn der Blutdruck unter der Geburt unverändert blieb. Dies steht im Gegensatz zu der Wirkung von Sedativa, Analgetika und allgemein wirkenden Narkotika (17). Doch zeigen genauere neurologische Untersuchungen und Verhaltensteste an den Neugeborenen (65), daß bei Kindern, deren Mütter kontinuierliche Epiduralanästhesien hatten, eine geringere Kraftentwicklung und Tonus der quergestreiften Muskulatur vorliegt. Die klinische Bedeutung dieses Befundes ist bisher unklar.

Dagegen wurde im Rahmen von Untersuchungen zur Auswirkung der Parazervikalblockade als häufigste und gefährlichste Nebenwirkung die fetale Bradykardie gesehen (69), deren Ursache als direkte toxische Wirkung der Lokalanästhetika auf das fetale Herz interpretiert wurde. Dabei wurde eine gewisse Substanzspezifität insofern beobachtet, als an 1.900 Parazervikalblockaden die Hälfte der schweren Komplikationen unter Prilocain (1 %) und nur jeweils zu 25 % unter Lidocain und Mepivacain auftraten. Gerade bei dieser Form der Lokalanästhesie scheint aber die Dosierung besonders kritisch zu sein: Unter jeweils 200 mg Mepivacain traten bei TERAMO (77) keine, bei FREEMAN et al. (24) dagegen bei 24 von 92 Fällen fetale Bradykardien auf.

Allerdings wird deren klinische Bedeutung dadurch relativiert, daß auch dabei an den Neugeborenen klinisch praktisch keine Veränderung feststellbar war (61). Ein pH-Abfall und das Auftreten eines Basendefizits wurde nur an den Feten beobachtet, die länger als 10 min bradykard waren (24). Aus diesen Befunden zog STRUNIN (1975) den Schluß, daß die Lokalanästhesie gegenüber anderen Anästhesie- und Analgesieverfahren in der Geburtshilfe Vorteile biete.

4. Zur Bedeutung von Vasokonstriktoren für die Pharmakologie und Toxikologie von Lokalanästhetika

Als Vasokonstriktoren sind den im Handel befindlichen Lokalanästhetikainjektionslösungen überwiegend Adrenalin oder Noradrenalin zugegeben. Damit kann sowohl eine Verlängerung der Wirkdauer (Tabelle 5) als auch eine Verminderung der Letalität (Tabelle 6) erreicht werden (10, 29, 46, 68, 73, 82, 86). Die Ursache für beide Effekte liegt in der Verminderung der Resorption des Lokalanästhetikums vom Injektionsort, was durch den statistisch signifikanten Unterschied in den auftretenden maximalen Plasmaspiegeln der Lokalanästhetika mit und ohne Adrenalinzusatz belegt wird (Tabelle 7) (82, 86). Jedoch scheint die Höhe der Resorption der Lokalanästhetika mit und ohne Vasokonstriktorzusatz auch vom Ort der Injektion abzuhängen. So wird bei interskalener Applikation eine höhere Resorption der Lokalan-

Tabelle 5. Dauer der Anästhesie (Mittelwert und Bereich) in Stunden bei interskalener Applikation von jeweils 30 ml des Lokalanästhetikums (Nach (86))

Substanz		ohne Adrenalin (h)	mit Adrenalin (h) (1:200.000)
Lidocain	1,5 %	1 1/4 (1 - 2)	2 1/2 (2 - 3)
Prilocain	1,5 %	3 (2 1/2 - 4)	3 3/4 (2 1/2 - 7)
Bupivacain	0,5 %	7 (4 - 12)	8 1/2 (7 - 12)
Etidocain	0,5 %	3 (1 - 6)	11 (4 - 18)

Tabelle 6. Toxizität von Lokalanästhetika (Meerschweinchen, subkutan) ohne und mit Zusatz von Adrenalin (64)

	ohne Adrenalin LD_{50} (g/kg)	mit Adrenalin LD_{50} (g/kg)
Kokain	0,027	0,087
Procain	0,353	0,500
Tetracain	0,019	0,078

Tabelle 7. Maximale Plasmakonzentrationen (µg/ml) einiger Lokalanästhetika nach interskalener Applikation (30 ml). Unter Signifikanz ist $p < 0{,}05$ mit +, $p < 0{,}001$ mit ++ angegeben (Nach (86))

		ohne Adrenalin	mit Adrenalin (1:200.000)	Signifikanz
Lidocain	1,5 %	4,51	3,62	+
Bupivacain	0,5 %	2,16	1,19	++
Etidocain	0,5 %	1,31	0,86	++
Prilocain	1,5 %	2,30	1,21	++

ästhetika gefunden (86) als beim axillären Block (48, 87) oder bei supraklavikulärer Injektion (46). Danach ist aber auch die Verminderung der Resorption der Lokalanästhetika durch Adrenalin abhängig vom Ort der Applikation (67). Während bei Anwendung der Lokalanästhetika in der Körperperipherie die Resorption durch Vasokonstriktoren effektiv vermindert wird (86), ist dies bei rückenmarksnaher Applikation von Lokalanästhetika des Amidtyps sehr viel weniger ausgeprägt (18, 83). Unter diesen Bedingungen können sogar die unerwünschten Wirkungen der Katecholamine dominieren (86). Allerdings werden auch bei peripherer Injektion der Lokalanästhetika mit Adrenalin systemische Wirkungen auch ausschließlich des Vasokonstriktors beobachtet (37).

Die relativ starke Resorption des Adrenalins aus Lösungen mit Lokalanästhetika läßt sich auch aus deutlichen Kreislaufreaktionen ablesen (10, 68, 85).

Daher sollte der Zusatz von Vasopressoren bei Lokalanästhetika wie Mepivacain, Etidocain und Bupivacain, bei deren Verwendung zur rückenmarksnahen Anästhesie praktisch keine Beeinflussung der Resorption zu finden ist (83, 86), überdacht werden. Er wird um so weniger notwendig sein, je geringer die benötigte Menge des Lokalanästhetikums ist.

5. Wechselwirkungen

In Hinsicht klinisch bedeutsamer Wechselwirkungen sind Kombinationen von Lokalanästhetika mit Barbituraten oder der als Narkotika benutzten halogenierten Kohlenwasserstoffe zu beachten, bei denen Abfälle der myokardialen Kontraktionskraft auftreten, die unter Lokalanästhetika allein nicht in diesem Ausmaß beobachtet werden (49, 66).

Größte Vorsicht ist hinsichtlich der Verwendung von Katecholaminzusätzen dann geboten, wenn der Patient unter einer Behandlung mit trizyklischen Antidepressiva steht, da die Kombination dieser Substanzen bereits zu einigen Todesfällen geführt hat (9).

Literatur

1. ADAMS, H. J., KRONBERG, G. H., TAKMAN, B. H.: Local anesthetic activity and acute toxicity of (±)-2-(N-ethylpropylamino) -2', 6'-butyroxylidide, a new longacting agent. J. Pharm. Sci. 61, 1829 (1972).

2. ALDRETE, J. A., O'HIGGINS, J. W.: Evaluation of patients with history of allergy to local anesthetic drugs. Sth. med. J. (Bgham, Ala.) 64, 1118 (1971).

3. ASOKAN, K., FRANK, M., REGAN, T.: 17th Annual Scientific Session American College of Cardiology. Acta physiol. scand. 60, 30 (1968).

4. BARRY, D. M. H.: Neonatal methaemoglobinaemia and prilocaine. N. Z. med. J. 76, 451 (1972).

5. BECKETT, A. H., BOYES, R. N., APPLETON, P. J.: The metabolism and excretion of lignocaine in man. J. Pharm. Pharmacol. 18 (Suppl.), 76 (1966).

6. BENOIT, P. W., BELT, W. D.: Destruction and regeneration of skeletal muscle after treatment with a local anesthetic, bupivacaine (Marcaine[R]). J. Anat. 107, 547 (1970).

7. BLAIR, M. R.: Cardiovascular pharmacology of local anaesthetics. Brit. J. Anaesth. 47, 247 (1975).

8. BLUMER, J., STRONG, J. M., ATKINSON, A. J.: The convulsant potency of lidocaine and its N-dealkylated metabolites. J. Pharmacol. Exp. Ther. 186, 31 (1973).

9. BOAKES, A. J., LAURENCE, D. R., LOVEL, K. W., O'NEIL, R., VERRILL, P. J.: Adverse reactions to local anaesthetic/vasoconstrictor preparations. Brit. dent. J. 133, 129 (1972).

10. BONICA, J. J., AKAMATSU, T. J., BERGES, P. U., MORIKAWA, K., KENNEDY, W. F.: Circulatory effects of peridural block: II. Effects of Epinephrine. Anesthesiology 34, 514 (1971).

11. BONICA, J. J., KENNEDY, W. F. jr., AKAMATSU, T. J. et al.: Circulatory effects of peridural block: III. Effects of acute blood loss. Anesthesiology 36, 219 (1972).

12. BOYES, R. N., SCOTT, D. B., JEBSON, P. J., GODMAN, M. J., JULIAN, D. G.: Pharmacokinetics of lidocaine in man. Clin. Pharmacol. Ther. 12, 105 (1971).

13. BRIDENBAUGH, P. O., TUCKER, G. T., MOORE, D. C., BRIDENBAUGH, L. D., THOMPSON, G. E.: Etidocaine: Clinical evaluation for intercostal nerve block and lumbar epidural block. Anesth. Analg. (Cleve.) 52, 407 (1973).

14. BROMAGE, P. R.: Ageing and epidural dose requirements. Brit. J. Anaesth. 41, 1016 (1969).

15. BROWN, W. U., BELL, C. B., LURIE, A. O., WEISS, J. B., SCANLON, J. W., ALPER, M. H.: Newborn blood levels of lidocaine and mepivacaine in the first postnatal day following maternal epidural anesthesia. Anesthesiology 42, 698 (1975).

16. CONSTANTINO, R., CROCKETT, S., VASKO, J.: Cardiovascular effects and dose-response relationships of lidocaine. Circulation (Suppl. II), XXXV and XXXVI, 89 (1967).

17. COVINO, B. G.: Comparative clinical pharmacology of local anesthetic agents. Anesthesiology 35, 158 (1971).

18. COVINO, B. G., VASALLO, H. G.: Local Anesthetics. Mechanisms of Action and Clinical Use. Zit. nach FOLDES (1977).

19. CRIEP, L. H., De RIBEIRO, C.: Allergy to procain hydrochloride with their fatalities. J. amer. med. Ass. 151, 1185 (1963).

20. DHUNER, K., LEWIS, D.: Effect of local anesthetics and vasoconstrictors upon regional blood flow. Acta physiol. scand. 23, 347 (1966).

21. FOLDES, F. F.: Pharmakologie und Toxikologie von langwirkenden Lokalanästhetika. In: Die Pharmakologie, Toxikologie und klinische Anwendung langwirkender Lokalanästhetika (eds. J. MEYER, H. NOLTE), p. 2. Stuttgart: Thieme 1977.

22. FOLDES, F., MOLLOY, R., McNALL, P.: Comparison of toxicity of intravenously given local anesthetic agents in man. JAMA 172, 1493 (1960).

23. FORD, G. R., AGNEW, T. M.: Methaemoglobinaemia following prilocain anaesthesia. N. Z. med. J. 76, 104 (1972).

24. FREEMAN, R. K., GUTIERREZ, N. A., RAY, M. L., STORALL, D., PAUL, R. H., HON, K. H.: Fetal cardiac response to paracervical block anaesthesia. Amer. J. Obstet. Gynec. 113, 583 (1972).

25. FRUHSTORFER, H.: Differenzierte Ulnarisblockade mit mittellang- und langwirkenden Lokalanästhetika (Mepivacain, Bupivacain, Etidocain). In: Die Pharmakologie, Toxikologie und klinische Anwendung langwirkender Lokalanästhetika (eds. J. MEYER, H. NOLTE), p. 24. Stuttgart: Thieme 1977.

26. GETTES, L. S., REUTER, H.: Slow recovery from inactivation of inward currents in mammalian myocardial fibers. J. Physiol. (London) 240, 703 (1974).

27. GOLDMAN, G. G., EPSTEIN, E.: Contact photosensitivity dermatitis from fun-protective agent. Arch. Derm. 100, 447 (1969).

28. GOLDSTEIN, A., ARONOW, L., KALMAN, S. M.: Priciples of drug action, 2nd ed.. New York-London-Sydney-Toronto: Wiley and Sons 1974.

29. GOODMAN, L. S., GILMAN, A.: The Pharmacological Basis of Therapeutics. New York-Toronto-London: Mac Millan Publ. Co. 1975.

30. HALKIN, H., MEFFIN, P., MELMON, K. L., ROWLAND, M.: Influence of congestive heart failure on blood levels of lidocaine and its active monodeethylated metabolite. Clin. Pharmacol. Ther. 17, 669 (1975).

31. HENN, F., BRATTSAND, R.: Some pharmacological and toxicological properties of a new long-acting local analgesic, LAC-43 (Marcaine), in comparison with mepivacaine and tetracaine. Acta anaesth. scand. (Suppl.) 21, 9 (1966).

32. HOIGNE, R.: Arzneimittel-Allergie. Bern: Auber 1965.

33. HOIGNE, R., SCHOCH, K.: Anaphylaktischer Schock und akute nicht-allergische Reaktion nach Procain-Penicillin. Schweiz. med. Wschr. 89, 1350 (1959).

34. JEWITT, D. E., KISHON, Y., THOMAS, M.: Xylocain[R] in der Behandlung von Herzrhythmusstörungen nach akutem Herzinfarkt. Lancet I, 266 (1968).

35. JORDFELDT, L., LÖFSTRÖM, B., PERNOW, B., PERSSON, B., WAHREN, J., WIDMANN, B.: The effect of local anaesthetics on the central circulation and respiration in man and dog. Acta anaesth. scand. 12, 153 (1968).

36. KAO, F., JALAR, U.: The central action of lignocaine and its effect on cardiac output. Brit. J. Pharmacol. 14, 522 (1959).

37. KENNEDY, W. F. jr., BONICA, J. J., WARD, R. S., TOLAS, A. G., MARTIN, W. E., GRINSTEIN, A.: Cardio-respiratory effects of epinephrine when used in regional anaesthesia. Acta anaesth. scand. (Suppl.) 23, 320 (1966).

38. KILLIAN, H.: Lokalanästhesie und Lokalanästhetika. 2. Aufl.. Stuttgart: Thieme 1973.

39. KLEIN, S., SUTHERLAND, R. I. L., MORCH, J.: Haemodynamic effects of intravenous lignocaine in man. Canad. med. Ass. J. 99, 14 (1968).

40. KOOIJ, R., van VLOTEN, Th. J.: Epidermal sensitization due to sulphonamide drugs. Groups and cross sensitivity, photosensitivity; passiv transfer of antibodies. Leftwich reaction. Dermatologica (Basel) 104, 151 (1952).

41. KREBS, R., KERSTING, F.: The effect of barbiturates on the myocardium and its reversibility. Progress in Pharmacology, 1978 (in press).

42. LUND, P. C., CWIK, J. C., PAGDANGANAN, R. T.: Etidocain - a new long acting local anaesthetic agent. Anesth. Analg. Curr. Res. 52, 482 (1973).

43. LÖFSTRÖM, B., WENNBERG, A., WIDEN, L.: Late disturbances in nerve function after block with local anaesthetic agents. An electroneurographic study. Acta anaesth. scand. 10, 111 (1966).

44. LUDUENA, F. P., HOPPE, J. O.: 2-Alkoxy benzoate and thiolbenzoate derivates as local anesthetics. J. Pharmacol. Exp. Ther. 117, 89 (1956).

45. LUISADA, A. A., CARDI, L.: Acute pulmonary edema. Circulation 13, 113 (1956).

46. LUND, P. C., BUSH, D. F., COVINO, B. G.: Determinants of etidocaine concentration in the blood. Anesthesiology 42, 695 (1975).

47. MALAGODI, M. H., MUNSON, E. S., EMBRO, W. J.: Relation of etidocaine and bupivacaine toxicity to rate of infusion in rhesus monkeys. Brit. J. Anaesth. 49, 121 (1977).

48. MAZZE, R. I., DUBAR, R. W.: Plasma concentrations after caudal, lumbar epidural, axillary block, and intravenous regional anesthesia. Anesthesiology 27, 574 (1966).

49. Mc WHIRTER, W., FREDERICKSON, E., SETINHAUS, J.: Interactions of lidocaine with general anesthetics. Sth. med. J. 65, 7 (1972).

50. MEYER, M. C., GUTTMAN, D. E.: The binding of drugs by plasma proteins. J. Pharm. Sci. 57, 895 (1968).

51. MEYLER, L.: Side effects of drugs (ed. M. N. G. DUKES), 8th ed.. Amsterdam-Oxford: Excerpta Medica 1975.

52. MILNE, M. D., SCRIBNER, B. H., CRAWFORD, M. A.: Non-ionic diffusion and the excretion of weak acids and bases. Amer. J. Med. 24, 709 (1958).

53. MOORE, D. C., BRIDENBAUGH, P. O., BRIDENBAUGH, L. D. et al.: Bupivacaine compared with etidocaine for vaginal delivery. Anesth. Analg. (Cleve) 54, 250 (1975).

54. MOORE, D. C., MATHER, L. E., BRIDENBAUGH, Ph. O., BRIDENBAUGH, L. D., BALFOUR, R., LYONS, D. F., HORTON, W. G.: Arterial and venous plasma levels of bupivacaine following epidural and intercostal nerve blocks. Anesthesiology 45, 39 (1976).

55. MOORE, D. C., BRIDENBAUGH, L. D., THOMPSON, G. E., BALFOUR, R. I., HORTON, W. G.: Factors determining dosages of amide-type local anesthetic drugs. Anesthesiology 47, 263 (1977).

56. MUNSON, E. S., TUCKER, W. K., AUSINSCH, B., MALAGODI, M. H.: Etidocaine, bupivacaine and lidocaine seizure thresholds in monkeys. Anesthesiology 42, 471 (1975).

57. NATION, R. L., TRIGGS, E. J., SELIG, M.: Lignocaine kinetics in cardiac patients and aged subjects. Brit. J. clin. Pharmac. 4, 439 (1977).

58. NIESEL, H. C., WILSMANN, I.: Die Periduralanästhesie mit Bupivacain und Etidocain ohne Adrenalinzusatz. In: Die Pharmakologie, Toxikologie und klinische Anwendung langwirkender Lokalanästhetika (eds. J. MEYER, H. NOLTE), p. 56. Stuttgart: Thieme 1977.

59. NOLTE, H., SCHIKOR, K., GERGS, P., MEYER, J., STARK, P.: Zur Frage der Spinalanästhesie mit isobarem Bupivacain 0,5 %. Anaesthesist 26, 33 (1977).

60. NORDELL, K., MORGENSEN, L., NYGNIST, O., ORINIUS, E.: Thrombophlebitis following intravenous lignocaine infusion. Acta med. scand. 192, 263 (1972).

61. PAUL, R. H., FREEMAN, R. K.: Fetal cardiac response to paracervical block anesthesia. II. Amer. J. Obstet. Gynec. 113, 592 (1972).

62. REYNOLDS, F.: A comparison of the potential toxicity of bupivacaine, lignocaine and mepivacaine during epidural blockade for surgery. Brit. J. Anaesth. 43, 567 (1971).

63. REYNOLDS, F., TAYLOR, G.: Maternal and neonatal blood concentrations of bupivacaine - a comparison with lignocaine during continuous extradural analgesia. Anaesthesia 25, 14 (1970).

64. RITCHIE, J. M., COHEN, P. J.: Local Anesthetics. In: The Pharmacological Basis of Therapeutics (eds. L. S. GOODMAN, A. GILMAN). Toronto-London: Mac Millan 1975.

65. SCANLON, J. W., BROWN, W. U. jr., WEISS, J. B. et al.: Neurobehavioral responses of newborn infants after maternal epidural anesthesia. Anesthesiology 40, 121 (1974).

66. SCOTT, D. B.: Drug interactions with local anesthetics. In: Anesthésiques Locaux en Anesthésie et Réanimation, 2nd (ed., p. 145. Paris: Librairie Arnette 1974.

67. SCOTT, D. B., JEBSON, P. J. R., BRAID, D. P., ÖRTENGREN, B., FRISCH, P.: Factors affecting plasma levels of lignocaine and prilocaine. Brit. J. Anaesth. 44, 1040 (1972).

68. SCOTT, D. B., LITTLEWOOD, D. G., DRUMMOND, G. B., BUCKLEY, P. F., COVINO, B. G.: Modification of the circulatory effects of extradural block combined with general anaesthesia by the addition of adrenaline to lignocaine solutions. Brit. J. Anaesth. 49, 917 (1977).

69. SHNIDER, S. M., GILDEA, J.: Paracervical block anesthesia in obstetrics. Amer. J. Obstet. Gynec. 116, 350 (1973).

70. SIDI, E.: Précision concernant les sensibilisations du "groupe de la para". Monde méd. 65, 992 (1955).

71. SOBALLA, G.: Erfahrungen mit Xylocain[R] bei Rhythmusstörungen des Herzens auf einer internen Wachstation. Herz-Kreislauf 1, 363 (1969).

72. STAIMANN, A., SEEMAN, Ph.: Conduction-blocking concentrations of anesthetics increase with nerve axon diameter: Studies with alcohol, lidocaine and tetrodotoxin on single myelinated fibers. J. Pharmacol. Exp. Ther. 201, 340 (1977).

73. STANTON-HICKS, M., BERGES, P. U., BONICA, J. J.: Circulatory effects of peridural block: IV. Comparison of the effects of epinephrine and phenylephrine. Anesthesiology 39, 308 (1973).

74. STRONG, J. M., ATKINSON, A. J.: Simultaneous measurement of plasma concentrations of lidocaine and its desethylated metabolite by mass fragmentography. Analyt. Chem. 44, 2287 (1972).

75. STRONG, J. M., PARKER, M., ATKINSON, A. J.: Identification of glycinxylidide in patients treated with intravenous lidocaine. Clin. Pharmacol. Ther. 14, 67 (1973).

76. STROTHER, A., LING SONG, S., DEV, V., SADRI, M.: Structure activity relationship of lidocaine type local anesthetics. Lif. Sciences 21, 71 (1977).

77. TERAMO, K.: Effects of obstetrical paracervical blockade on the fetus. Acta obstet. gynec. scand., Suppl. 16 (1971).

78. THOMSON, P. D., ROWLAND, M., MELMON, K. L.: The influence of heart failure, liver disease, and renal failure on the disposition of lidocaine in man. Amer. Heart J. 22, 417 (1971).

79. TSANCK, A., SIDI, E.: Les dermatoses allergiques. Paris: Masson 1950.

80. TUCKER, G. T.: Determination of bupivacaine (Marcaine) and other anilide-type local anesthetics in human blood and plasma by gas chromatography. Anesthesiology 32, 255 (1970).

81. TUCKER, G. T., BOYES, R. N., BRIDENBAUGH, P. O., MOORE, D. C.: Binding of anilide-type local anesthetics in human plasma. Anesthesiology 33, 287 and 303 (1970).

82. TUCKER, G. T., MOORE, D. C., BRIDENBAUGH, Ph. O., BRIDENBAUGH, L. D., THOMPSON, G. E.: Systemic absorption of mepivacaine in commonly used regional block procedures. Anesthesiology 37, 277 (1972).

83. TUCKER, G. T., MATHER, L. E.: Pharmacokinetics of local anaesthetic agents. Brit. J. Anaesth. 47, 213 (1975).

84. VIRNEBURG, H., NOLTE, H.: Die isolierte Sympathikusblockade mit Bupivacain und Etidocain. In: Die Pharmakologie, Toxikologie und klinische Anwendung langwirkender Lokalanästhetika (eds. J. MEYER, H. NOLTE), p. 47. Stuttgart: Thieme 1977.

85. WARD, R. J., BONICA, J. J., FRENND, F. G., AKAMATSU, T., DANZINGER, F., ENGLESSON, S.: Epidural and subarachnoid anesthesia: Cardiovascular and respiratory effects. J. amer. med. Ass. 191, 275 (1965).

86. WILDSMITH, J. A. W., TUCKER, G. T., COOPER, S., SCOTT, D. B., COVINO, B. G.: Plasma concentrations of local anaesthetics after interscalene brachial plexus block. Brit. J. Anaesth. 49, 461 (1977).

87. YOSHIKAWA, K., MIMA, T., EGAWA, J.: Blood level of marcaine (LAG-43) in axillary plexus blocks, intercostal nerve blocks and epidural anesthesia. Acta anaesth. scand. 12, 1 (1968).

Zusammenfassung der Diskussion zum Thema: „Theoretische Grundlagen der Lokalanästhesie"

FRAGE:
Welche Bedeutung haben physikochemische Faktoren in Hinblick auf die Wirksamkeit der Lokalanästhetika?

ANTWORT:
Von besonderer Bedeutung sind die lipophilen Eigenschaften einer Substanz. Hohe Lipophilität bedeutet gute und lang anhaltende Wirksamkeit des Lokalanästhetikums. Die Wasserlöslichkeit spielt eine geringere Rolle, solange eine gewisse Mindestlöslichkeit nicht unterschritten wird.

FRAGE:
Warum haben alle gebräuchlichen Lokalanästhetika einen so niedrigen pH-Wert?

ANTWORT:
Die Löslichkeit eines Lokalanästhetikums als freie Base ist in der Regel gering. Zur Erzielung einer ausreichenden Löslichkeit in der Abfüllampulle muß genügend freie Base in die protonisierte Form übergeführt werden. Dies wird nach der Henderson-Hasselbalchschen Gleichung durch eine Ansäuerung erreicht. Deshalb ist ein Lokalanästhetikum erst bei einem ausreichend niedrigen pH-Wert, d. h. wenn die Konzentration der protonisierten Form hoch genug ist, in der Ampulle löslich.

FRAGE:
Aus den Untersuchungen von SCHLEICH ist bekannt, daß auch destilliertes Wasser lokalanästhetische Eigenschaften besitzt. SCHLEICH konnte in Selbstversuchen feststellen, daß nach Gabe von destilliertem Wasser zunächst ein Brennen am Injektionsort auftritt. Mit steigendem Zusatz von Kochsalz kann dieses Brennen verhindert werden, gleichzeitig lassen aber auch die lokalanästhetischen Eigenschaften nach. Den besten Erfolg erzielte SCHLEICH schließlich mit einer sehr verdünnten Kochsalzlösung unter Zusatz einer geringen Kokainkonzentration. Muß man also bei der Erstellung einer Liste lokalanästhetisch wirkender Substanzen beim Wasser beginnen (LASSNER)?

ANTWORT:
Zum Problem der lokalanästhetischen Wirksamkeit von destilliertem Wasser kann nur spekulativ Stellung genommen werden. Das "Brennen" ist durch eine osmotische Wirkung aufgrund der Hypotonie des destillierten Wassers erklärbar. Durch Zusatz von Kochsalz wird die osmotische Wirkung partiell reduziert, wobei

der lokalanästhetische Effekt noch erhalten bleibt; es ist nur so vorstellbar, daß durch die osmotische Wirksamkeit ein Eingriff in die ionalen Verhältnisse an der Nervenzellmembran erfolgt und damit letztlich die Leitfähigkeit des Nerven beeinflußt wird.

FRAGE:
Gibt es Unterschiede zwischen den Lokalanästhetika vom Estertyp und denen vom Amidtyp speziell in bezug auf ihre Stabilität im Organismus, aber auch im Hinblick auf eine Autoklavierbarkeit?

ANTWORT:
Grundsätzlich ist die Stabilität der Lokalanästhetika vom Estertyp geringer als die vom Amidtyp, weil die Metabolisierung der Esterverbindungen durch die überall im Gewebe vorhandene unspezifische Pseudocholinesterase leichter erfolgen kann. Demgegenüber ist der Abbau der Amidverbindungen nur in der Leber möglich. Auch thermodynamisch sind die Ester besonders bei hohen Temperaturen weniger stabil, dennoch bestehen auch bei ihnen keine Bedenken gegen eine einmalige Autoklavierung.

Lokalanästhetika vom Estertyp sind nur in isotoner Lösung längere Zeit haltbar, in hypertoner Lösung ist ihre Haltbarkeit deutlich vermindert, es kommt nach kurzer Zeit zu Kristallausfällungen.

FRAGE:
Wie ist die Haltbarkeit dieser Präparate in lyophilisierter Form zu beurteilen?

ANTWORT:
In trockener bzw. kristalliner Form sind die Lokalanästhetika vom Estertyp extrem haltbar.

Substanzen in trockener Form sind grundsätzlich wesentlich stabiler als in Lösung, da es keine oder nur kaum Molekularbewegungen gibt, die zur Auflösung von Bindungen führen können.

FRAGE:
Ist es richtig, daß eine Substanz mit einem hohen pK-Wert, d. h. viel freier Base, ein gutes Penetrationsvermögen im Gewebe, aber nur eine schlechte Wirkung hat?

ANTWORT:
Ein hoher pK-Wert bedeutet, daß im physiologischen pH-Bereich eine niedrige Konzentration an freier Base vorliegt; das Gewebspenetrationsvermögen dieser Substanz ist also schlecht.

FRAGE:
Es gibt eine Reihe markhaltiger Nervenfasern, die unterschiedliche Leitungsgeschwindigkeiten aufweisen. Ist dafür eine unterschiedliche Dicke der Markscheiden oder sind andere Faktoren verantwortlich?

ANTWORT:
Die Leitungsgeschwindigkeit eines Nerven hängt sowohl von der Dicke des Axons ab wie auch von der Dicke der Markscheide. Sie beträgt für marklose Nervenfasern ca. 2 - 3 m/s, für markhaltige motorische Nervenfasern bis zu etwa 120 m/s. Die Schwankungsbreite liegt also zwischen 7 km/h und etwa 450 km/h.

FRAGE:
Läßt sich eine Reihenfolge für die Ausschaltung der verschiedenen Leitqualitäten aufstellen und korreliert sie mit der Dicke der entsprechenden Nervenfasern?

ANTWORT:
Je dünner und je weniger markhaltig ein Nerv ist, desto leichter ist er auszuschalten. Zuerst werden also die zarten, marklosen vegetativen Nervenfasern blockiert, es folgen die etwas markhaltigen sensiblen Nervenfasern und zuletzt die am stärksten markhaltigen motorischen Nervenfasern. Die Ursache hierfür liegt darin, daß das Lokalanästhetikum eine marklose Nervenfaser sehr rasch komplett durchdringen kann, während bei den markhaltigen Nervenfasern dieser Mechanismus nur an den Ranvierschen Schnürringen möglich ist.

FRAGE:
Wie ist die unterschiedliche Wirkung von Etidocain gegenüber den anderen Lokalanästhetika zu erklären?

ANTWORT:
Aufgrund theoretischer Erwägungen ist es vorstellbar, daß das Etidocain aufgrund seiner extrem hohen Lipophilie überwiegend an die α-Motoneuronen gebunden wird und sich dort auch längere Zeit hält, so daß zur Ausschaltung der weniger markhaltigen Nervenfasern die Konzentration nicht mehr ausreicht bzw. schneller den erforderlichen Schwellenwert unterschreitet. Es kommt also zu einem dissoziierten Effekt, d. h. die motorische Blockade überdauert die sensible.

FRAGE:
Der Ablauf der Erregungsvorgänge und die Wirkweise der Lokalanästhetika an der Nervenzelle wurden im Beitrag STEINER an einem einprägsamen Modell anschaulich erläutert. Ist es nicht möglich, daß die Natrium- und Kaliumionen auf verschiedenen Wegen in die Zelle eingeschleust bzw. aus der Zelle ausgeschleust werden?

ANTWORT:
Aufgrund genauer Messungen ist bekannt, daß bei der Depolarisation der Zellmembran Kalium erst nach vollständigem Eintritt von Natrium in die Zelle aus der Zelle herausströmt. Es spricht also alles dafür, daß Ein- und Ausstrom von Natrium- und Kaliumionen durch die gleichen Kanäle der Zellmembran erfolgen.

FRAGE:
Die Reihenfolge der Ausschaltung einzelner Leitungsqualitäten wurde durch die unterschiedliche Nervenfaserdicke erklärt. Spielt für die Ausschaltung eines Nerven die Konzentration oder das Volumen des Lokalanästhetikums am Wirkort eine Rolle?

ANTWORT:
Beide Faktoren sind bedeutungsvoll. Steigende Konzentrationen bewirken eine Verkürzung der Latenzzeit, größere Volumina eine zunehmende Ausbreitung ausgeschalteter Segmente.

FRAGE:
Gibt es eine sinnvolle Kombination verschiedener Lokalanästhetika?

ANTWORT:
Denkbar ist eine Kombination von Etidocain mit Bupivacain, wenn eine lang anhaltende Lokalanästhesie mit besonders guter motorischer Blockade erwünscht ist.

Der geringgradig schnellere Wirkungseintritt von Etidocain ist klinisch irrelevant. Da die Dauer der sensorischen Blockade praktisch identisch ist, kommt es vielmehr auf die Zielsetzung an: Für eine vorwiegend motorische Blockade ist Etidocain zu empfehlen, für eine vorwiegend sympathische Blockade dagegen Bupivacain.

In der Vergangenheit hat sich als einzige Kombination die von Tetracain und Lidocain bewährt: Schneller Wirkungseintritt durch Lidocain und Wirkungsverlängerung durch Tetracain. Eine Kombination von Bupivacain und Etidocain ist nicht sinnvoll.

Vereinzelt gebräuchlich ist eine Mischung aus Mepivacain und Bupivacain.

FRAGE:
Sind adrenalinhaltige Lokalanästhetika autoklavierbar?

ANTWORT:
Adrenalin ist nur bis ca. 63°C hitzebeständig und deshalb nicht ohne Wirkungsverlust autoklavierbar. Bei einmaliger Sterilisation muß mit einem Wirkverlust von ca. 40 - 50 % gerechnet werden, andere Autoren errechnen nur 10 - 20 % Verlust (4), deshalb ist erklärlich, daß bei Verwendung eines höheren Adrenalin-

zusatzes von 1:125.000 bis zu 1:40.000 trotz Autoklavierung noch eine ausreichende Adrenalinwirkung erhalten bleibt.

Der Grundsatz, sämtliches Instrumentarium einschließlich der benötigten Medikamente für eine rückenmarksnahe Leitungsanästhesie zu autoklavieren, sollte wegen des nicht definierbaren Wirkungsverlustes nicht für die Adrenalinampulle gelten. Zu diskutieren ist, ob für rückenmarksnahe Leitungsanästhesien die Verwendung von Ampullen mit einem Adrenalinzusatz in der Größenordnung 1:100.000 empfohlen werden sollte, die dann mit autoklaviert werden können.

FRAGE:
Wie ist die Herstellung der adrenalinhaltigen Lokalanästhetika bezüglich ihrer Sterilität?

ANTWORT:
Die sterilen Ausgangsmaterialien werden gemischt, steril filtriert und unter Zusatz von Methylparaben als Konservierungsmittel abgefüllt. Durch Qualitätskontrolle wird abgesichert, daß der Inhalt auch wirklich steril ist. Der Sicherheitszusatz von Methylparaben hat den Nachteil einer möglichen Paragruppenallergie.

Die Forderung, als Vasokonstriktorzusatz zum Lokalanästhetikum statt Adrenalin das POR 8 Sandoz zu verwenden, besteht bereits seit mehreren Jahren und sollte endlich verwirklicht werden, zumal bei Verwendung von POR 8 Sandoz möglicherweise die Sterilisierungsprobleme adrenalinhaltiger Lösungen entfallen können.

FRAGE:
Hat der Adrenalinzusatz bei den länger wirkenden Lokalanästhetika heute noch eine Bedeutung?

ANTWORT:
Angesichts der Wirkdauer einiger lang wirkender Lokalanästhetika (Bupivacain, Etidocain) ist der Adrenalinzusatz zur Wirkungsverlängerung in den meisten Fällen von untergeordneter Bedeutung; unabhängig davon muß eine gewisse eigene gefäßerweiternde Wirkung dieser Lokalanästhetika berücksichtigt werden. Deshalb kann ein Vasokonstriktorzusatz zur <u>Resorptionsverzögerung</u> in der Anflutungsphase von besonderem Vorteil sein.

FRAGE:
Spielt in der geburtshilflichen Anästhesie die ß-stimulierende Wirkung des Adrenalin in der verwendeten Konzentration eine Rolle?

ANTWORT:
Der α-Effekt steht klar im Vordergrund. Wie BONICA und Mitarbeiter zeigen konnten, haben die adrenalinhaltigen Lokalanästheti-

ka eine deutlichere hypertensive Wirkung als die adrenalinfreien Mittel (1).

FRAGE:
Wie verhält sich Phenylephrin (Neo-Synephrine) hinsichtlich seiner Sterilisierbarkeit?

ANTWORT:
Es muß mit einer ähnlichen Empfindlichkeit wie beim Adrenalin gerechnet werden.

FRAGE:
Adrenalinhaltige Lokalanästhetika weisen einen niedrigeren pH-Wert als adrenalinfreie auf. Wie wird dadurch die Wirkweise beeinflußt?

ANTWORT:
Adrenalin hält sich nur in relativ sauren Lösungen. Der pH-Wert der Lokalanästhetikumlösung muß deshalb bei Adrenalinzusatz auf 6,0 oder sogar etwas darunter eingestellt werden. Daraus resultiert am Applikationsort eine lokale Azidose, die möglicherweise gewebsschädigend wirken kann. Die relativ große Pufferkapazität des Gewebes vermag diese Azidose zwar auszugleichen, dazu ist jedoch ein gewisser Zeitraum erforderlich.

FRAGE:
Nimmt die Wirkung eines Lokalanästhetikums eher durch die Verteilung oder mehr über den Abbau des Mittels ab?

ANTWORT:
Beide Mechanismen sind für die Wirkungszeit bestimmend. Grundsätzlich steht für die Präparate vom Estertyp der Abbau im Vordergrund, für diejenigen vom Amidtyp dagegen die Verteilung und erst in zweiter Linie auch die Metabolisierung und Ausscheidung.

FRAGE:
Sind Metaboliten bekannt, die eine eigene lokalanästhetische Wirkung haben?

ANTWORT:
Nein.

FRAGE:
Es gibt aus der Literatur Hinweise auf eine verkürzte Wirkungsdauer der Lokalanästhetika bei chronischer Niereninsuffizienz. Die Erklärung wird darin gesehen, daß die erhöhte Gewebsperfusion aufgrund des gesteigerten Herzzeitvolumens zu einer schnel-

leren Ausschwemmung des Lokalanästhetikums aus dem Gewebe führt. Ist diese Vorstellung pharmakokinetisch zu bestätigen?

ANTWORT:
Dieses Phämomen ist pharmakokinetisch denkbar, darüber hinaus spielt möglicherweise auch eine verminderte Eiweißbindung eine Rolle.

FRAGE:
Für die Auslösung von Krampfanfällen ist die tatsächliche Konzentration des Lokalanästhetikums in der Hirnsubstanz entscheidend. Dazu sind aus der Literatur nur sehr spärliche Angaben bekannt. Gibt es aus der Pharmakokinetik Hinweise, daß nicht die Höhe des Blutspiegels entscheidend ist? Die Konzentration im Blut würde dann nicht für alle Präparate in gleicher Weise mit dem Auftreten zerebraler Störungen korrelieren?

ANTWORT:
Die Penetration eines Lokalanästhetikums in das Gehirn ist nicht nur von der Höhe des Blutspiegels abhängig, sondern wird ganz wesentlich von den Eigenschaften seines Moleküls bestimmt. So ist z. B. bekannt, daß Etidocain bei gleichen Blutspiegeln eine deutlich höhere Krampfschwelle aufweist als andere Präparate.

In einem Experiment an Versuchspersonen wurde nachgewiesen, daß bei langsamer Infusion von Bupivacain und Etidocain im Verhältnis 1:1,3 zerebrale Störungen bis hin zu Krämpfen bei beiden Substanzen mit den Blutspiegelmaxima korrelierten, wobei die Krampfschwelle für Etidocain annähernd doppelt so hoch lag (3).

Eine versehentliche intravenöse Bolusinjektion von nur 3 ml Etidocain führte jedoch auch bereits zu einem zerebralen Krampfanfall (2, 5).

Die Eiweißbindung von Bupivacain und Etidocain ist fast gleich hoch. Über eine theoretisch denkbare unterschiedliche Festigkeit der Eiweißbindung kann nur spekuliert werden.

FRAGE:
Führt eine Hypernatriämie zu einer Wirkungserhöhung und zu einem schnelleren Wirkungseintritt?

ANTWORT:
Theoretisch vorstellbar wäre dieser Mechanismus über eine Erniedrigung des Membranruhepotentials. Es erscheint jedoch sehr zweifelhaft, ob es in vivo tatsächlich dazu kommt, da im Körper genügend Kompensationsmöglichkeiten zur Verfügung stehen und gleichzeitig auch andere Ionenverhältnisse, wie z. B. die kapazitiven Kalziumionen, verschoben werden. Die Frage muß also offen bleiben.

FRAGE:
Ist eine Vagolyse mit Atropin vor einer Lokalanästhesie grundsätzlich erforderlich und ist sie bei jeder Form der Lokalanästhesie notwendig?

ANTWORT:
Aus pharmakologischer Sicht gibt es für eine routinemäßige Vagolyse vor einer Lokalanästhesie keinen Grund; dennoch sollte zur Vermeidung von Bradykardien und Blutdruckabfällen bei mittelhohen und hohen Periduralen- und Spinalanästhesien Atropin gegeben werden. Im übrigen sollte Atropin nur noch therapeutisch indiziert und nicht prophylaktisch eingesetzt werden.

FRAGE:
Die gewebsschädigenden Wirkungen von Lokalanästhetika sind bekannt, z. B. werden Phlebitiden nach Xylocaininfusionen beschrieben. Wie sind neuere Mitteilungen über den Einsatz von Xylocain als Thromboseprophylaktikum im Sinne einer Hemmung der Thrombozytenaggregation zu beurteilen?

ANTWORT:
Die Thrombozytenaggregationshemmung durch Lokalanästhetika ist eine völlig unspezifische Wirkung; es erscheint wenig sinnvoll, sie therapeutisch auszunutzen, eine Thromboseprophylaxe kann effektiver mit anderen Substanzen erreicht werden.

Literatur

1. BONICA, J. J.: Cardio-vascular effects of peridural block. In: Regional Anesthesia (ed. J. J. BONICA). Oxford: Blackwell 1971.

2. MEARY, O., TANDEAU de MARSAC, J., GUILLERAT, E., LASSNER, J.: Etude clinique d'un nouvel anesthésique local, l'étidocaine. Cahiers d'Anesthésiologie 23, 949 (1975).

3. MEYER, J., NASCHEF, W.: Plasmaspiegel und toxische Reaktionen nach intravenöser Applikation von Bupivacain und Etidocain. In: Die Pharmakologie, Toxikologie und klinische Anwendung langwirkender Lokalanästhetika (eds. J. MEYER, H. NOLTE), p. 92. Stuttgart: Thieme-Verlag 1977.

4. MOORE, D.: Regional Block. Springfield/Ill.: Ch. Thomas 1967.

5. SCOTT, B.: Acute intravenous tolerance of Etidocaine. In: Clinical Experience with Long-Acting Local Anaesthetics (ed. B. LÖFSTRÖM). Acta anaesth. scand., Suppl. 60, 117 (1975).

Oberflächen- und Infiltrationsanästhesie

Von H. G. Auberger

Im folgenden werden nachstehend aufgeführte Techniken besprochen:

1. Oberflächenanalgesie (Kontaktanästhesie)

2. Intradermale (intrakutane) Lokalanästhesie

3. Subkutane Lokalanästhesie
   a) Flächenhafte Infiltration
   b) Umspritzung ("field block").

Grundsätzliche Kenntnisse betreffend Konzentration, Art des verwendeten Lokalanästhetikums, Zusätze, Technik der Anwendung und Probleme der Prämedikation etc. werden dabei vorausgesetzt.

Oberflächenanalgesie (Kontaktanästhesie)

Auftragen einer meist höherprozentigen Lokalanästhesielösung auf die Schleimhautoberfläche gewisser Körpergebiete (Nase, Mund, Mittelohr, Trachea und Kehlkopf, Harnröhre, Harnblase usw.).

In der Mukosa und Submukosa sind die sensiblen Nervenendigungen ohne den Schutz einer Epidermis und für ein von außen eingebrachtes Lokalanästhesiemittel leicht und rasch erreichbar. Die Technik variiert nach den anatomischen Voraussetzungen des jeweiligen Organgebietes und kann im Auflegen eines mit einem Lokalanästhetikum getränkten Tupfers, in der Einbringung eines Lokalanästhetikums mittels eines dosierbaren Sprays oder in der Instillation einer entsprechenden Lokalanästhesieflüssigkeitsmenge bestehen.

Immer ist jedoch zu bedenken, daß bei dieser Technik die Resorptionsgeschwindigkeit oft sehr erheblich ist und in der Größenordnung einer intravenösen Zufuhr liegen kann. Dies gilt besonders für die Instillationsanalgesie einer entzündlich veränderten Harnblasenschleimhaut.

Die Möglichkeiten der intrakutanen und subkutanen Analgesie zeigt die Abb. 1.

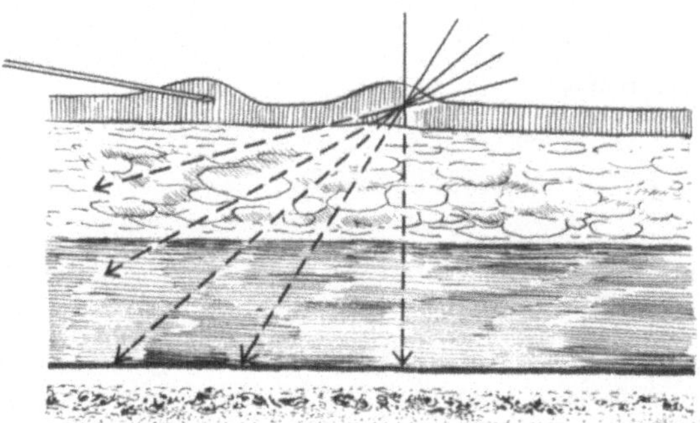

Abb. 1. Links: Setzen einer Hautquaddel. Rechts: Durchführen einer subkutanen Infiltrationsanästhesie. (Beschreibung im Text)

Intrakutane (intradermale) Anästhesie

Lokale Ausschaltung eines begrenzten Gebietes durch direkte intradermale Infiltration der Nervenendigungen mittels feinster Nadel. Die sensiblen Endäste liegen in großer Zahl im Korium der Haut.

Einstich der Quaddelnadel horizontal zur Hautoberfläche in das Korium. Dabei zeigt die Öffnung der Nadelspitze nach unten. Bei richtigem Einstichwinkel darf das Unterhautzellgewebe nicht erreicht werden. Durch intradermale Injektion einer geringen Menge von Lokalanästhesielösung (weniger als 1/2 ml) mit oder ohne Adrenalin entsteht dabei die Hautquaddel. In ihrem optisch und palpatorisch genau abgrenzbaren Bereich ist die Sensibilität damit ausgeschaltet und weitere Einstiche werden von den Schmerzrezeptoren nicht mehr registriert.

Beherrschung und regelmäßige Anwendung dieser einfachen Methode ist Grundvoraussetzung für eine schonende Regionalanästhesie.

Historisch ist die Anwendung der Kälteanalgesie durch Anwendung eines Chloräthyl- oder Äthersprays geworden.

Die Analgesie der Epidermis kann außer durch eine "Quaddelnadel" auch sehr erfolgreich mittels einer Spritzpistole, z. B. "Dermojet", erfolgen.

Die isolierte Applikation der intradermalen Analgesie ist in der Schmerztherapie von Bedeutung, wo man durch Ausschaltung von "trigger points" regional übergreifende Schmerzbezirke mit einfachen Mitteln erreichen kann.

Subkutane Infiltrationsanästhesie

Einbringen von Lokalanästhesielösung an sensible Nervenendigungen oder an terminale Leitungsbahnen im Unterhautzellgewebe.

Zahlreiche terminale sensible Leitungsbahnen für Haut, subkutanes Gewebe und subfasziale Regionen verlaufen in der Subkutis, während das - meist "intramuskuläre" - Gebiet bis zum Periost eine relativ geringere schmerzrezeptorische Versorgung hat.

Eine Ausschaltung der sensiblen Nervenendigungen im Bereich der Subkutis gewährleistet deshalb im allgemeinen eine ausreichende Anästhesie.

Flächenhafte Infiltration des Erfolgsgebietes
(Infiltrationsanästhesie der sensiblen Nervenendigungen)

Durchführung: Hautquaddel im Zentrum oder an der Peripherie des gewünschten Erfolgsbereiches. Einführen einer möglichst dünnen Nadel, deren Länge dem Durchmesser des gewünschten Erfolgsgebietes in etwa entspricht. Zügige flächenhafte und Tiefeninfiltration bis zur Faszie des Erfolgsgebietes durch Minimalinjektion während des Vorschiebens und stärkere Entleerung der Lokalanästhesielösung während des Zurückziehens der Injektionskanüle.

Ein Anwendungsbeispiel ist die Infiltrationsanalgesie des Plexus cervicalis superficialis für operative Eingriffe und für die Schmerztherapie (Abb. 2).

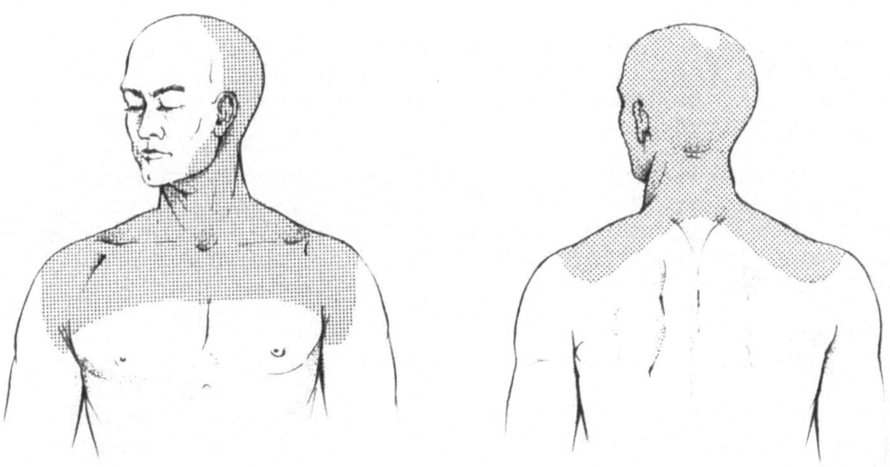

Abb. 2. Hautversorgungsgebiet des Plexus cervicalis superficialis

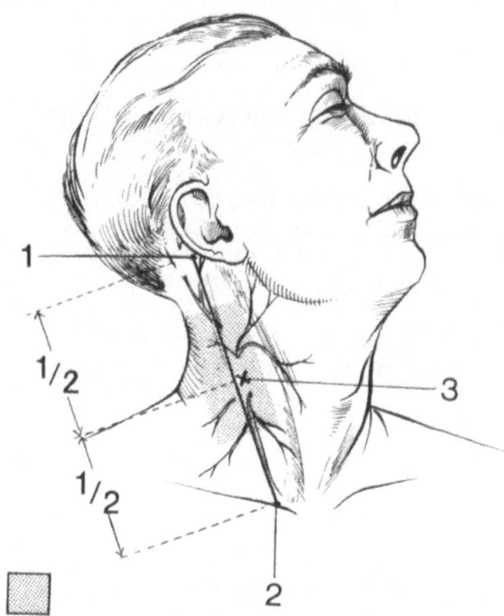

Abb. 3. Anästhesie des Plexus cervicalis superficialis.
1 = Processus mastoideus
2 = laterale Begrenzung des klavikulären Ansatzes des M. sternocleidomastoideus
3 = Injektionspunkt
Schraffierte Fläche: Ausdehnung des Injektionsgebietes

Die anatomisch willkürliche Aufteilung des Plexus cervicalis in einen profunden und superfiziellen Abschnitt ist dabei auf die Erfordernisse der Regionalanästhesie zugeschnitten.

Die zur Oberfläche ziehenden Endäste des Plexus cervicalis werden in Höhe der Querfortsätze der entsprechenden Wirbelkörper je nach Mächtigkeit des Unterhautfettgewebes etwa 1,5 - 3 cm unter der Haut erreicht.

Durchführung: Markierung des Processus mastoideus und der lateralen Begrenzung des Ansatzes des M. sternocleidomastoideus am Schlüsselbein. Der Injektionspunkt befindet sich etwa in der Mitte der Verbindungslinie der beiden Markierungspunkte am lateralen Rand des M. sternocleidomastoideus.

Eine 4 cm lange, 0,6 - 0,8 mm dicke Kanüle wird durch die Hautquaddel senkrecht zur Haut bis zur Knochenberührung mit dem Halswirbelkörperquerfortsatz eingeführt. Nach Knochenkontakt wird die Kanüle zurückgezogen und eine flächenförmige Tiefeninfiltration eines Gebietes von etwa 2 x 3 cm Ausdehnung vorgenommen (Abb. 3).

Eine Sonderform stellt die Abriegelungsanalgesie der Kopfschwarte dar, die vor allem im Bereich der Hinterhauptsregion erfolgreich zur Anwendung kommt (Abb. 4).

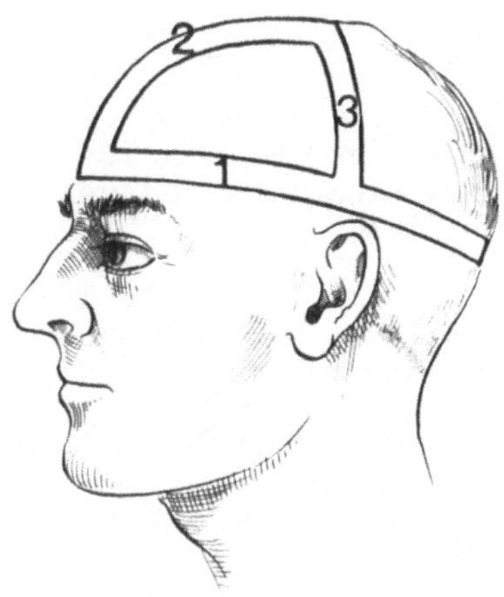

Abb. 4. Abriegelung im Bereich der Kopfschwarte.
1 = Temporale Abriegelung
2 = Sagittale Abriegelung
3 = Parietale Abriegelung

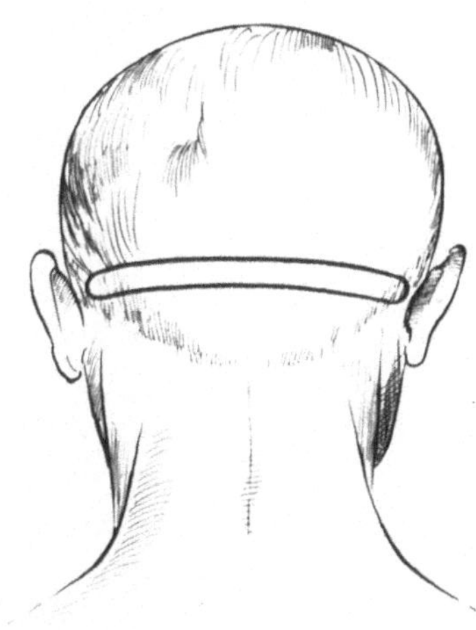

Abb. 5. Abriegelung im Bereich der Kopfschwarte: okzipitale Abriegelung

Umspritzung, field block

Rautenförmige terminale Ausschaltung des Erfolgsgebietes ("Umspritzung", "field block")

Diese Technik wird von zwei bis vier Hautquaddeln aus durchgeführt und erfordert sowohl die horizontale Umspritzung der Oberfläche wie die vertikale Tiefeninjektion. Dabei ist die Unterspritzung des Erfolgsgebietes (z. B. bei Entfernung eines Atheroms) oft notwendig.

Bei allen in dieser Weise anästhesierten größeren Flächen ist dabei auf strikte Einhaltung der zulässigen Grenzdosis des verwendeten Lokalanästhetikums in der Zeiteinheit zu achten.

Eine Ergänzung dieser Technik durch subfasziale Injektionen ist dabei manchmal sinnvoll; sie werden nach dem oben angegebenen Prinzip der flächenhaften Infiltrationsanästhesie durchgeführt.

Subperiostale Injektionen für ossäre Eingriffe sind, von seltenen Ausnahmen abgesehen, für den Erfolg unnötig und schon deshalb zu vermeiden, weil sie meist schmerzhaft und Nadelschäden auch bei guter Technik besonders häufig sind.

Eine altbewährte Anwendungsmöglichkeit sind nach wie vor Eingriffe im Bereich der Kopfschwarte (z. B. Atherome). Eine andere Möglichkeit zeigt die Lokalanästhesie für die Operation der Nabelhernie (Abb. 6).

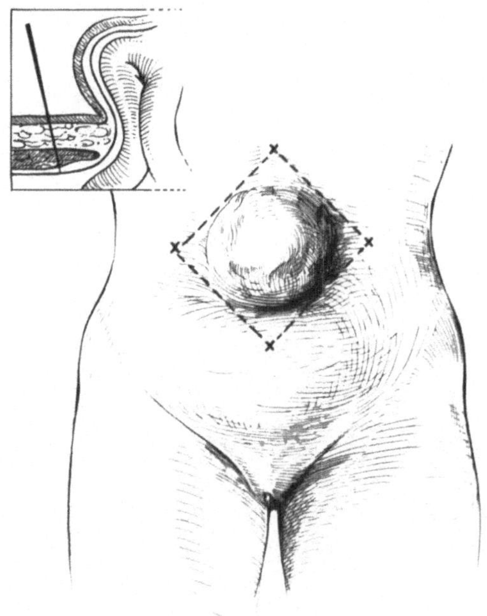

Abb. 6. Lokalanästhesie für die Operation des Nabelbruches: x = Einstichstellen für die rautenförmige Umspritzung. Links oben im Querschnitt die Tiefenausdehnung der Infiltration

Ausgedehnte Hernien, insbesonders Bauchwandbrüche, Hernienrezidive sowie Eingriffe bei kleineren Kindern erfordern die Durchführung einer Allgemeinanästhesie.

Örtlich begrenzte Nabelhernien können aber beim kooperativen Patienten mittels lokaler Infiltration (rautenförmige Umspritzung) mit gutem Erfolg örtlich betäubt werden.

Dabei ist auf eine flächenhafte Tiefeninfiltration besonders zu achten.

Für die Reposition des Bruchinhaltes und die Versorgung des Bruchsackes ist meist zusätzliche örtliche Infiltration im Bereich des Bruchsackhalses nötig.

Dosierung: 40 - 60 ml 0,5%ige Lokalanästhesielösung (= 200 - 300 mg).

Zum Schluß möchte ich darauf hinweisen, daß eigentlich auch jede "Leitungsanästhesie" eine gezielte flächenhafte Infiltrationsanalgesie im neuroanatomischen Erfolgsbereich ist; denn eine intraneurale Injektion sollte tunlichst vermieden werden.

Ebenso ist die intravenöse Gliedmaßenanalgesie (BIERsche Venenanästhesie) der infiltrativen Flächenanalgesie zuzurechnen.

Literatur

1. AUBERGER, H. G.: Praktische Lokalanästhesie. 3. Aufl.. Stuttgart: Thieme 1974.

2. KILLIAN, H.: Lokalanästhesie und Lokalanästhetika. 2. Aufl.. Stuttgart: Thieme 1973.

Sämtliche Abbildungen aus: AUBERGER, H. G.: Praktische Lokalanästhesie. 3. Aufl.. Stuttgart: Thieme 1974.

Periphere Leitungsanästhesien

Von H. Matthes

Blockaden peripherer Nerven und Plexus können bei Wahl des geeigneten Lokalanästhetikums ohne und mit Vasokonstriktorzusatz sowohl bei kleineren als auch bei größeren Operationen ambulant oder stationär Vorteile gegenüber der Allgemeinnarkose bieten oder dieser gleichwertig sein. Analgesie, gute Relaxation, geringe Belastung bei kardiopulmonalen Leiden, bei Stoffwechselstörungen und Niereninsuffizienz sind hervorzuheben. Die besondere Überwachung der Patienten ist zeitlich begrenzt und betrifft vornehmlich die Anflutungszeit des Lokalanästhetikums, während der zentralnervöse und kardiovaskuläre Komplikationen auftreten können. Die bis in die postoperative Phase andauernde Schmerzfreiheit ist für die Patienten angenehm. Ihr Allgemeinbefinden ist gewöhnlich unbeeinträchtigt. Die Verordnung zusätzlicher Analgetika kann in Art und Dosis verringert werden.

Kranken, denen die Kontrolle über eine ausgeschaltete Körperregion fehlt, ist eine verständliche Aufklärung über die Wirkungsdauer der Anästhesie zu geben. Es muß Vorsorge getroffen werden, daß keine Folgeschäden durch Druck oder andere Einwirkungen entstehen können. Die Verkehrstüchtigkeit des ambulanten Patienten kann unterschiedlich beeinträchtigt sein. Auch nach Abklingen der Anästhesie ist der Patient möglicherweise durch den vorausgegangenen Eingriff und die nötige Ruhigstellung einer Gliedmaße behindert. Dann ist der Rücktransport zur Wohnung mit Krankenkraftwagen und Begleitperson anzuraten.

Relative Kontraindikationen bestehen bei sehr ängstlichen, labilen, debilen und nicht kooperativen Patienten. Zu den absoluten Gegenanzeigen zählen Infektionen im Injektionsbereich, neurologische Leiden, krankhafte Blutungsneigung und die Behandlung mit Antikoagulanzien. Ist trotz neurogener Störungen eine Leitungsanästhesie indiziert, so muß zuvor ein Neurologe den Befund erhoben und zusammen mit dem Anästhesisten Aufklärung gegeben und die schriftliche Einwilligung erhalten haben. Bei Gerinnungsstörungen kann unter Umständen die Vorbehandlung mit Prothrombinkonzentrat eine Leitungsanästhesie ermöglichen.

Die Prämedikation wird von der Technik der Leitungsanästhesie und der zu erwartenden Dauer der Operation bestimmt. Bei Grundgliedblockaden an Fingern oder Zehen ist eine medikamentöse Vorbereitung unnötig. Vor größeren regionalen Anästhesien erhält der Patient 10 - 20 mg Valium und 0,5 mg Atropin sulf. 45 min vor der Anästhesie intramuskulär injiziert. Bei Kindern werden die Dosen dieser Medikamente entsprechend Alter und Körpergewicht reduziert. Sollte es jedoch erforderlich sein, so kann die Prämedikation auch in der Kombination von Morphin-Scopolamin (Atropin) und Nembutal vorgenommen werden. Bei Patienten mit Myxödem genügt Atropin als Prämedikation und bei Porphyrie wird auf ein Barbiturat verzichtet, da es einen Anfall auslösen kann.

Zum guten Ergebnis einer Leitungsanästhesie tragen neben einer sorgfältigen und sanften Technik bei, daß

1. der Patient über die Art der Durchführung, seine Angabe über Parästhesien, Latenzzeit und Wirkungsdauer unterrichtet wird;
2. er niemals allein gelassen wird und eine kontinuierliche Betreuung und Überwachung erfolgt;
3. im Operationssaal Ruhe herrscht und eine Abschirmung gegenüber der fremden Umgebung möglich ist;
4. Liegen und Operationstisch gut gepolstert sind und Nacken- und Knierollen ein bequemes Liegen ermöglichen.

Das Instrumentarium besteht aus Kanülen der Größen 1 - 18 bei Schaftlängen von 25 - 50 mm. Längere Kanülen sind nur für spezielle Leitungs- und Infiltrationsanästhesien nötig. Dazu gehören auch aufschiebbare Reiter zur Markierung von Abständen, sterile Handschuhe, Klemmen, Tupfer und Abdecktücher. Zur Aufnahme des Lokalanästhetikums dienen graduierte Porzellangefäße. Diese werden bei Wechsel der Konzentration ausgetauscht, um Irrtümer und Fehldosierungen zu vermeiden.

Als Lokalanästhetika stehen die unterschiedlich lang wirkenden vom Amidtyp zur Verfügung: Ultracain, Xylocain, Xylonest und Meaverin. Für die peripheren Leitungsanästhesien sind die 1- und 2%igen Lösungen mit Vasokonstriktorzusatz 1:200.000 Adrenalin oder 1 Einheit POR 8 Sandoz auf 10 ml zu wählen. Das Vasopressinderivat POR 8 Sandoz (1) bietet gegenüber den Katecholaminen nach einer Latenzzeit von 10 min eine lang dauernde Vasokonstriktion. Eine Minderung der lokalen O_2-Spannung tritt nicht ein (6), und Rhythmusstörungen des Herzens sind auch bei zusätzlichen Allgemeinbetäubungen mit halogenhaltigen Narkotika nicht beobachtet worden (12). Über Komplikationen bei Diabetes mellitus, Hyperthyreose wurde bisher nicht berichtet. Eine ausreichende Sedierung bei Hypertonien infolge terminaler Niereninsuffizienz wirkt vor regionalen Anästhesien vorbeugend gegen hypertone Krisen.

Zur unerläßlichen medikamentösen und instrumentellen Vorsorge der Therapie einer Intoxikation durch Lokalanästhetika oder Vasokonstriktoren gehören ein Beatmungsgerät mit Sauerstoff, zur intravenösen Applikation Barbiturate oder Valium, Succinylcholin, ein Intubationsbesteck und die Möglichkeit zur Reanimation. Immer ist vor der Leitungsanästhesie eine Verweilkanüle zu legen.

Sicherheiten gegen Intoxikationen sind

1. die Kenntnis des Lokalanästhetikums und seiner Wirkung und Nebenwirkung;
2. die Kontrolle des Präparates und seiner Konzentration vor der Applikation;
3. die Injektion der niedrigsten Konzentration und des geringsten Volumens entsprechend den Erfordernissen;
4. besondere Vorsicht in reich vaskularisierten Regionen;
5. der Vasokonstriktorzusatz zur Resorptionsverzögerung, wenn keine Kontraindikation besteht.

Die Bedeutung der Durchblutung der Gewebe für die Resorption wird deutlich durch den Vergleich der Blutspiegelwerte von Meaverin mit Adrenalinzusatz 1:200.000 nach subkutaner und peritonsillärer Injektion. Bei gleicher Konzentration und gleichem Volumen wird nach peritonsillärer Injektion das Maximum bereits nach 10 min, das nach subkutaner Applikation erst nach 60 min erreicht. Der Maximalwert nach peritonsillärer Applikation liegt um 50 % höher als der nach subkutaner Anwendung (Abb. 1).

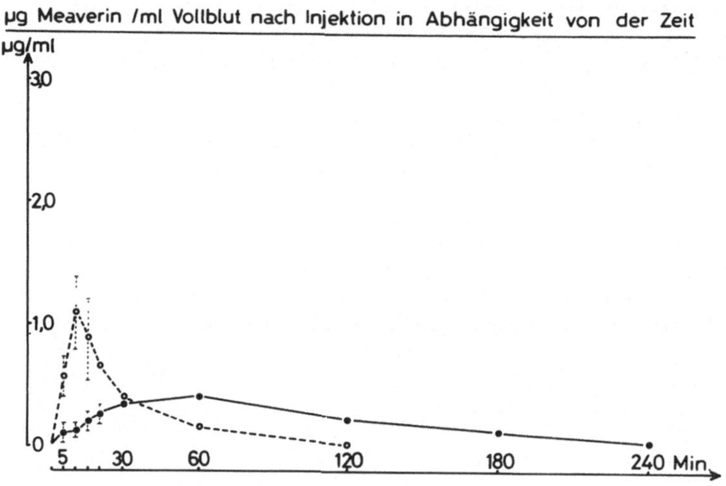

Abb. 1. Resorption von Meaverin nach subkutaner und peritonsillärer Injektion

Im Bereich des Gesichtsschädels sind die Blockaden der sensiblen Endäste des Nervus trigeminus, Nervi ophthalmicus, maxillaris und mandibularis, von praktischer Bedeutung. Diese Leitungsanästhesien werden - außer der retrookulären Blockade und der der Nervi maxillaris und mandibularis - gewöhnlich beidseitig ausgeführt, da die Versorgungsgebiete überlappen. An ihren lateralen Rändern können bei ausgedehnteren Eingriffen Infiltrationsbarrieren erforderlich sein.

Die Nervi supraorbitalis und supra- und infratrochlearis treten am Margo supraorbitalis gesondert bis zu einem Abstand von 2,5 cm lateral der Mitte der Nasenwurzel aus ihren Inzisuren oder Foramina aus und verästeln sich vorwiegend kranialwärts. Nach Anlegen einer Intrakutanquaddel über der Nasenwurzel erfolgt eine subkutane Infiltration bis zum lateralen Ende der Augenbraue mit 5 - 10 ml einer 1%igen Lokalanästhetikumlösung mit Vasokon-

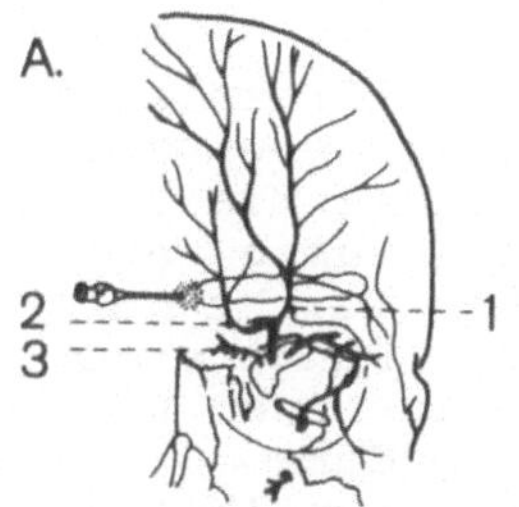

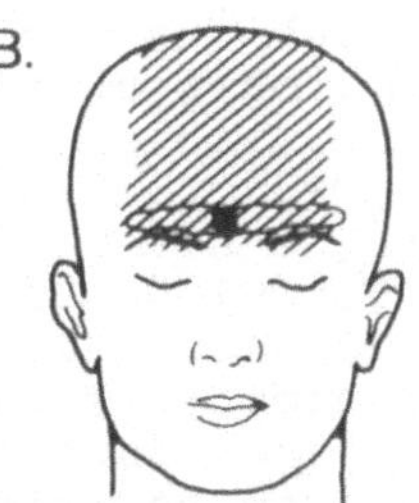

Abb. 2. Blockade der Nn. supraorbitalis, supratrochlearis und infratrochlearis; Technik und analgetischer Bezirk.
A.: Nn. supraorbitalis (1), supratrochlearis (2) und infratrochlearis (3); Technik der Injektion
B.: Analgetischer Bezirk nach Blockade rechts und links

striktorzusatz. Die eintretende Analgesie reicht von den Rändern der oberen Augenlider bis zur Scheitelhöhe (Abb. 2).

Der Nervus infraorbitalis zieht durch das Foramen infraorbitale und wendet sich nach kaudal. Er innerviert einen Teil des Unterlides, die vordere, mittlere Partie des Gesichtes bis zur Mitte der Oberlippe, den unteren seitlichen Anteil des Nasenflügels und das Vestibulum oris im Bereich der Schneide- und Eckzähne. Das Foramen infraorbitale findet sich etwa 1 cm unterhalb der Mitte des Margo infraorbitalis. Eine feine Kanüle wird lateral vom Nasenflügelansatz in einem Winkel von etwa 45° zur Vorderfläche des Os maxillaris geführt. Ein Finger ruht auf der Mitte des Infraorbitalrandes, um ein versehentliches Abgleiten der Kanüle über diesen Rand zu bemerken. Gibt der Patient Parästhesien im Ausbreitungsgebiet dieses Nerven an, so werden 1 - 2 ml einer 1- bis 2%igen Lösung des Lokalanästhetikums mit Vasokonstriktorzusatz injiziert. Eine Injektion in den Canalis infraorbitalis wird vermieden, da sonst lang dauernde Neuralgien folgen können. Der analgetische Bezirk reicht von den Unterlidern über die Vorderfläche bis zur Oberlippe (Abb. 3).

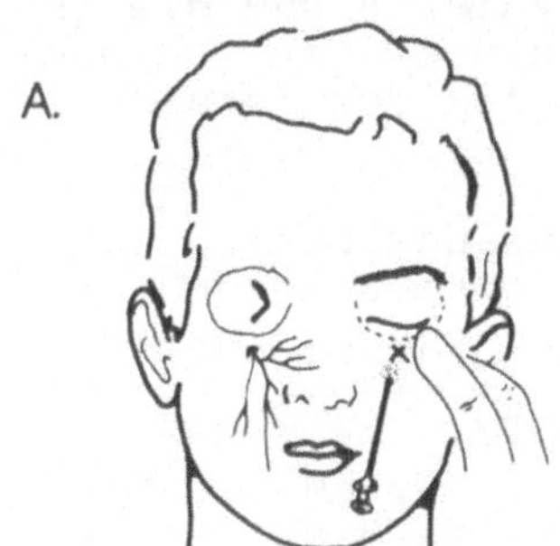

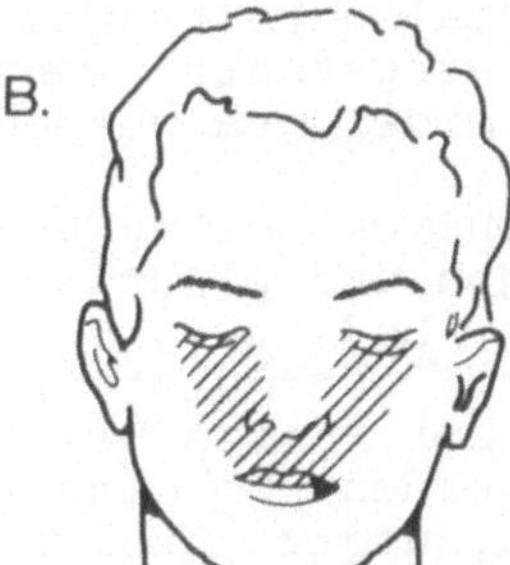

Abb. 3. Blockade des N. infraorbitalis; Technik und analgetischer Bezirk.
A.: N. infraorbitalis; Technik der Injektion
B.: Analgetischer Bezirk nach Blockade rechts und links

Der Nervus mentalis tritt aus dem Foramen mentale des horizontalen Anteiles der Mandibula unterhalb des 1. bis 2. Prämolaren aus. Von ihm werden Unterlippe, Schleimhaut des Vestibulum oris und die Frontzähne bis zum 2. Prämolaren versorgt. Die Minderung der Höhe der Mandibula im Alter kann die Lage des Foramen verändern. Die Punktion für diese Blockade erfolgt bei leicht geöffnetem Mund. Der Anästhesist legt die Kuppe eines Fingers auf den 2. Prämolaren und punktiert mit feiner Kanüle in einem Winkel von 30 - 45° von posterolateral in Richtung zum Foramen mentale. Nach Auslösen von Parästhesien erfolgt die Applikation von 1 - 2 ml einer 1- bis 2%igen Lokalanästhetikumlösung mit Vasokonstriktorzusatz. Analgetisch werden nun die Haut des Kinns, die Unterlippe und das Vestibulum oris. Diese dargestellten peripheren Blockaden sind von Wert, wenn Infiltrationsanästhesien des Operationsgebietes für plastische Korrekturen durch Aufquellung störend sind (Abb. 4).

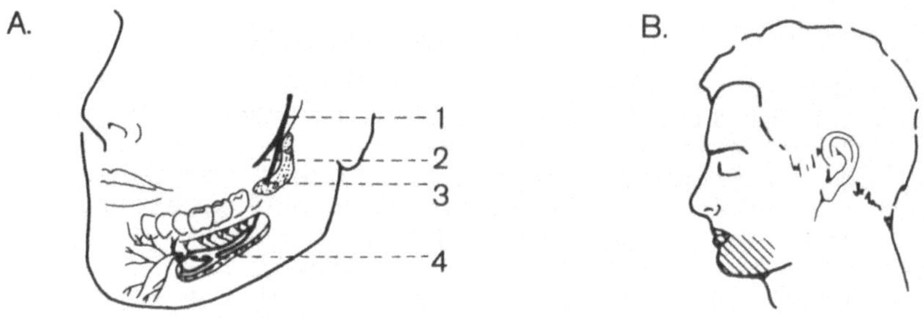

Abb. 4. Blockade des N. mentalis; Technik und analgetischer Bezirk.
A.: Nn. mandibularis (1), lingualis (2), dentalis inferior (3), Ramus mentalis (4)
B.: Analgetischer Bezirk nach der Blockade

Die superioren wie inferioren retrobulären Blockaden und die der Nervi ethmoidalis anterior, maxillaris, mandibularis und die intraoralen, dentalen Leitungsanästhesien werden entweder vom Operateur selbst ausgeführt, wenn nicht die Vorteile der Intubationsnarkose vorgezogen werden.

Die Kombination von Leitungs- und Infiltrationsanästhesien für Wundversorgungen und plastische Eingriffe der Ohrmuschel können von praktischer Bedeutung sein. Hier müssen die von kaudal aufsteigenden Nervi auriculotemporalis, auricularis magnus und occipitalis minor - Äste der Nervi cervicales II, III und IV - unterbrochen werden. Um eine Hämostase zu erzielen, kann ein Vasokonstriktorzusatz nützlich sein. Handelt es sich um in der Ernährung gefährdete Gewebe oder freie Transplantate, so ist der Zusatz eines Vasokonstriktors kontraindiziert. Unter straffem Abziehen der Ohrmuscheln nach vorn werden vom hinteren mittleren Ansatzpunkt die von der Mitte des Hinterrandes des Musculus sternocleidomastoideus aufsteigenden Nerven subkutan

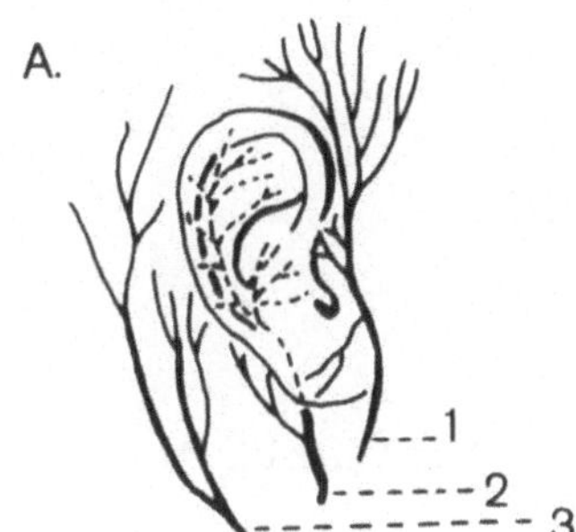
A.
1
2
3

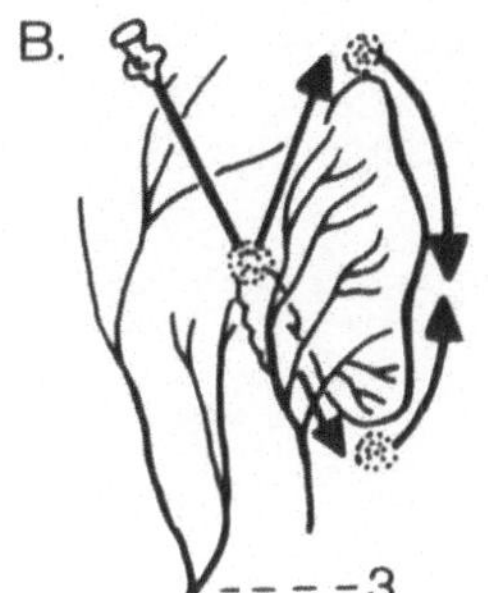
B.
3

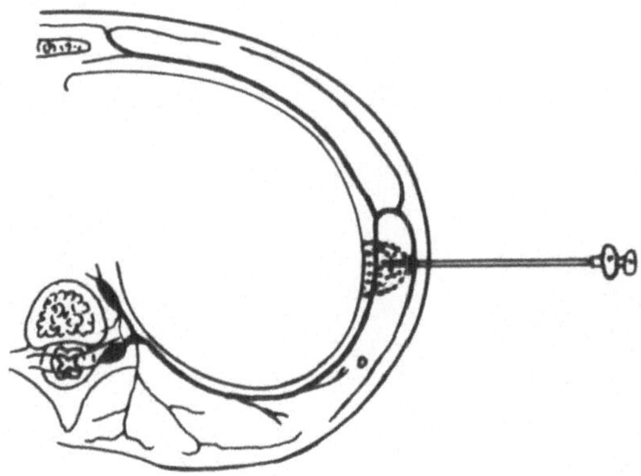

Abb. 6 a. Nervus intercostalis. Blockade hintere Axillarlinie (Nach G. LABAT)

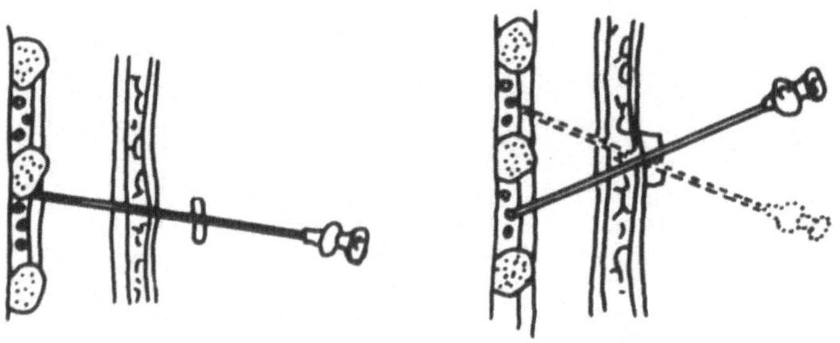

Abb. 6 b. Interkostalblockade (Nach R. R. MACINTOSH, R. R. BRYCE-SMITH)

zuweilen mit Verbindungsästen von C IV und Th II gebildet. Umhüllt von der prävertebral ausgehenden Faszienscheide verlaufen seine Faszikel zwischen den Musculi scaleni anterior und medius unter der Mitte der Klavikula über die breite Oberfläche der ersten Rippe zusammen mit der medial anliegenden Arteria subclavia zur Axilla. Nahe liegen der Nervus phrenicus und die Sympathikuskette. Die Pleurakuppeln reichen postero-medial bis zum Hals der ersten Rippe. Bei Asthenikern kann ein Hochstand vorliegen und bei Emphysematikern können Emphysemblasen überragen. In der Axilla liegen die Nervi medianus, ulnaris, radialis und musculocutaneus zusammen mit der Arteria und Vena axillaris weiterhin in der neurovaskulären Scheide. Diesen tubulären Raum verlassen die Nervi musculocutaneus und axillaris im oberen bis mittleren Drittel. Von besonderer Bedeutung ist der Nervus musculocutaneus, der am Unterarm mit seinem Ramus cutaneus antebrachii lateralis den radialen Bereich von dicht unterhalb der Ellenbeuge bis nahe zum Handgelenk sensibel versorgt.

Für die Blockade des Plexus brachialis werden verschiedene Techniken empfohlen:

1. supraklavikulär (8, 11, 15);
2. axillär (2, 3, 5);
3. perivaskulär (16);
4. interskalenär (17).

Für die supraklavikuläre Blockade liegt der Patient mit um ca. 10° erhöhtem Oberkörper und der Kopf ist zur Gegenseite gewendet. Nach Desinfektion der Haut wird die supraklavikuläre Region unmittelbar distal der Claviculae nach kaudal steril abgedeckt. Die wichtigsten Leitpunkte für die Punktion sind: Puls der Arteria subclavia, Oberrand der Mitte der Klavikula und Verlauf der Vena jugularis externa. Unter sanftem Zug am Arm nach kaudal wird mit feiner kurzer Kanüle durch eine Intrakutanquaddel nach innen unten, direkt lateral der Arteria subclavia eingestochen. Der Plexus brachialis liegt je nach Konstitution in einer Tiefe von 1 - 4 cm. Nach Auslösen von Parästhesien wird die Hälfte der errechneten Dosis injiziert (8), der Rest bogenförmig zwischen Klavikula und 1. Rippe deponiert (15). Treten bei Beginn der Injektion vermehrt Parästhesien auf, so muß die Position der Kanüle korrigiert werden, um eine endoneurale Injektion zu vermeiden. Vor jeder Injektion und nach Änderung der Kanülenrichtung muß aspiriert werden, um eine intravasale Injektion zu verhüten. Wurde ein Gefäß getroffen, so wirkt eine anschließende Kompression von 3 - 5 min einem Hämatom mit Nachwirkungen entgegen (Abb. 7).

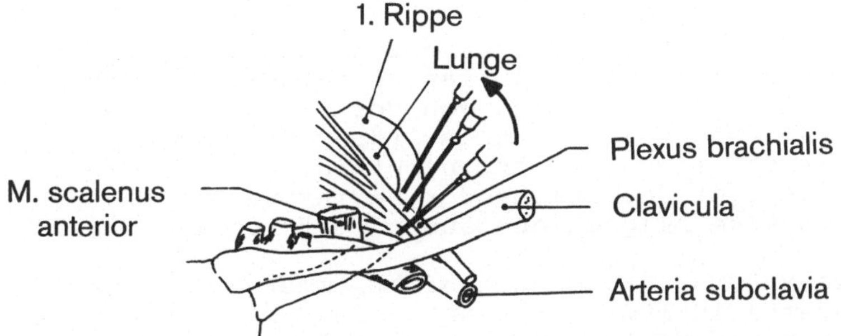

Abb. 7. Blockade des Plexus brachialis supraklavikulär (Nach D. C. MOORE)

Entsprechend der erforderlichen Wirkungsdauer stehen die Lokalanästhetika vom Amidtyp: Ultracain, Xylocain, Xylonest oder Meaverin mit Vasokonstriktorzusatz zur Wahl. POR 8 Sandoz bietet bei einer Dosierung von 1 E auf 10 ml Lokalanästhetikum gegenüber Adrenalin den Vorteil, daß es keine Rhythmusstörungen oder Tachykardien hervorruft, auch wenn zusätzlich eine Allgemeinbetäubung mit halogenierten Inhalationsnarkotika erforderlich sein sollte. Für die supraklavikuläre Blockade kommen die 1- oder 2%igen Lösungen zur Anwendung. Die Volumina liegen zwischen 15 und 25 ml, die oberen Grenzdosen bei 6 mg pro kg Körpergewicht mit Vasokonstriktorzusatz und bei 3 - 4 mg pro kg Körpergewicht

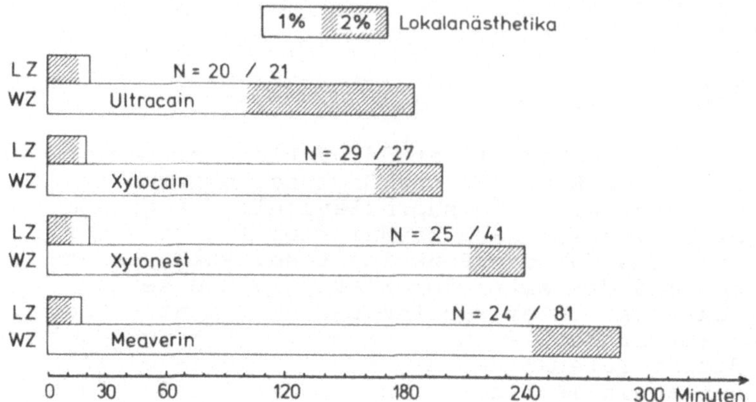

Abb. 8. Blockade des Plexus brachialis supraklavikulär; Latenz- und Wirkungszeiten verschiedener Lokalanästhetika mit Vasokonstriktorzusatz

ohne einen Zusatz. Bei den angeführten Lokalanästhetika differieren die Latenzzeiten nur unwesentlich. Die operativ brauchbaren Wirkungszeiten unterscheiden sich jedoch bei den einzelnen Präparaten bei 1%igen Lösungen in der angeführten Reihenfolge von 100 - 240 min, 2%ig von 180 - 290 min. Die Standardabweichungen betragen im Durchschnitt ± 50 min, die Zahl der kompletten Anästhesien bei 7.498 Blockaden 97,5 % (Abb. 8).

Meaverin-ultra mit Zusatz von POR 8 Sandoz kann besonders bei nicht nüchternen Patienten, die sich lang dauernden Replantationsoperationen unterziehen müssen, von Vorteil sein. Die operativ brauchbaren Wirkungszeiten dieses Präparates reichen von 8 - 12 h. Die Patienten sind aber oft nicht in der Lage, ruhig ein so langes Liegen trotz ausreichender Sedierung und Betreuung zu ertragen, so daß eine Allgemeinbetäubung erforderlich wird.

Lang wirkende Lokalanästhetika können nicht immer den Vorteil der alleinigen Anästhesie für die gesamte Dauer bestimmter Operationen bieten. Von Bedeutung sind unbeeinträchtigtes postoperatives Allgemeinbefinden, lang dauernde Analgesie und Blockade der sympathischen Geflechte und Fasern, die Gefäßspasmus und Ödem entgegenwirken können. Mögliche Gefahren sind aber Fehlen von Schmerzen bei Druck durch Nachblutung oder einengenden Verband und Schädigungen durch fehlerhafte Lagerungen.

Die supraklavikuläre Blockade des Plexus brachialis ist mit Nebenwirkungen und Komplikationen unterschiedlich angegebener Häufigkeit belastet. Zu den Nebenwirkungen gehören das Hornersche Syndrom und die Phrenikusparese. Zu den Komplikationen zählen Pneumo-, Sero-, Hämato- und Spannungspneumothorax. Die Angaben über die Häufigkeit reichen von unter 1 % bis zu 4 %. Nach Verletzung von Emphysemblasen kann eine Segmentresektion oder Lobektomie erforderlich werden.

Neurologische Störungen scheinen selten zu sein. Sie treten in Form von Hypästhesien, Hypalgesien oder Parästhesien auf. Mechanische Schädigungen durch die Punktion, intraneurale Injektion, Blutungen endo- und perineural und fehlerhafte Lagerung des Armes intra- oder postoperativ können die Ursache sein.

A. P. WINNIE hat unter anderem zur Verhütung der Läsion der Pleurakuppel die interskalenäre Technik empfohlen. Die Kanüle wird in Höhe einer lateral verlaufenden Linie vom Krikoid zum Musculus scalenus anterior unmittelbar am Hinterrand dieses Muskels schräg nach medial, kaudal in Richtung zum Querfortsatz des 6. Halswirbels eingestochen. Hat die Kanüle die Faszienhülle perforiert, so erfolgt die Injektion des Lokalanästhetikums. Das Volumen bestimmt die Ausdehnung der Anästhesie. Die Lokalisation der Injektionsstelle kann schwierig sein. Als Komplikationen sind die hohe Peridural- oder Subarachnoidalanästhesie zu nennen.

Die Gefahren der supraklavikulären und interskalenären Techniken werden durch die axilläre Blockade des Plexus brachialis vermieden. Der Patient befindet sich für diese Leitungsanästhesie in Rückenlage. Der Arm wird bis zu 90° im Schultergelenk abduziert und im Ellenbogengelenk gebeugt gehalten. Nach Rasur der Axilla, Desinfektion, steriler Abdeckung und Abschnürung nach distal in Höhe des Ansatzes des Musculus deltoideus (4) wird an höchstmöglicher Stelle der Puls der Arteria axillaris als Leitpunkt gewählt. Anterior und/oder posterior der Arteria axillaris wird eine feine Kanüle bis eben durch die Fascia axillaris, die einen leichten Widerstand bietet, eingestochen. Die richtige Position im neurovaskulären Raum geben die pulssynchronen Bewegungen der Kanüle wieder (Abb. 9). Die Dosierung der 1%igen Lokalanästhetika Ultracain, Xylocain, Xylonest und Meaverin mit Vasokonstriktorzusatz richtet sich nach 6 mg pro kg Körpergewicht. Das ergibt beim Erwachsenen gewöhnlich ein ausreichendes Volumen von 35 - 50 ml, so daß der Nervus musculocutaneus, der den Ramus cutaneus antebrachii lateralis abgibt, mit zu erfassen ist. Bei Kindern im Alter von 6 - 14 Jahren ist eine Dosierung von 4 - 5 mg pro kg Körpergewicht mit Vasokonstriktorzusatz zu empfehlen (Abb. 10).

Die Latenzzeiten von 25 - 30 min bei dieser Technik erfordern eine rechtzeitige Ausführung der Blockaden. Die operativ brauchbaren Wirkungszeiten reichten in der genannten Reihenfolge von 120 - 275 min mit einer Standardabweichung bis zu ± 50 min. Die Zahl der kompletten Anästhesien betrug bei 783 Anwendungen 89,9 %.

Sind einzelne Nerven bei diesen Blockaden nicht erfaßt, so können sie gesondert blockiert werden (Abb. 11). Der Nervus ulnaris ist unmittelbar proximal des Sulcus Nervi ulnaris, der Nervus medianus direkt lateral der Arteria brachialis und die Nervi radialis und cutaneus antebrachii lateralis auf der Radialseite des Ellenbogengelenkes zu erreichen (Abb. 12). Die Injektion von 5 ml einer 1%igen Lokalanästhetikumlösung ist ausreichend. Eingriffe im Handbereich ohne Notwendigkeit einer pneumatischen Blutsperre können auch nach einem Handgelenksblock ausgeführt werden (Abb. 13). Nach Anlegen einer subkutanen Barriere zur

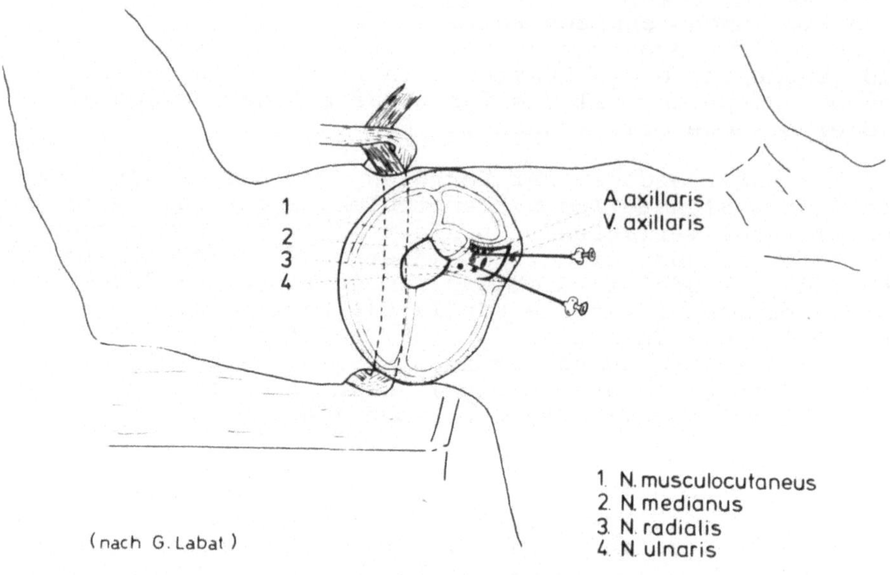
A. axillaris
V. axillaris
1
2
3
4
(nach G. Labat)
1. N. musculocutaneus
2. N. medianus
3. N. radialis
4. N. ulnaris

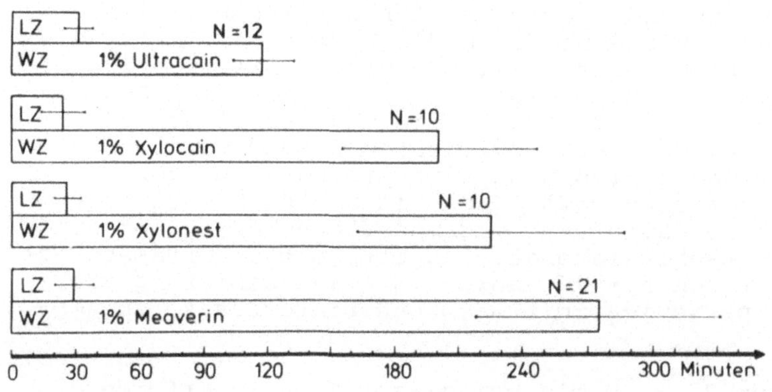
LZ
WZ
N = 12
1% Ultracain
N = 10
1% Xylocain
N = 10
1% Xylonest
N = 21
1% Meaverin
0
30
60
90
120
180
240
300 Minuten

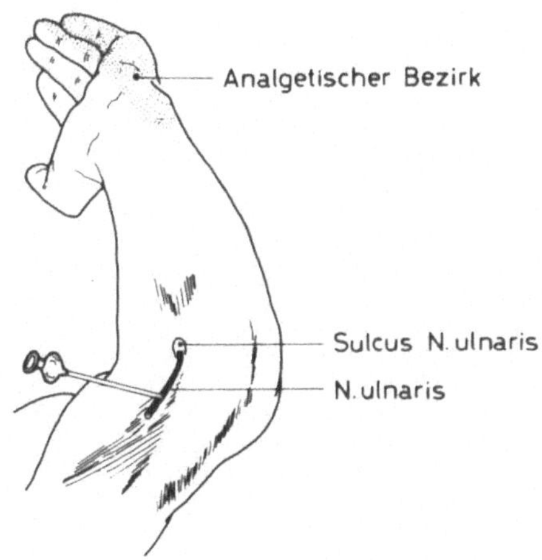

Abb. 11. Blockade des N. ulnaris und Analgesie (Nach B. LÖFSTRÖM u. a.)

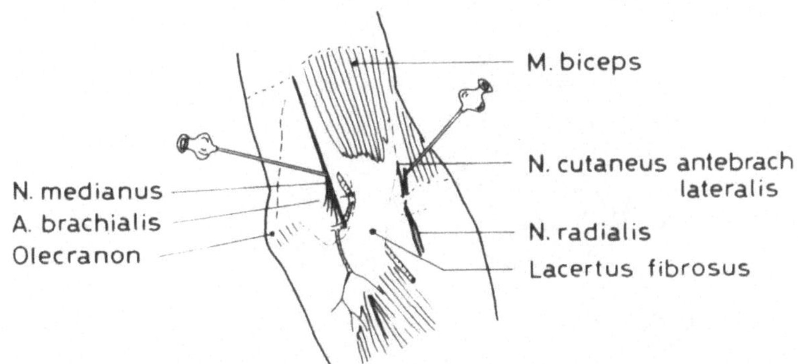

Abb. 12. Blockade der Nn. cutaneus antebrachii lateralis, radialis und medianus (Nach B. LÖFSTRÖM u. a.)

Blockaden der peripheren Nerven der unteren Extremität betreffen die Nervi ischiadicus, femoralis, cutaneus femoris lateralis und ihre Verzweigungen. Für diagnostische und therapeutische Zwecke sind diese Blockaden von Interesse. Für operative Zwecke erscheinen sie zu vielfältig und können durch die erforderlichen Dosen der Lokalanästhetika eingeschränkt sein. Die rückenmarksnahen Anästhesien sind für Eingriffe dieser Art einfacher und für den Patienten bei entsprechender Ruhigstellung der Gliedmaße schonend, schnell und weniger belastend auszuführen. Eine pneumatische Blutsperre kann dann ohne Höhenbegrenzung angelegt werden.

Kleine Eingriffe an der Fußsohle mögen eine Ausnahme bilden. Die lokale Infiltration in diesem Bereich straffer Gewebe kann schmerzhaft sein. So bietet die subkutane Infiltration des Ner-

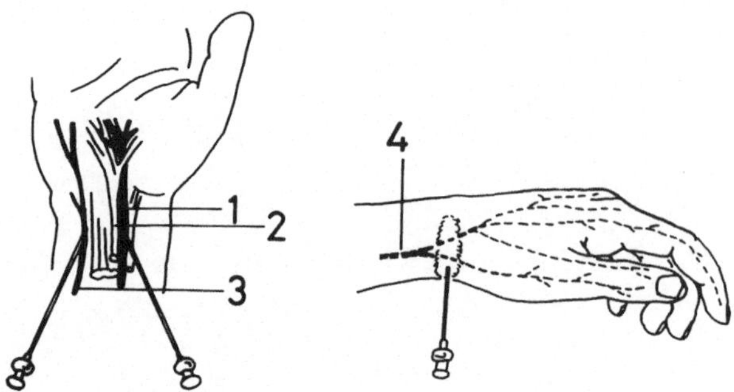

Abb. 13. Handgelenksblockade.
1. N. medianus
2. Sehne des M. palmaris longus
3. N. ulnaris
4. Ramus superficialis radialis

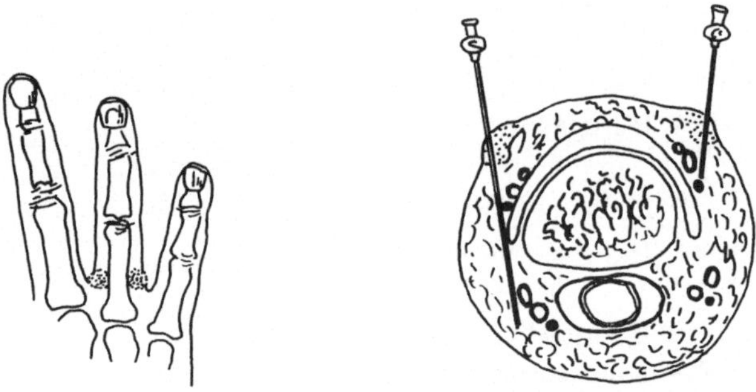

Abb. 14. Fingergrundgliedblockade

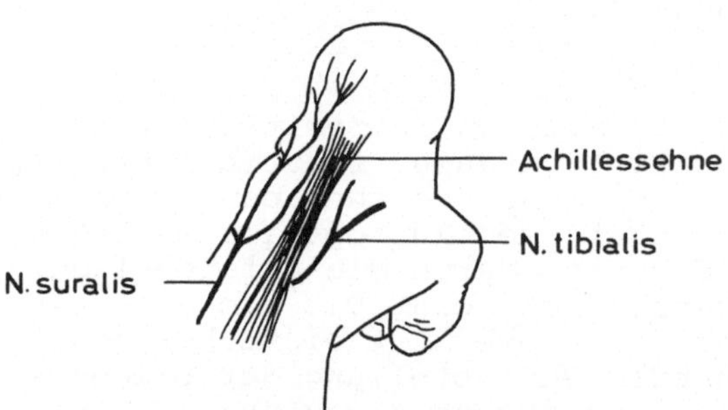

Abb. 15. Blockade der Nn. tibialis und suralis (Nach B. LÖFSTRÖM u. a.)

vus suralis zwischen Achillessehne und Malleolus externus und die Blockade des Nervus tibialis medial der Sehne eine zufriedenstellende Analgesie nach Applikation von jeweils 5 ml eines Lokalanästhetikums ohne und mit Vasokonstriktorzusatz (Abb. 15).

Periphere Leitungsanästhesien bieten viele Vorteile für Patient und den Eingriff. Voraussetzungen sind Erfahrung des Anästhesisten, Aufklärung des Patienten über die Durchführung und Art der regionalen Anästhesie, seine Zustimmung und die positive Einstellung des Chirurgen für diese Wahl.

Generische und Handelsnamen der Präparate:

Carticain	=	Ultracain
Lidocain	=	Xylocain
Prilocain	=	Xylonest
Mepivacain	=	Meaverin
Bupivacain	=	Meaverin-ultra
Ornithin-8-Vasopressin	=	POR 8 Sandoz
Diazepam	=	Valium

Literatur

1. BERDE, B., CERLETTI, A.: Medizinische und biologische Aspekte von pharmakologischen Arbeiten mit synthetischen Peptiden von neurohypophysärem Typus. Klin. Wschr. 42, 1159 (1964).

2. BURNHAM, P. J.: Simple regional nerve block for surgery of the hand and forearm. J.A.M.A. 169, 941 (1959).

3. De JONG, R. H.: Axillary block of the brachial plexus. Anesthesiology 22, 215 (1961).

4. ERIKSSON, E., SKARBY, H.-G.: Förenklad metod för axillär plexus-anestesi. Nordisk Medizin 68, 1325 (1962).

5. HIRSCHEL, G.: Die Anästhesierung des Plexus brachialis bei Operationen an der oberen Extremität. Münch. med. Wschr. 58, 1555 (1911).

6. KLINGENSTRÖM, P., NYLEN, B., WESTERMARK, L.: A clinical comparison between adrenalin and octapressin as vasoconstrictors in local anaesthesia. Acta anaesth. scand. 11, 35 (1967).

7. KLINGENSTRÖM, P., NYLEN, B., WESTERMARK, L.: Experimental and clinical investigations of the local vasoconstrictive effect of two new derivates of pituitary posterior lobe hormones. Plast. reconstr. Surg. 39, 503 (1967).

8. KULENKAMPFF, D.: Die Anaesthesierung des Plexus brachialis. Dtsch. med. Wschr. 38, 1978 (1912).

9. LABAT, G.: Regional Anaesthesia, Techniques and Clinical Applications. Philadelphia: Saunders 1922, 1928 (3. Aufl. 1967).

10. MACINTOSH, R. R., BRYCE-SMITH, R.: Örtliche Betäubung: Abdominal-Chirurgie. Berlin-Heidelberg-New York: Springer 1968.

11. MACINTOSH, R. R., MUSHIN, W. W.: Örtliche Betäubung: Plexus brachialis. Berlin-Heidelberg-New York: Springer 1967.

12. MATTHES, H.: Örtliche Betäubung. In: Chirurgische Operationslehre. München: Urban & Schwarzenberg 1973.

13. MOIR, D. D.: Axillary block of the brachial plexus. Anaesthesia 3, 274 (1962).

14. MOORE, D. C.: Regional Block. Springfield/Ill.: C. C. Thomas 1962.

15. PATRICK, J.: The technique of brachial plexus block anaesthesia. Brit. J. Surg. 27, 734 (1940).

16. WINNIE, A. P., COLLINS, V. J.: The subclavian perivascular technique of brachial plexus anaesthesia. Anesthesiology 25, 353 (1964).

17. WINNIE, A. P.: Interscalene brachial plexus block. Anesth. Analg. 49, 455 (1970).

Die intravenöse Regionalanästhesie

Von K. Hutschenreuter

Die intravenöse Regionalanästhesie (IVRA) - hervorgerufen durch Injektion eines Lokalanästhetikums in das Venensystem eines blutleer gemachten Extremitätenabschnittes - wurde erstmalig 1908 von AUGUST BIER beschrieben. Der Titel seines Beitrages lautete: "Über einen neuen Weg Localanästhesie an den Gliedmaassen zu erzeugen" (9). Ein Jahr später konnte BIER über Erfahrungen bei 134 "Venenanästhesien" vortragen (10). Seine Technik bestand im wesentlichen darin, am Arm oder Bein zwischen zwei Tourniquets eine Vene freizulegen und in diese bis maximal 80 ml einer 0,5%igen Lösung von Procain (Novocain) zu injizieren. Der Erfolg der ersten 134 Venenanästhesien war 115mal gut, 14mal ausreichend und nur fünfmal ungenügend.

Variiert wurde die BIERsche Technik schon 1909 durch MOMBURG, welcher zwischen beiden Abschnürungen - also im analgetischen Bereich - ein drittes Tourniquet anbrachte, dann die proximale Blutsperre löste und dadurch den lästigen Druckschmerz beseitigen oder vermeiden konnte (22).

Trotz ihrer Vorteile ist die BIERsche Venenanästhesie schon ziemlich bald nach ihrer Inauguration in Vergessenheit geraten. Erst in den sechziger Jahren wurde sie vor allem in England (19), in den USA (1, 7, 21) und in Skandinavien (32) in modifizierter Form wieder eingeführt. Auch in deutschsprachigen Ländern erschienen damals und in der Folgezeit zahlreiche Publikationen über klinische Erfahrungen und experimentelle Untersuchungen mit der intravenösen Lokalanästhesie (2, 3, 4, 5, 6, 8, 11, 12, 13, 14, 15, 17, 20, 26, 27, 28, 29, 30, 31, 35).

Der Wirkungsmechanismus der IVRA ist noch nicht bis in alle Einzelheiten geklärt. Man stellt sich ihn folgendermaßen vor (8, 11, 12, 26, 29, 35): Das i.v. applizierte Lokalanästhetikum verteilt sich - unterstützt durch den Injektionsdruck - bis in feinste Gefäßverzweigungen und diffundiert zum größten Teil rasch in das Gewebe (6, 11, 13, 30). Diese Diffusion wird durch die im abgeschnürten Gliedmaßenabschnitt bestehende Azidose mit konsekutiver Steigerung der Gefäßpermeabilität gefördert. Sie führt letztlich innerhalb weniger Minuten durch Blockade der terminalen Nervenaufzweigungen und in der Folge auch durch Wirkung auf die Nervenstämme primär zu einer sensiblen und sekundär zu einer motorischen Lähmung.

Als Vorteile der IVRA sind besonders anzusehen (6, 8, 15, 18, 26):

1. leichte und einfache Durchführbarkeit,
2. geringer technischer Aufwand,
3. Verzicht auf Nahrungskarenz,
4. rascher Wirkungseintritt,

5. verläßliche Schmerzausschaltung,
6. geringe Versagerquote,
7. schnelles Abklingen,
8. niedrige Komplikationsrate,
9. Erhaltung des Kooperationsvermögens und
10. keine Beeinträchtigung der Straßenfähigkeit.

Diesen Vorzügen stehen vor allem Nachteile gegenüber, welche sich zwangsläufig aus der Blutleere ergeben. Es sind (15, 26):

1. relativ längere Vorbereitungsdauer der Anästhesie,
2. Begrenzung der Anästhesie auf Eingriffe mit einer Dauer von maximal knapp 2 h und
3. Erschwerung einer exakten Blutstillung.

Für die Indikationsstellung zur IVRA ist auch heute noch im wesentlichen die bereits 1909 von HÄRTEL (16) geäußerte Auffassung gültig, daß sich die Venenanästhesie für "alle Operationen an Extremitäten eignet, die unter Blutleere ausführbar sind und bei denen die einfache Lokalanästhesie (Infiltrationsanästhesie) nicht oder nur schwierig anzuwenden wäre." Grundsätzlich kommen für die IVRA Eingriffe von der Hand bis zum Ellenbogengelenk sowie vom Fuß bis zum Kniegelenk mit einer Operationszeit von mindestens 20 und höchstens 90 min in Frage (20, 23, 24, 27, 31). Domäne für eine IVRA sind demnach chirurgische, traumatologische und orthopädische Operationen, erst recht, wenn es sich um Notfälle und nicht nüchterne Patienten handelt. Nach PFEIFFER (27) ist die Indikation für eine IVRA besonders bei folgenden Eingriffen gegeben:

1. Versorgungen überschaubarer Wunden mit Betroffensein höchstens einer Sehne und eines einzelnen Digitalnerven,
2. Osteosynthesen einzelner Mittelhand- oder Fingerfrakturen,
3. Metallentfernungen,
4. Fremdkörperexstirpationen,
5. die Entfernung von Ganglien oder Tumoren und
6. die Medianusdekompression im Karpaltunnel.

Hinsichtlich der Kontraindikationen lassen sich auch bei der IVRA absolute und relative unterscheiden.

Als absolute Gegenanzeigen werden aufgefaßt (23, 25, 27, 31):

1. infektiöse Prozesse,
2. arteriosklerotische oder diabetische Durchblutungs- oder Ernährungsstörungen,
3. periphere Nervenschäden,
4. Arzneimittelallergie, insbesondere gegen Lokalanästhetika,
5. Eingriffe über 90 min Dauer,
6. Ablehnung der Methode durch den Patienten.

Als relative Kontraindikationen sind besonders anzusehen (23, 25, 27, 31):

1. Kinder unter 14 Jahren und sehr ängstliche Patienten,
2. schlechte Venenverhältnisse,
3. ausgeprägter arterieller Hochdruck,
4. besondere Anforderungen an die Blutstillung.

Häufigkeit und Ausmaß von Komplikationen werden - wie auch BERGMANN (8) betont hat - zweifelsohne von der nach absichtlichem oder unabsichtlichem Öffnen des Tourniquets entstehenden Plasmakonzentration des Lokalanästhetikums bestimmt. Mit diesem Problem steht und fällt die klinische Brauchbarkeit der IVRA überhaupt. Bei Beachtung noch anzuführender Grundregeln dürften aber derartige Komplikationen sowohl hinsichtlich ihrer Zahl als auch Schwere auf ein Mindestmaß reduziert werden können. Wir haben bei unseren über 300 intravenösen Lokalanästhesien fünfmal Zeichen einer Intoxikation erlebt, zweimal nach spontaner Lösung der Blutsperre und dreimal unmittelbar nach einzeitiger Freigabe des Tourniquets. Vier Patienten klagten vorübergehend lediglich über Schwindelgefühl, Benommenheit, Unruhe und Übelkeit. Bei dem fünften Patienten kam es zu einer stärker ausgeprägten toxischen Reaktion mit leichten Krämpfen, Atem- und Kreislaufstörungen, welche durch ein i.v. Narkotikum, Beatmung und Volumenzufuhr sicher beherrscht werden konnten. Zur Behandlung von Komplikationen gehören an technischer Ausrüstung:

1. Narkoseapparat,
2. Anästhesiewagen mit Intubationsbesteck und Notfallmedikamenten und
3. eine i.v. Infusion.

Als Lokalanästhetika für die IVRA eignen sich vor allem Substanzen mit Säureamidbindung, wie z. B. Lidocain, Mepivacain und Prilocain, grundsätzlich als 0,5%ige Lösung und ohne Adrenalinzusatz injiziert. Die Dosierung beträgt für Eingriffe an Unterarm und Hand im Durchschnitt 2 - 3 mg oder 0,4 - 0,6 ml der genannten Lösung pro kg KG, für Operationen an Unterschenkel oder Fuß im allgemeinen knapp das Doppelte. Je größer das Körpergewicht, um so mehr wird man sich an der unteren Grenze dieser Dosierungsempfehlung halten und umgekehrt.

Eine Prämedikation, beispielsweise mit Diazepam und Atropin in üblicher Dosierung, erscheint generell angezeigt bei sehr ängstlichen und unruhigen Patienten sowie bei stationären Kranken, nicht jedoch bei ambulanten Patienten, um die Straßenfähigkeit nicht zu beeinträchtigen.

Die apparative und instrumentelle Ausstattung zur IVRA ist ziemlich einfach. Es werden benötigt:

2 Blutdruckmanschetten mit pneumatischem Teil oder
1 Doppelmanschette, wie sie die äußerst empfehlenswerte automatische pneumatische Apparatur nach REIMERS besitzt,
1 Plastikkanüle mit Mandrinstöpsel,
1 Staubinde (aus Gummi) zum Auswickeln der Extremität und
2 20 ml-Injektionsspritzen.

Unmittelbar vor jeder IVRA sind die Ausgangswerte von Blutdruck und Puls zu messen und in ein Protokoll einzutragen. Von diesem Moment an bedarf es regelmäßiger Überwachung der Patienten während des gesamten Ablaufes der Anästhesie.

Das technische Vorgehen der IVRA gestaltet sich an den oberen Extremitäten folgendermaßen:

Jede IVRA beginnt mit Anlegen einer i.v. Infusion am kontralateralen Arm. Erst dann Anlegen einer Manschette zur späteren Blutleere auf der zu operierenden Seite, möglichst weit proximal. Nach Rasieren der Venenpunktionsstelle und venöser Stauung Setzen einer Anästhesiequaddel mit einem Dermojet. Punktion der Vene durch diese Quaddel hindurch mit einer Plastikverweilkanüle. Verschluß der Kanüle mit einem Mandrinstöpsel und Sicherung mit Heftpflaster. Auswickeln des erhobenen Armes mit einer Gummibinde von der Peripherie her bis unmittelbar an die Tourniquet-Manschette. Verzicht auf dieses Auswickeln mit einer Esmarch-Binde nur, wenn es für den Patienten, wie bei Frakturen oder größeren Wunden, sehr schmerzhaft ist. Dann aber wenigstens Hochhalten des Armes für einige Minuten und Ausstreichen mit der Hand. Aufpumpen der Manschette bis zu einem Druck, der mindestens 50 mm Hg über dem systolischen Blutdruckwert liegt, am Oberarm jedoch 300 mm Hg nicht überschreitet. Nach Entfernen der Esmarch-Binde müssen Finger, Hand und Arm bis zum Tourniquet eine blasse Farbe haben, keine Venenzeichnung mehr erkennen lassen und pulslos sein. Nunmehr Injektion des Lokalanästhetikums unter nur leichtem Druck auf den Spritzenstempel. Bei Mengen von über 40 ml kommt es nicht selten zur Darstellung gefüllter Venen. Entfernen der Plastikkanüle und Verschluß der Punktionsstelle mit einem Druckverband. Nunmehr Anlegen einer zweiten Druckmanschette dicht distal von der zuerst angebrachten.

Anstelle von zwei Druckmanschetten kann auch eine Doppelmanschette Verwendung finden. Diese wird am Oberarm ebenfalls so weit proximal wie möglich angelegt. Wie beim Vorgehen mit zwei Manschetten ist dann in analoger Weise zuerst die proximale Manschette zur Blutsperre aufzupumpen, etwa 15 - 20 min später die distale - im nunmehr analgetischen Gebiet befindliche - zu komprimieren und darauf die häufig als schmerzhaft empfundene proximale abzulassen.

Ob zur Punktion und Injektion eine Vene des Handrückens, Unterarmes oder der Ellenbeuge benutzt wird, ist offenbar für die Ausbreitung der Anästhesielösung und die Qualität der Anästhesie nicht von entscheidender Bedeutung.

Die Dauer der Anschlagzeit - d. h. der Zeit von der Injektion bis zu kompletter Anästhesie - beträgt im Durchschnitt etwa 8 min (13).

Die Blutsperre muß auch bei kürzer dauernden Eingriffen wenigstens 30 min bestehen bleiben, weil bei früherer Dekompression durch Einschwemmung relativ großer Mengen des Lokalanästhetikums in den Kreislauf die Gefahr des Ansteigens der Plasmakonzentration in toxische Bereiche gegeben ist.

Die Frage, ob nach Ende des operativen Eingriffs das Öffnen der Blutsperre mit einem Male oder fraktioniert erfolgen soll, wird nicht einheitlich beurteilt. Die Befürworter einer intermittierenden Freigabe der Zirkulation (17, 21, 27, 33) sind der Auffassung, mit einem derartigen Vorgehen den Einstrom von Anästhesielösung in den Organismus stets unter dem toxischen Niveau halten zu können. Die Vertreter des einzeitigen Ablassens der

Tabelle 1. Anästhesiezahlen

Jahr	Gesamt	Narkosen	Regional-anästhesie	Arm-Plexus-anästhesie	i.v. Regional-anästhesie
1973	14.410	12.616	1.794	46	118
1974	14.809	13.126	1.683	95	85
1975	14.709	12.693	2.016	95	101
1976	14.856	13.074	1.782	114	65
total	58.784	51.509	7.275	350	369
%	100,00	87,62	12,38	0,59	0,68

Blutsperre argumentieren, daß die Plasmakonzentrationen nach totaler Öffnung der Blutleere quantitativ und in ihrem zeitlichen Auftreten mit denjenigen verglichen werden können, wie sie bei langsamer i.v. Infusion entstehen, und somit die erforderlichen Sicherheitsgrenzen eingehalten werden (5). Auch die Erfahrungstatsache, daß die IVRA ohne wesentliche Erhöhung des Anästhesierisikos als kontinuierliche Methode angewandt werden kann, spricht gegen die Notwendigkeit einer alternierenden Freigabe der Blutsperre.

Mit Wiederkehr der Sensibilität nach Öffnen der Blutleere ist innerhalb weniger Minuten, im Mittel zwischen 3 und 5 min, zu rechnen. Da aber noch einige Minuten später relativ hohe Plasmakonzentrationen des Anästhetikums zu erwarten sind, müssen die Patienten nach Anästhesieende mindestens noch 30 min überwacht werden. Erst dann ist eine Rückverlegung auf ihre Krankenstation oder Entlassung aus der Ambulanz, Poliklinik oder Sprechstunde erlaubt. Das Führen eines Fahrzeugs sollte ihnen aber streng untersagt werden.

Unsere eigenen Erfahrungen stützen sich auf insgesamt 369 intravenöse Regionalanästhesien der Jahre 1973 bis 1976. Sie umfassen Patienten beiderlei Geschlechts mit einem Alter von 16 - 72 Jahren. Etwas mehr als vier Fünftel dieser Anästhesien entfallen auf Eingriffe an den oberen Extremitäten. Wie Tabelle 1 zu erkennen gibt, ist ihr prozentualer Anteil an der Gesamtzahl von Anästhesien ziemlich gering und im Verlaufe dieser letzten vier Jahre nicht größer, sondern kleiner geworden. Dennoch bin ich der Meinung, daß die IVRA auch in Zukunft mit Fug und Recht einen Platz unter den klinisch zu praktizierenden und auch zu lehrenden Anästhesieverfahren behalten wird.

Literatur

1. ADAMS, J. P., DELAY, E. J., KENMORE, P. J.: Intravenous regional anesthesia in hand surgery. J. Bone Jt. Surg. 46 A, 811 (1964).

2. AUBERGER, H.: Diskussionsbemerkung zur Arbeit von V. FEURSTEIN und H. SCHROLL: Erfahrungen mit der intravenösen Lokalanaesthesie. Anaesthesist 14, 359 (1965).

3. AUBERGER, H.: Venöse Blut- und Methämoglobin-Konzentration bei intravenöser Regional-Analgesie mit Prilocain. Acta anaesth. scand. 23, 387 (1966).

4. AUBERGER, H., DENECKE, K.: Die intravenöse Regionalanästhesie im Bereich der oberen Gliedmaßen. Arch. orthop. Unfall-Chir. 58, 40 (1965).

5. AUBERGER, H., IFFLAND, R.: Plasmakonzentrationen verschiedener Lokalanästhetika von Amidstruktur bei der intravenösen Regionalanästhesie der oberen und unteren Gliedmaßen. Prakt. Anästh. 2, 395 (1967).

6. BECKER, B.: Die Anwendung der i.v. Regionalanästhesie im poliklinischen Bereich. Anästh. prax. 8, 13 (1973).

7. BELL, H. M., SLATER, E. M., HARRIS, W. H.: Intravenous regional anesthesia. J. amer. med. Ass. 186, 544 (1963).

8. BERGMANN, H.: Zur intravenösen Lokalanästhesie. Wien. klin. Wschr. 77, 729 (1965).

9. BIER, A.: Ueber einen neuen Weg Localanästhesie an den Gliedmaassen zu erzeugen. Langenbeck's Arch. klin. Chir. 86, 1007 (1908).

10. BIER, A.: Ueber Venenanästhesie. Berliner klin. Wschr. 46, 477 (1909).

11. CLAUBERG, G., SCHLAEGEL, U., HARTER, P.: Die intravenöse regionale Lokalanaesthesie im Bereich der oberen Extremität. Anaesthesist 21, 277 (1972).

12. DENECKE, K.: Über die intravenöse regionale Gliedmaßenanaesthesie der oberen Extremität in der operativen Orthopädie. Inaugural-Dissertation, Köln 1966.

13. DICK, W., TEUTEBERG, H., WESSINGHAGE, D., WILLEBRAND, H.: Klinische und experimentelle Untersuchungen zur intravenösen Regionalanaesthesie. I. Klinische Untersuchungen. Anaesthesist 21, 104 (1972).

14. DICK, W., TEUTEBERG, H., WESSINGHAGE, D., WILLEBRAND, H.: Klinische und experimentelle Untersuchungen zur intravenösen Regionalanaesthesie. II. Experimentelle Untersuchungen. Anaesthesist 21, 107 (1972).

15. FEURSTEIN, V., SCHROLL, H.: Erfahrungen mit der intravenösen Lokalanaesthesie (Venenanaesthesie nach BIER). Anaesthesist 14, 179 (1965).

16. HÄRTEL, F.: Die Technik der Venenanästhesie. Wien. med. Wschr. 35, 1999 (1909).

17. HELL, K.: Möglichkeiten und Grenzen der Lokalanästhesie. Aktuelle chir. 12, 1 (1977).

18. HENKE, R., MÜLLER, U.: Die intravenöse Regionalanästhesie in der chirurgischen Poliklinik. Dtsch. Gesundhwes. 31, 1284 (1976).

19. HOLMES, C. Mck.: Intravenous regional anesthesia. Lancet I, 245 (1963).

20. LIEDLOFF, H., SOUKUP, P.: Erfahrungen mit der intravenösen Regionalanästhesie in der stationären und ambulanten Rheumachirurgie im Bereich der oberen Extremität. Beitr. Orthop. Traumatol. 23, 276 (1976).

21. MERRIFIELD, A. J., CARTER, S. J.: Intravenous regional analgesia: Lignocaine blood levels. Anaesthesia 20, 287 (1965).

22. MOMBURG, S.: Die Venenanästhesie BIER's. Zbl. Chir. 36, 1413 (1909).

23. MOORE, D. C.: Regional Block. Springfield/Illinois (USA): Ch. C. Thomas 1976.

24. NOLTE, H., MEYER, J.: Die Möglichkeiten und Indikationen zur regionalen Anaesthesie. Anaesthesist 21, 81 (1972).

25. NOLTE, H., WURSTER, J.: Kontraindikationen und Komplikationen der Regionalanaesthesie. Anaesthesist 21, 141 (1972).

26. PETERSCHMITT, O.: Über die intravenöse Lokalanästhesie. Anästh. Inform. 18, 393 (1977).

27. PFEIFFER, K. M.: Intravenöse Regionär-Anästhesie. Vortrag 94. Tagung der Deutschen Gesellschaft für Chirurgie, München 1977.

28. PROKSCHA, G. W., STOCK, M., PIGER, A., SCHREIBER, M.: Erfahrungen mit der intravenösen Regionalanästhesie bei ambulanten Eingriffen an den Extremitäten. Münch. med. Wschr. 117, 175 (1975).

29. SCHLAEGEL, U.: Die intravenöse regionale Lokalanaesthesie im Bereich der oberen Extremität. Inaugural-Dissertation, Tübingen 1971.

30. SCHLAG, G.: Die intravenöse Lokalanästhesie in der Unfallchirurgie. Mschr. Unfallheilk. 69, 237 (1966).

31. SEHHATI, Gh., SARVESTANI, M.: Die intravenöse Regionalanaesthesie. Akt. Traumatol. 5, 61 (1975).

32. SOLONEN, K. A., TARKANEN, L.: Intravenous anesthesia in surgery of the hand. Arch. orthop. Unfall-Chir. 60, 115 (1966).

33. STOCK, M., PROKSCHA, G. W.: Die ambulante i.v. Regional-Anästhesie in der septischen Chirurgie. Fortschr. Med. 93, 689 (1975).

34. THORN-ALQUIST, A.-M.: Intravenöse Lokalanästhesie. In: Atlas der Lokalanästhesie (ed. E. ERIKSSON). Stuttgart: Thieme 1970.

35. ZIMMERMANN, B.: Die intravenöse regionale Gliedmaßenanaesthesie der unteren Extremität mit Prilocain. Inaugural-Dissertation, Köln 1969.

Die lumbale Periduralanästhesie

Von H. Nolte

Definition

Periduralanästhesie bedeutet die Injektion von Lokalanästhetika oder neurolytischen Substanzen in den Extraduralraum. Hierdurch wird die Leitung sowohl somatischer als auch autonomer Nervenfasern blockiert. Der gebräuchliche Ausdruck für diese Anästhesieform ist Periduralanästhesie. In der Literatur finden sie jedoch auch Bezeichnungen wie Extradural- oder Epiduralanästhesie.

Wirkungsweise

Nach Injektion des Lokalanästhetikums in den Periduralraum treten drei unterschiedliche physikalische Mechanismen in Kraft (5):

1. Die Absorption in den Kreislauf über die venösen Plexus im Periduralraum.
2. Die Diffusion durch die Dura mater und die Duramanschetten der Spinalnerven in den Liquor spinalis.
3. Die Perfusion durch die Foramina intervertebralia nach außen, was in einer paravertebralen Nervenblockade resultiert. Von hier breitet sich eine - wenn auch geringe - Menge des Lokalanästhetikums subperineural und zentripedal in Richtung Rückenmark aus.

Die Nervenblockade tritt damit sowohl bei der Spinal- als auch bei der Periduralanästhesie im Subduralraum ein. Dieses bestätigt der schnelle Anstieg der Lokalanästhetikumkonzentration im Liquor spinalis nach periduraler Applikation (10).

Die Durchführung der Periduralanästhesie

Die Durchführung einer periduralen Blockade zur klinischen Anästhesie oder zu therapeutischen Zwecken ist praktisch im zervikalen, thorakalen, lumbalen und kaudalen Bereich möglich. Für die klinische Anästhesie sind jedoch nur die unteren thorakalen und die gesamten lumbalen Zwischenwirbelzugänge von praktischer Wichtigkeit. Ob die Periduralanästhesie durch Einzelinjektion oder als kontinuierliche Technik mit Hilfe eines eingelegten Katheters durchgeführt werden soll, hängt von der Wirkungsdauer des Lokalanästhetikums und von der erforderlichen Dauer der Schmerzfreiheit ab.

Auch bei der Periduralanästhesie ist eine präoperative Visite und Untersuchung des Patienten erforderlich. Sie unterscheidet sich in keiner Weise von der üblichen Prämedikationsvisite. Zu-

Tabelle 1. Prämedikationsschema zur Periduralanästhesie

Morphin / Scopolamin (2,5 - 15 mg / 0,1 - 0,6 mg)	s.c.	1 1/2 h	präoperativ
Nembutal (50 - 150 mg)	i.m.	1 h	präoperativ
Valium (5 - 10 mg)	i.m.	1 h	präoperativ
Dosierung primär nach Lebensalter			

sätzlich ist jedoch die genaue Inspektion der Wirbelsäule, besonders im Bereich der geplanten Injektion, zu bedenken.

Zur Prämedikation bieten sich mehrere Möglichkeiten an (Tabelle 1). Nach unserer Erfahrung hat sich die Kombination von Morphin/Scopolamin im Verhältnis 25:1 - nach Alter entsprechend dosiert - bewährt. Aber auch Barbiturate oder andere Sedativa (z. B. Diazepam) können zur Prämedikation verwendet werden. Nembutal sollte je nach Zustand des Patienten zwischen 50 und 150 mg intramuskulär 1 h präoperativ verabreicht werden. Für Diazepam empfiehlt sich die gleiche Applikationsform, hier werden 5 - 10 mg injiziert.

Vor Anlegen der Periduralanästhesie ist die Bereitstellung des entsprechenden Instrumentariums vorzunehmen und auf Vollständigkeit zu prüfen. Die Verwendung von Einmalmaterial ist gerade im Bereich der Regionalanästhesie zu empfehlen. Wir benutzen immer noch selbst gefertigte Päckchen, da sie preislich gegenüber den von der Industrie vertriebenen günstiger liegen. Daneben muß auch an die Vorbereitung und Bereitstellung von Instrumenten und Medikamenten gedacht werden, die zur Beherrschung eventuell auftretender Komplikationen erforderlich sind. Sie umfassen praktisch die normale Ausrüstung für eine Allgemeinanästhesie.

Zur Durchführung der Periduralanästhesie wird der Patient zunächst entsprechend gelagert. Entweder kann man ihn in Seitenlage oder in sitzende Stellung bringen. Von vielen wird das Anlegen der Anästhesie in Seitenlagerung bevorzugt. Sie hat den Vorteil, daß sie den Patienten kardiovaskulär weniger belastet. Wir legen bei kardiovaskulär nicht gefährdeten Patienten die Periduralanästhesie meist im Sitzen an. Wir glauben, daß das Anlegen der Periduralanästhesie gerade zu Ausbildungszwecken in der sitzenden Position leichter durchzuführen ist, da das Auffinden der Zwischenwirbelräume einfacher erscheint.

Für die klinische Anästhesie ist der lumbale Zugang zum Periduralraum der wohl am häufigsten verwandte. Wir bevorzugen den Zugang zwischen L 3 und L 4. Da das Zentralnervensystem normalerweise in Höhe des zweiten LWK endet, ist bei akzidenteller Durapunktion durch den Anfänger die Verletzung des Zentralnervensystems sehr unwahrscheinlich. Weiterhin ist in diesem Bereich der Periduralraum mit einem Diameter von 0,5 cm relativ groß und läßt sich daher leichter auffinden.

Von Beckenkamm zu Beckenkamm wird eine Linie quer über den Rücken des Patienten gezogen. Diese kreuzt den dorsalen Querfortsatz des vierten Lendenwirbelkörpers. Knapp oberhalb dieses Kreuzungspunktes wird nun eingegangen, wenn zwischen L 3 und L 4 punktiert werden soll. Die einfachste Punktion des Periduralraumes ist genau in der Mittellinie, also zwischen den dorsalen Querfortsätzen der Wirbelkörper. Eine Punktion ist jedoch auch durch einen lateralen Zugang ca. 1,5 - 2 cm seitlich der Querfortsätze möglich. Letzteres Vorgehen ist empfehlenswert, wenn schwere Verknöcherungen der Wirbelsäule - besonders beim alten Patienten - vorliegen.

Nach Desinfektion der Haut mit Alkohol und Merfen und dem Abdecken der Umgebung durch ein steriles Lochtuch wird in der Höhe der geplanten Punktion zwischen den Querfortsätzen eine Hautquaddel mit 0,5 ml des Lokalanästhetikums angelegt. Durch die Hautquaddel geht man nun mit der gleichen, möglichst dünnen Injektionsnadel senkrecht durch die Haut und infiltriert in etwa 1 - 1,5 cm Tiefe das Ligamentum interspinosum mit 1 - 1,5 ml. Nach Herausziehen der dünnen Kanüle wird nun in gleicher Höhe die Periduralnadel vorgeschoben. Beim normalen Erwachsenen trifft man zwischen 3 und 5 cm auf das Ligamentum flavum. Der Widerstand des Ligaments gegen die langsam und vorsichtig vorgeschobene Nadel ist deutlich zu spüren. Trifft man auf den Widerstand, dann steht die Punktion des Periduralraumes direkt bevor. Wichtig ist während des Vorschiebens der Nadel die Führungshand am Rücken des Patienten abzustützen, um eine sichere Richtung geben zu können. Die andere Hand sorgt über die auf die Punktionsnadel aufgesetzte 10 ml-Injektionsspritze für das Vorschieben der Nadel.

Da im Periduralraum bei über 80 % aller Menschen ein negativer Druck existiert, macht man sich diesen zunutze, um die Punktion des Periduralraumes sicher festzustellen. Es gibt hierfür mehrere Möglichkeiten:

Unter der Methode des "Hängenden Tropfens" versteht man das Verschwinden eines Tropfens am hinteren Ende der Periduralnadel, wenn das Ligamentum flavum perforiert worden ist und die Nadelspitze mit ihrer Öffnung im Periduralraum liegt.

Die über das Ligamentum flavum bestehende Druckdifferenz kann man auch mit Hilfe eines aufgeblasenen kleinen Ballons, der auf das Ende der Punktionsnadel aufgesetzt wird, demonstrieren. Wenn man den Ballon aufbläst, während die Nadelspitze vor oder im Ligamentum flavum liegt, dann wird er in dem Augenblick kollabieren, wo die Nadelspitze das Ligamentum flavum perforiert hat. Dieser Ballon ist unter dem Namen "MacIntosh-Ballon" im Handel erhältlich.

Fernerhin kann man die Druckdifferenz mit Hilfe eines Manometers demonstrieren. Letztere Methode eignet sich jedoch nicht so sehr für den klinischen Routinebetrieb.

Eine weitere Möglichkeit zur sicheren Punktion des Periduralraumes ist das sogenannte Stempeldruckverfahren, das im englischen Sprachtum als "loss of resistance method" bezeichnet wird. Man setzt nach Entfernung des Mandrins eine mit physiologischer Kochsalzlösung gefüllte Spritze auf die Periduralnadel und übt einen mäßigen Druck auf den Spritzenstempel aus. Liegt die Spitze der Nadel vor oder im Ligamentum flavum, dann ist der Widerstand gegen den Druck auf den Stempel relativ groß. Unter langsamem (ca. 1 mm/s) Vorschieben der Nadel fühlt man plötzlich Nachlassen des Widerstandes und in kurzer Zeit werden 2 - 3 ml der Kochsalzlösung injiziert. Die Nadelspitze befindet sich jetzt im Periduralraum. Obgleich diese Methode den Nachteil hat, daß man sie dem Anfänger nicht demonstrieren, sondern nur erklären kann, so ist sie für den Erfahrenen doch eine absolut sichere und leicht anwendbare Methode. Darüber hinaus erreicht man durch die Injektion von einigen Millilitern physiologischer Kochsalzlösung, daß die Dura etwas zurückgedrängt wird. Hierdurch kann eine unbeabsichtigte Durapunktion vielleicht mit noch größerer Sicherheit als bei den anderen Methoden vermieden werden.

Bis zu diesem Zeitpunkt unterscheidet sich die Einzelinjektion von der Kathetertechnik in keiner Weise. Es empfiehlt sich jedoch, bei der sogenannten single shot-Methode eine Periduralnadel mit vorne steil geschliffener Spitze zu verwenden. Will man eine Dauerperiduralanästhesie mit Katheter durchführen, dann sollte von vornherein die Tuohy-Nadel Verwendung finden, da sie durch ihre seitlich angebrachte Öffnung an der Spitze der Kanüle das Vorschieben des Katheters in eine bestimmte Richtung erleichtert. Der Katheter sollte zwischen 3 und 5 cm in den Periduralraum vorgeschoben werden. Um dieses zu erleichtern, sollte man Katheter verwenden, die eine Zentimetergraduierung aufweisen. Auf die Bedeutung aseptischen Vorgehens, besonders bei der Kathetertechnik, muß wohl nicht besonders hingewiesen werden.

Nach Injektion des Lokalanästhetikums bzw. nach Entfernen der Tuohy-Nadel über den liegenden Katheter sollte die Haut an der Punktionsstelle mittels eines Sprays abgedeckt und ein steriler Verband angebracht werden. Bleibt der Katheter länger als 24 h liegen, dann muß an ständige Kontrolle der Katheterposition gedacht werden. Empfehlenswert ist es, täglich mindestens einmal den Verband äußerlich zu kontrollieren und jeden dritten Tag einen Verbandwechsel durchzuführen. Hierbei ist besondere Vorsicht anzuraten, da man den Katheter bei Entfernen des alten Verbandes leicht aus dem Periduralraum herausziehen kann.

Wie lange ein Periduralkatheter zur kontinuierlichen Schmerzbehandlung liegenbleiben darf, wird unterschiedlich beurteilt. Wir haben Katheter bis zu zwei Wochen liegenlassen und weder bei der anschließenden bakteriologischen Kontrolle der Katheterspitze noch im weiteren Verlauf am Patienten selbst irgendwelche Hinweise auf Infektionen oder Dauerschäden feststellen können.

Dauer und Ausbreitung der Periduralanästhesie

Die Dauer der Analgesie bei einer Periduralanästhesie wird von vier Faktoren beeinflußt:

1. Die speziellen Eigenschaften des Lokalanästhetikums erlauben es, Medikamente mit unterschiedlicher Wirkungsdauer auszuwählen.
2. Durch den Zusatz von Vasokonstriktoren (z. B. Adrenalin 1:200.000) oder kolloidalen Lösungen (z. B. Dextran) kann die Wirkungsdauer wesentlich beeinflußt werden.
3. Die Anwendung der Kathetertechnik erlaubt eine beliebige Schmerzfreiheit für mehrere Tage oder Wochen.
4. Die Ausbreitung der Periduralanästhesie über möglichst viele Spinalsegmente gewährleistet durch die gegen Wirkungsende eintretende stufenweise Regression von Segment zu Segment ebenfalls eine längere Schmerzfreiheit im Operationsgebiet, solange dieses etwa in der Mitte des blockierten Bereiches liegt.

Die Ausbreitung des periduralen Blocks ist für den geplanten operativen Eingriff von Wichtigkeit. Sie kann beeinflußt werden durch:

1. Die Einstichhöhe im Bereich der Wirbelsäule,
2. die Richtung der Nadelöffnung,
3. das injizierte Volumen des Lokalanästhetikums,
4. die Geschwindigkeit und Kraft der Injektion,
5. die Konzentration und damit die Dosis des Lokalanästhetikums,
6. die speziellen pharmakologischen Eigenschaften des Lokalanästhetikums in bezug auf seine Wirkungsdauer.

BROMAGE (4) konnte feststellen, daß die Menge des Lokalanästhetikums, die zur Anästhesie eines Segments erforderlich war, vom Alter abhängig ist. Während zwischen 10 und 18 Jahren ein steiler Anstieg der erforderlichen Lösungsmengen von 0,4 - 1,5 ml pro Segment beobachtet wurde, ließ sich feststellen, daß mit zunehmendem Lebensalter diese Menge wieder auf 0,7 ml im Alter von 80 Jahren abnahm. Auch während der Schwangerschaft ist eine geringere Menge pro Segment ausreichend.

Weiterhin hat BROMAGE (4) festgestellt, daß neben dem Alter des Patienten auch seine Körpergröße die erforderliche Lösungsmenge beeinflußt. Extreme Unterschiede machen hier Korrekturen von 10 - 25 % pro Segment erforderlich. Da die Berechnungen mit 2%igem Lidocain angestellt wurden, kommt man bei der Verwendung von Bupivacain und Etidocain zu etwas geringeren Mengen. Etwa 1 ml dieser Substanzen ist zur Blockade eines Spinalsegments erforderlich. Für den normalen Erwachsenen ergeben sich nach unserer Erfahrung für Operationen im oberen Abdomen und der Einstichhöhe L 2/3 16 - 22 ml. Im unteren Abdomen und der Einstichhöhe L 3/4 sind 13 - 18 ml erforderlich. Bei Operationen im Perineum und den äußeren Genitalien sind bei gleicher Einstichhöhe 12 - 16 ml ausreichend. Für die unteren Extremitäten verwenden wir die Punktion in Höhe von L 4/5 oder 3/4 und injizieren 13 - 16 ml.

Tabelle 2. Empfohlene Lokalanästhetikakonzentrationen für die Periduralanästhesie

Mittel	Konzentrationsbereich (%)	Wirkungszeit (min) (Adrenalin 1:200.000 zugesetzt)
2-Chlorprocain	2,0 - 3,0	50 - 80
Tetracain	0,2 - 0,3	120 - 180
Lidocain	1,5 - 2,0	70 - 120
Mepivacain	1,5 - 2,0	70 - 120
Propitocain	1,5 - 2,0	70 - 120
Bupivacain	0,5 - 0,75	180 - 300
Etidocain	0,75 - 1,0	210 - 360

Die Lokalanästhetika

Für die einzelnen Lokalanästhetika sollte man die erforderlichen Konzentrationen und die zu erwartenden Wirkungszeiten kennen (Tabelle 2).

Die hier erkennbare erhebliche längere Wirkungszeit für Bupivacain und Etidocain erklärt die Tatsache, daß wir für den klinischen Routinebetrieb die Kathetertechnik zur Periduralanästhesie nicht mehr anwenden. Bisher konnten wir bei über 8.000 Periduralanästhesien mit der Einzelinjektion auskommen.

Bei der Anwendung lang wirkender Lokalanästhetika, wie Bupivacain und Etidocain, muß darauf hingewiesen werden, daß einige deutliche pharmakodynamische Unterschiede zwischen beiden Substanzen bestehen. Während die Dauer und der Grad der sensorischen Blockade bei beiden Substanzen absolut gleich sind, zeigen sich deutliche Unterschiede in der motorischen Blockade. Beim Vergleich von Bupivacain 0,5 % und Etidocain 1 % ist festzustellen, daß Etidocain eine wesentlich stärkere - fast 100%ige - Motorblockade bei der Periduralanästhesie bewirkt. Verwendet man Bupivacain in der 0,75%igen Lösung, dann wird dieser Unterschied zwar nicht ganz aufgehoben, aber doch deutlich verringert. Andererseits hat sich gezeigt, daß die vegetative - hier die sympathische - Blockade bei Etidocain weniger ausgeprägt beobachtet wurde als bei Bupivacain. Warum bei gleichwertiger Analgesie Unterschiede in der motorischen und vegativen Blockade auftreten, ist nicht ganz geklärt. Hypothetisch kann man annehmen, daß aufgrund der größeren Fettlöslichkeit des Etidocain sich dieses in den fettreichen, dicker myelinierten Fasern anlagert und der Block der fettarmen, unmyelinierten Fasern nicht so ausgeprägt ist.

Bei Beachtung aller technischen und pharmakologischen Erfordernisse für die Periduralanästhesie ist es wünschenswert, vor Beginn der Operation den Effekt der Anästhesie zu objektivieren.

Es lassen sich mit Hilfe von Nadelstichen der Grad der Analgesie und die Größe der Ausbreitung der Periduralanästhesie feststellen. Nach 10 - 20 min ist die Ausbreitung normalerweise abgeschlossen. Leider wird im klinischen Routinebetrieb immer wieder beobachtet, daß es zu unregelmäßiger oder zu geringer bzw. zu großer Ausbreitung kommt. Die Prüfung der Analgesie mit Nadelstichen hängt von den subjektiven Angaben des Patienten ab, objektiv läßt sich der Effekt durch das Verhalten der Pulskurve und der Hauttemperatur an den unteren Extremitäten nachweisen. Hierbei ist festzustellen, daß die Vasodilatation, gemessen an der Zunahme der Pulswelle, innerhalb kürzester Zeit auftritt. Die Hauttemperatur erreicht erst nach anfänglichem Absinken sehr viel später (ca. 30 min) ihren Anstieg um mehrere Grad Celsius (Abb. 1).

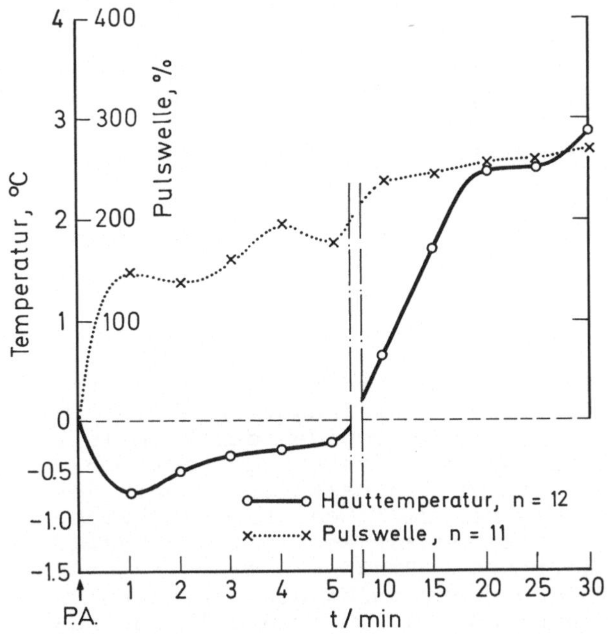

Abb. 1. Das Verhalten von Pulswelle und Hauttemperatur nach Periduralanästhesie

Indikationen

Die Indikationsbreite der Periduralanästhesie ist groß. Ganz allgemein finden sich die Indikationen für operative, diagnostische und therapeutische Zwecke. Während die Aufzählung der Indikationen für diagnostische und therapeutische Maßnahmen den Rahmen sprengen würde, soll besonders auf die Indikationen in der operativen Medizin hingewiesen werden.

Folgende absolute Indikationen haben sich uns bewährt:
1. Kardiopulmonale Erkrankungen,
2. eine Spinalanästhesie ist nicht möglich oder nicht opportun,
3. der Patient lehnt eine Vollnarkose ab und
4. der Patient soll postoperativ sofort kooperativ sein.

Als relative Indikationen können gelten:
1. Operationen an der unteren Körperhälfte,
2. Mangel an Anästhesiepersonal und
3. direkte postoperative Schmerzfreiheit erscheint wünschenswert.

Kontraindikationen

Ein wesentlicher Faktor zur Vermeidung unnötiger Komplikationen, Fehler und Gefahren bei der Periduralanästhesie ist die genaue Kenntnis der Kontraindikationen. Selbstverständlich müssen auch bei der Periduralanästhesie die für die gesamte Regionalanästhesie gültigen absoluten und relativen Kontraindikationen berücksichtigt werden. Zusätzlich glauben wir, daß die Periduralanästhesie einige spezielle Kontraindikationen hat. Diese sind:
1. Erkrankungen des ZNS (z. B. multiple Sklerose, Infektionen etc.),
2. angeborene oder erworbene pathologische Veränderungen der Wirbelsäule,
3. Patienten mit Hypovolämie und
4. wenn die Ausdehnung der Operation vorher nicht klar abgegrenzt werden kann.

Komplikationen

Bei korrekter Technik und entsprechender Erfahrung des Anästhesisten sind Komplikationen bei der Periduralanästhesie fast immer vermeidbar. Dennoch sind mechanische Schäden durch Verletzungen mit der Nadel oder im Periduralraum entstehende Hämatome möglich. Diese sind in den meisten Fällen passager, können jedoch permanent bleiben. Besonders bei Nichtbeachtung der wichtigsten allgemeinen Kontraindikationen zur Regionalanästhesie, der Gerinnungsstörung, kann hier unter Umständen erheblicher Schaden entstehen. Daher ist eine Überwachung des Patienten in der postanästhetischen Phase unerläßlich, um eventuell auftretende Paraplegien dann sofort operativ durch Hämatomausräumung anzugehen. Eine weitere, meist nur störende Komplikation sind ab und zu auftretende Rückenschmerzen bei Patienten, die durch Verletzungen des Periostes der dorsalen Querfortsätze oder kleinere Blutungen im Stichkanal bedingt sind.

Während der Anästhesie auftretende Komplikationen sind in den meisten Fällen nicht behandelte, normale pathophysiologische Veränderungen durch den periduralen Block. Hier ist in erster Linie an die Hypotension, bedingt durch Sympathikusblockade, zu denken. Hypotensionen von gefährlichem Ausmaß sind besonders dann zu erwarten, wenn eine Hypovolämie nicht erkannt oder nicht entsprechend therapiert wurde. Bei einer systematischen Untersuchung von 48 Periduralanästhesien konnte SHARIFI (12) feststellen, daß die Häufigkeit und das Ausmaß des Blutdruckabfalls nach Anlegen der Periduralanästhesie in direktem Zusammenhang mit dem zirkulierenden Blutvolumen stand. Je niedriger das zirkulierende Blutvolumen, um so häufiger und ausgeprägter ist der zu erwartende Blutdruckabfall.

Zusammenfassend kann man feststellen, daß für die sichere und zufriedenstellende Durchführung der Periduralanästhesie technische und fachliche Voraussetzungen unabdingbar sind. Hierdurch wird die Periduralanästhesie nicht nur zu einem für Patienten und Operateur sicheren und zufriedenstellenden Anästhesieverfahren, sondern werden auch unnötige Komplikationen und Nebenwirkungen vermieden. Unter den verschiedensten Techniken der Regionalanästhesie bietet nach unseren Erfahrungen die Periduralanästhesie die größte Indikationsbreite. Wenngleich Fortschritte in der Physiologie und Pharmakologie in den letzten Jahrzehnten auch die allgemeinen Anästhesieverfahren sicherer und breiter anwendbar gemacht haben, so bleibt die Periduralanästhesie bei korrekter Durchführung und Indikationsstellung doch eines der für den Patienten sichersten Anästhesieverfahren. Nur derjenige, der in der Durchführung allgemeiner und regionaler Anästhesieverfahren in gleicher Weise kompetent und sicher ist - also die Klaviatur der klinischen Anästhesie beidhändig spielen kann - ist im individuellen Fall immer in der Lage, dem Patienten die Sicherheit und den Komfort zu bieten, der ihm gebührt.

Literatur

1. ATKINSON, R. S., RUSHMAN, G. B., LEE, J. A.: A Synopsis of Anaesthesia. 4. Aufl.. Bristol: J. Wright 1977.

2. BONICA, J. J.: In: Local and Conduction Anesthesia (ed. J. CRUL). Nijmegen: Offset 1970.

3. BRAUN, H., LÄWEN, A.: Die örtliche Betäubung. 9. Aufl.. Leipzig: Barth 1951.

4. BROMAGE, P. R.: Ageing and epidural dose requirements. Brit. J. Anaesth. 41, 1016 (1969).

5. BROMAGE, P. R.: Spread of analgesic solutions in the epidural space and their site of action. Brit. J. Anaesth. 34, 161 (1962).

6. FLOWERS, C. F.: Ibit. 19, 146 (1954).

7. KILLIAN, H.: Lokalanästhesie und Lokalanästhetika. 2. Aufl.. Stuttgart: Thieme 1973.

8. MEYER, J., NOLTE, H.: Die Pharmakologie, Toxikologie und klinische Anwendung langwirkender Lokalanästhetika. Stuttgart: Thieme 1977.

9. MOORE, D. C.: Regional Block of Anesthesia. 4. Aufl.. Springfield: Thomas 1967.

10. NOLTE, H., FOLDES, F. F., NAGASHIMA, H., MEYER, J.: Zerebrospinal- und Blutspiegel nach Periduralanästhesie mit Bupivacain. In: Die Pharmakologie, Toxikologie und klinische Anwendung langwirkender Lokalanästhetika (eds. J. MEYER, H. NOLTE), p. 79. Stuttgart: Thieme 1977.

11. NOLTE, H., MEYER, J.: Regionale Anästhesie mit dem Langzeitanästhetikum Bupivacain. Stuttgart: Thieme 1971.

12. SHARIFI, B.: Blutdruckverhalten nach Peridural- und Spinalanaesthesie. Dissertation (noch nicht abgeschlossen).

13. USUBIAGA, J. E. et al.: Anesthesiology 25, 752 (1964).

Die kaudale Periduralanästhesie

Von J. Meyer

Bei der kaudalen Periduralanästhesie wird das Lokalanästhetikum im Gegensatz zur lumbalen Technik durch Perforation der Membran, die den Hiatus sacralis verschließt, in den Periduralraum appliziert. Es ist empfehlenswert, diese Technik ausschließlich als Kaudalanästhesie zu bezeichnen. Andere Namen, die hierfür gefunden wurden, sollen nicht erwähnt werden, um irrtümliche Bezeichnungen nicht aufkommen zu lassen.

Die Methode der Kaudalanästhesie wurde erstmalig 1901 von CATHELIN und SICARD beschrieben und erfolgreich angewandt. Primär wurden diese Untersuchungen von CATHELIN am Hund durchgeführt, wobei gute anästhetische Resultate erzielt werden konnten. Diese günstigen Resultate ließen sich aber nicht auf Menschen übertragen; CATHELIN injizierte Patienten, die an Leistenhernien operiert werden sollten, eine 1- und 2%ige Kokainlösung durch den Hiatus sacralis, wodurch jedoch lediglich die Sensibilität herabgesetzt wurde, die keine größere Operation gestattete. Daher glaubte CATHELIN zunächst, daß durch die peridurale Kokaininjektion eine chirurgisch brauchbare Betäubung nicht zu erzeugen sei, was auch von TUFFIER, RECLUS und SICARD bestätigt wurde. Demgegenüber konnte CHIPAULT eine Steißbeinresektion nach kaudaler periduraler Gabe von Kokain schmerzlos ausführen. Auch eine Fissura ani ließ sich in dieser Technik schmerzlos operieren. Ferner beobachtete CHIPAULT, daß sich die Analgesie nicht allein auf die Steißbeingegend, sondern auch auf den Anus, das Perineum und auf beide untere Extremitäten, inklusive der Knöchel, erstreckte. Zur gleichen Zeit fand STOECKEL, daß nach Applikation von Novocain bei Geburten eine deutliche Reduktion der Schmerzempfindung erfolgte. 1929 trat WIDENHORN intensiv für die Kaudalanästhesie bei urologischen Eingriffen ein, da er in 94 % seiner Fälle eine einwandfreie Betäubung nachweisen konnte.

Technik

Wie für alle anderen Anästhesien ist auch für die Kaudalanästhesie eine gute Prämedikation von nicht zu unterschätzender Bedeutung. Von uns wird ganz allgemein die Prämedikation mit Morphin und Scopolamin bevorzugt. Sie hat den Vorteil, daß der Patient euphorisch und amnestisch, aber nicht somnolent oder dysphorisch zur Anästhesie und Operation kommt.

Empfahl LÄWEN noch die sitzende Position zum Anlegen einer kaudalen Anästhesie, so wurde bereits von CATHELIN die Seitenlage als die optimale Lagerung zum Anlegen einer Kaudalanästhesie empfohlen. Heute sind vorwiegend noch drei Formen der Lagerung üblich:

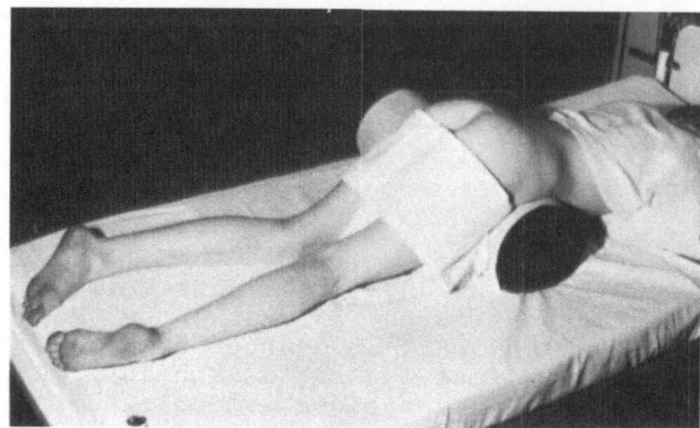

Abb. 1. Die Bauchlagerung mit Unterpolsterung des Beckens mittels einer festen Rolle

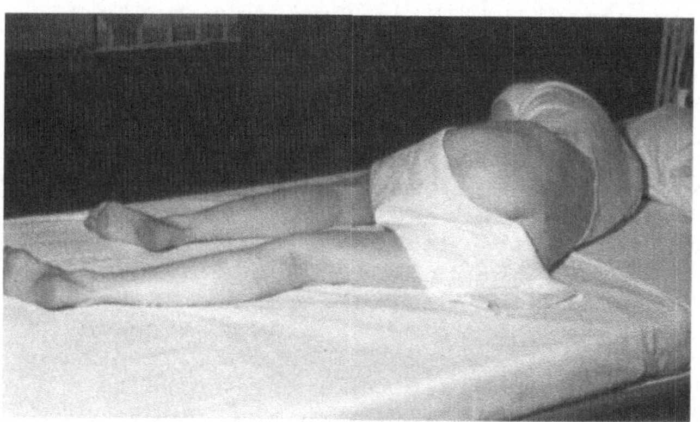

Abb. 2. Die Seitenlagerung, auch Sims-Position genannt

1. Die Bauchlagerung mit Unterpolsterung des Beckens mittels einer festen Rolle (Abb. 1).
2. Die Seitenlagerung oder auch Sims-Position genannt (Abb. 2) und
3. die Knie-Ellenbogen-Lagerung, die für den Patienten oft aus rein ästhetischen Gründen nicht so angenehm ist (Abb. 3).

Als Markierungspunkte dienen die Spinae iliacae dorsales craniales. Von hier zieht man ein gleichseitiges Dreieck, dessen Spitze nach kaudal zeigt (Abb. 4 a - c). Die Spitze liegt dann gewöhnlich dicht über dem Hiatus sacralis, dessen Cornua sacralia dabei palpiert werden können. Hat man die Cornua exakt lokalisiert, sollte man zunächst mit einer 17er Kanüle und 1 ml Lokalanästhetikum die Injektionsstelle anästhesieren, da in diesem Bereich die untersten Sakralnerven verlaufen. Ist das Injektionsgebiet analgesiert, nimmt man eine 6 - 8 cm lange Kanüle mit einem Durchmesser von etwa 1 mm (Gauge 19,5) und führt die Nadel in einem Winkel von 45° ein (Abb. 5). Nach Durchstoßen der Membran

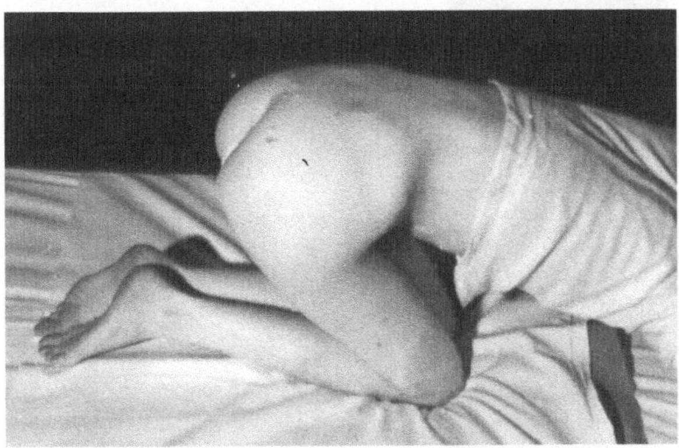

Abb. 3. Die Knie-Ellenbogen-Lagerung, bei der die Cornua am deutlichsten tast- und sichtbar werden

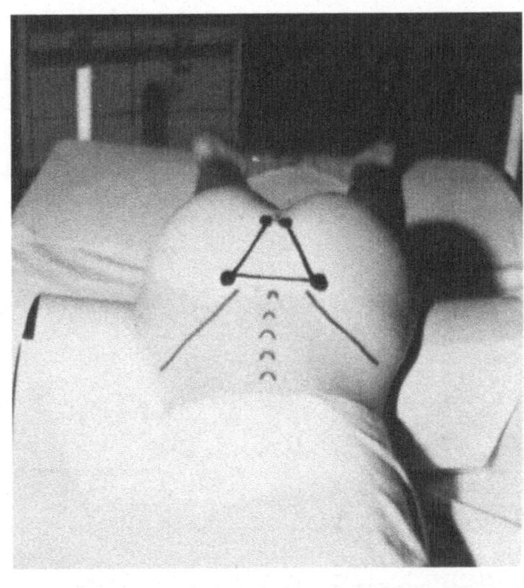

Abb. 4 a. Die Markierungspunkte, aus denen das gleichseitige Dreieck gebildet wird

und Vorschieben der Nadel bis auf die ventrale Wand des Sakralkanals zieht man sie wieder 1 - 2 mm zurück, senkt sie bis zur Horizontallage und schiebt sie dann langsam maximal 2 - 3 cm vor (Abb. 6). Anschließend wird in zwei Ebenen aspiriert, um sicher zu sein, daß die Nadelspitze nicht intravasal oder gar intrathekal liegt. Können weder Blut noch Liquor aspiriert werden, sollte man, um sicher zu sein, daß die Kanüle exakt plaziert ist, etwa 10 ml Luft nicht zu langsam einspritzen. Bildet sich kein Hautemphysem, das über dem Hiatus bzw. den Cornua sichtbar oder tastbar wird, und gibt der Patient einen leichten Schmerz über der Wirbelsäule an, der nach kranial oder in die Beine zieht, kann man sicher sein, daß die Nadel im Canalis caudalis liegt. Ist aber der Widerstand, gegen den man injizieren muß, groß, so liegt die Kanüle wahrscheinlich subperiostal. Die Nadel sollte dann ein wenig zurückgezogen und erneut etwas nach

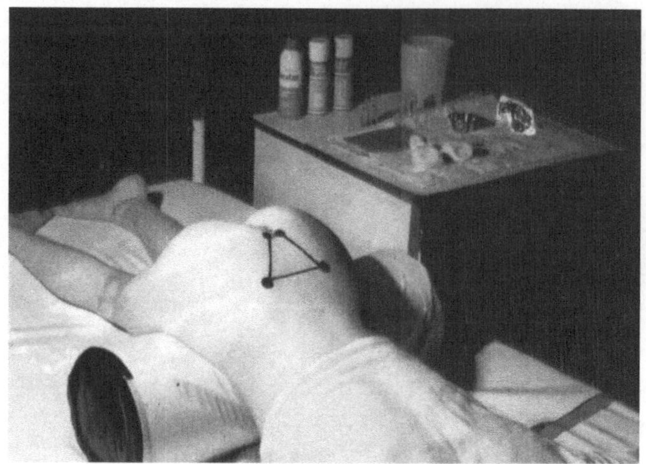

Abb. 4 b. Die Markierungspunkte, aus denen das gleichseitige Dreieck gebildet wird

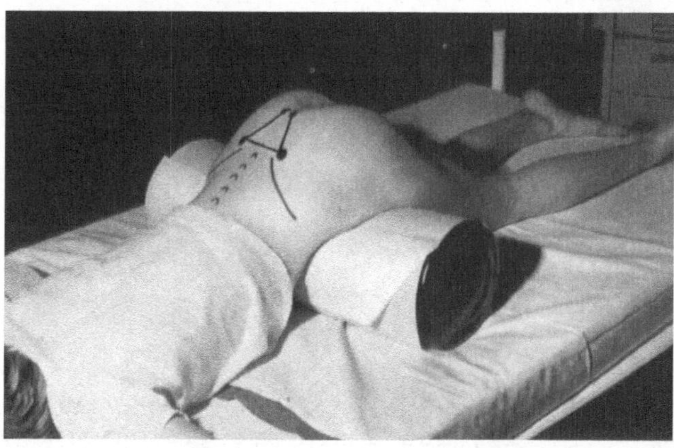

Abb. 4 c. Die Markierungspunkte, aus denen das gleichseitige Dreieck gebildet wird

kranial verschoben und die beschriebenen Manöver wiederholt werden. Der Injektionsdruck ist nicht höher als bei Durchführung einer lumbalen Periduralanästhesie.

Bei adipösen Patienten ist das Vorschieben der Nadel oft durch die Fettpolster erheblich erschwert. In diesen Fällen ist es erlaubt, daß die Nadel in einem Winkel von 45° zur Wirbelsäule verbleibt und das Medikament unter Beachtung aller Maßnahmen, die oben erwähnt wurden, injiziert wird. Als Anhaltspunkt mag der ventrale Widerstand dienen, der durch den Knochenkontakt an der Vorderseite des Kaudalkanals ausgelöst wird.

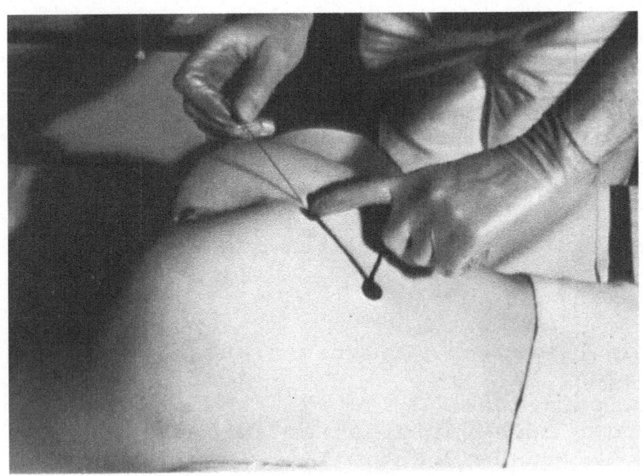

Abb. 5. Einführen der 6 - 8 cm langen Nadel in den Kaudalkanal bis zur ventralen Wand (45°)

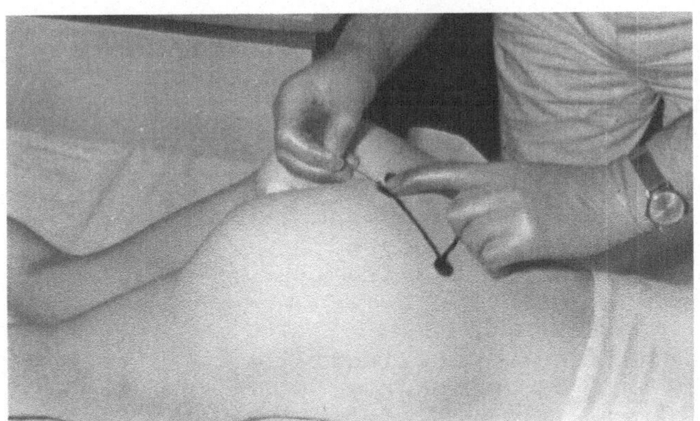

Abb. 6. Nach Senken der Nadel bis zur Horizontallage wird sie 2 - 3 cm nach kranial vorgeschoben

Medikamente und Dosierung

Als Lokalanästhetika können heute das Mepivacain und Lidocain in der 0,5- und 1%igen Form, das Bupivacain in der 0,25- und 0,375%igen Form und das Etidocain in der 0,375- und 0,5%igen Form, jeweils mit und ohne Adrenalin, empfohlen werden.

Die zu injizierenden Mengen richten sich nach dem geplanten operativen Eingriff, denn eine bestimmte Menge bewirkt auch eine bestimmte Ausbreitung. Unsere Erfahrungen zeigen, daß man bei normaler Injektionsgeschwindigkeit als Basismenge 8 - 10 ml und 1 ml pro erreichtes Segment zu injizieren hat. Effekt und Ausdehnung lassen sich mittels der "pin prick"-Methode wie bei anderen Regionalanästhesietechniken prüfen.

Indikationen und Kontraindikationen

Allgemeine Indikationen zur Kaudalanästhesie sind:
- Patienten mit kardiopulmonalen Störungen,
- Patienten, die eine Allgemeinanästhesie ablehnen,
- Patienten, bei denen direkt postoperativ eine Kooperation erwartet wird.

Für folgende spezielle Indikationen bietet sich die Kaudalanästhesie an:

1. In der Geburtshilfe:
   a) zur Analgesie über den gesamten Geburtsverlauf,
   b) bei Forzepsentbindungen,
   c) für intrauterine Manipulationen,
   d) in Ausnahmefällen sogar auch für eine Sectio caesarea (Cave größere Menge Lokalanästhetikum!).

2. In der Gynäkologie:
   a) für alle vaginalen Eingriffe, jedoch mit Einschränkung für die vaginale Uterusexstirpation,
   b) suprapubische Eingriffe.

3. In der Urologie:
   a) transvesikale Eingriffe an der Blase und Prostata,
   b) diagnostische Eingriffe, wie Zystoskopie, Biopsien usw.,
   c) Eingriffe an den äußeren Genitalien.

4. In der Chirurgie:
   a) Eingriffe im Bereich des Anus und des Perineums,
   b) Eingriffe im Bereich des distalen Rektums,
   c) Eingriffe im Bereich der Inguinalgegend,
   d) Eingriffe im Bereich der unteren Extremitäten, wie Varizenexhairese und Repositionen.

5. Für diagnostische und therapeutische Eingriffe:
   a) Durchblutungsstörungen (Vasospasmen),
   b) hartnäckige Ischialgien,
   c) Karzinomschmerzen im Bereich des Beckens und der unteren Extremitäten.

Als Kontraindikationen gelten für die Kaudalanästhesie die gleichen wie für jede andere Regionalanästhesie auch, wobei folgende Kontraindikationen speziell für die Kaudalanästhesie gelten:

1. Verletzungen im Bereich des Os sacrum.
2. Infektionen im Bereich des Os coccygeum (Pilonidalzysten oder Fisteln).
3. Die erforderliche Menge des Lokalanästhetikums ist zu groß, um die gewünschte Ausbreitung der Kaudalanästhesie zu erreichen.

Voraussetzung zur Durchführung der Kaudalanästhesie ist das Einverständnis des Patienten nach vorheriger ausreichender Information und Aufklärung sowie eine entsprechende Ausrüstung.

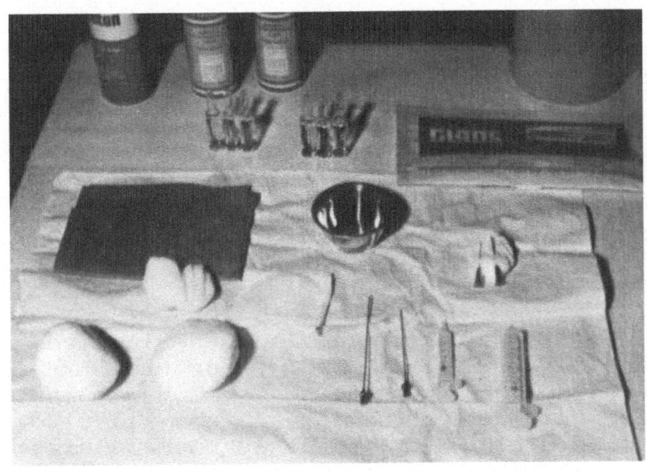

Abb. 7. Inhalt eines Päckchens, der zur Kaudalanästhesie erforderlich ist

Für die Durchführung einer Kaudalanästhesie sind erforderlich: je eine Spritze zu 2 ml und 10 ml, zwei Wattebälle sowie zwei Watteträger zur Desinfektion der Haut. Ferner werden benötigt: ein 50 ml-Schälchen zur Aufbewahrung des Lokalanästhetikumgemisches, eine Blutentnahmekanüle zum Aufziehen des Medikaments, eine 17er Kanüle zur Applikation der Hautquaddel sowie die Kaudalnadel, außerdem Verbandstoff zur Abdeckung der Injektionsstelle (Abb. 7).

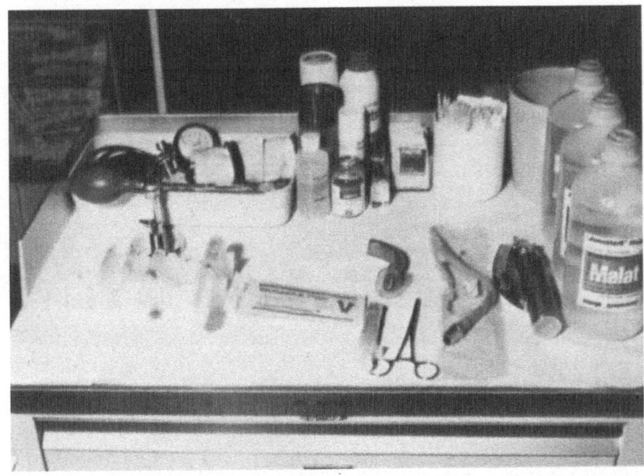

Abb. 8. Das Armentarium, das für die Kaudalanästhesie wie für jede Regionalanästhesie einsatzbereit vorhanden sein muß

Zur technischen Ausrüstung zur Behebung von Komplikationen gehört ein einsatzfähiges Narkosegerät mit der Möglichkeit, mit 100 % O_2 zu beatmen. Außerdem muß ein Spritzensatz, bestehend aus Barbiturat, Atropin und einem Muskelrelaxans, vorhanden sein (Abb. 8), um eventuell auftretenden Krämpfen begegnen zu können.

Als zusätzliche Sedierung während der Kaudalanästhesie bevorzugen wir die intravenöse Applikation von Dehydrobenzperidol, Atosil oder Valium.

Zusammenfassend kann man sagen, daß die Kaudalanästhesie sich für alle Eingriffe im Bereich des Beckens und der unteren Extremitäten besonders gut eignet. Dieser Zugang hat den großen Vorteil, daß bei korrekter Durchführung und Beachtung aller Vorschriften aus dieser Form der Periduralanästhesie niemals eine akzidentelle Spinalanästhesie mit den bekannten Folgen werden kann. Gegenüber der lumbalen Periduralanästhesie, der Spinalanästhesie und dem Sattelblock verursacht die Kaudalanästhesie wegen der geringeren Beeinflussung des N. sympathicus weit weniger Komplikationen bezüglich Blutdruckabfall, Herzrhythmusstörungen sowie Bradykardien.

Sind alle notwendigen Voraussetzungen gegeben, so steht uns mit der Kaudalanästhesie eine empfehlenswerte Anästhesiemethode zur Verfügung, die leider in deutschen Kliniken viel zu wenig geübt wird.

Literatur

1. BRAUN, H., LÄWEN, A.: Die örtliche Betäubung. 9. Aufl., p. 175. Leipzig: Barth 1951.

2. CATHELIN, M. F.: A new route of spinal injection - a method for epidural injections by way of the sacral canal application to man. Compt. rend. Soc. Biol. 53, 452 (1901).

3. MEYER, J.: Die Kaudalanästhesie. In: Die rückenmarksnahen Anästhesien (eds. H. NOLTE, J. MEYER), p. 78. Stuttgart: Thieme-Verlag 1972.

4. NOLTE, H.: Technik der Lokalanaesthesie. Anaesthesiologie und Wiederbelebung, Bd. 14, p. 26. Berlin-Heidelberg-New York: Springer 1966.

5. SICARD, M. A.: Les injections medicamenteuses extra durales par voic sacrococeygienne. Comp. Soc. Biol. 53, 396 (1901).

6. STOECKEL, D.: Sacrale anaesthesia. Z. Gynaek. 33, 3 (1909).

Die kontinuierliche Periduralanästhesie in der Geburtshilfe

Von E. Knoche, E. Traub und W. Dick

In den letzten Jahren haben die verschiedenen Methoden der Schmerzbekämpfung unter der Geburt zunehmend an Bedeutung gewonnen. Eine Auswahl der prinzipiell möglichen und klinisch gebräuchlichen Methoden beinhaltet Parazervikalblock, Periduralanästhesie, Spinalanästhesie, Pudendusanästhesie, Inhalationsanalgesie, Sedativa etc. (Abb. 1).

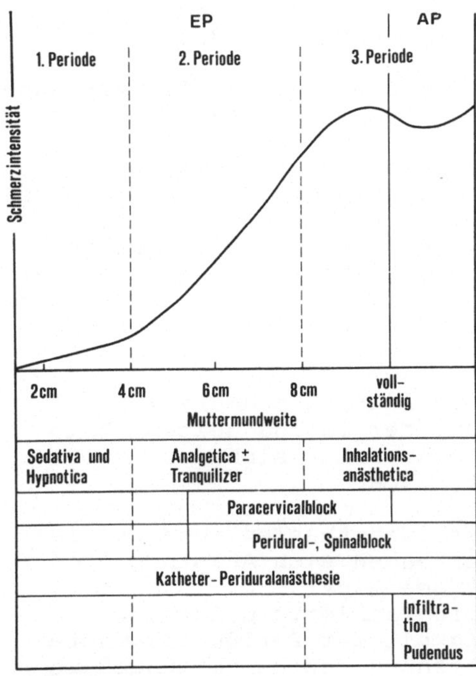

Abb. 1. Methoden zur Schmerzbekämpfung während des Geburtsverlaufs

Gerade die medikamentöse Schmerzlinderung mit Hypnotika, Sedativa und Analgetika empfanden 60 % der Kreißenden nach einer Umfrage von 1967 als unzureichend. Die Inhalationsanalgesie und -anästhesie ist sehr aufwendig und wird zudem nicht selten mit erheblichen Nebenwirkungen auf den Feten erkauft; als extremes Beispiel ist die sogenannte Schlafentbindung anzusehen.

Unter den Verfahren der Regionalanästhesie ist der Parazervikalblock wegen seiner erheblichen Nebenwirkungen auf den Feten (Bradykardie, Azidose) kaum noch gebräuchlich. Einseitige Spinal- und Periduralanästhesien bieten sich in der zweiten Periode der Eröffnung an und sind - wenn man Glück hat - bis zum Ende der Geburt wirksam. Zur Entwicklung des Kindes können Pudendusblock und Damminfiltration mit einem Lokalanästhetikum nützlich sein.

Eine zuverlässige und komplette Schmerzbekämpfung über den gesamten Geburtsverlauf ist erst durch die kontinuierliche Katheterperiduralanästhesie möglich geworden, mit deren Hilfe die Schmerzleitung jeweils direkt pharmakologisch und zeitgerecht unterbrochen wird.

Schematisch lassen sich drei Stufen einer spinalen Blockade unterscheiden, die für den Geburtsverlauf maßgebend sind:
1. Die Blockade der sensiblen viszeralen Fasern, die zu einer viszeralen Analgesie und zur Gefäßerweiterung führt.
2. Die Blockade der sensiblen somatischen Fasern, die von einer Analgesie gefolgt ist.
3. Die Blockade der motorischen somatischen Fasern, die zur Muskelrelaxation führt.

Die schmerzleitenden Bahnen für die Zeit der Eröffnungsperiode verlaufen zum Teil über den Plexus pelvicus und den Nervus praesacralis und münden bei Th 11/12 in das Rückenmark ein (Abb. 2). Die Dehnungsschmerzen bei Eröffnung der Zervix und der Dehnung des Beckenbodens werden über die Sakralsegmente geleitet. Um eine komplette Schmerzausschaltung zu erzielen, müssen in der Eröffnungsperiode die Segmente Th 11/12 und bei zunehmender Dehnung des Muttermundes die Sakralsegmente ausgeschaltet werden. In der Austreibungsphase hingegen ist nur die Blockade der Sakralsegmente erforderlich, da sie den Dehnungsschmerz im Bereich des Beckenbodens, der Vulva und der Vagina leiten. Bei einer notwendig werdenden Sectio caesarea muß sich der motorische Block bis mindestens Th 8 erstrecken.

Seit 1975 führen wir Katheterperiduralanästhesien rund um die Uhr durch. Auf folgende Indikationen haben sich Anästhesisten und Geburtshelfer im Laufe der Zeit geeinigt:
- Die Geburtseinleitung, also die programmierte Geburt, wo schon vor Einsetzen der Wehentätigkeit der Periduralkatheter gelegt wird, um eine schnelle Eröffnung des Muttermundes zu erreichen.
- Starke psychische Alterationen der Mutter, um den bekannten Circulus vitiosus aus Angst-Spannung-Verkrampfung zu durchbrechen.
- Die zervikale Dystokie, die seit Einführung der PDA immer seltener geworden ist und nur noch bei wenigen Patientinnen - ganz im Gegensatz zu früheren Zeiträumen - zur Sectio caesarea führt. Über ähnliche Beobachtungen haben unter anderem MALTAU (5) und insbesondere CRAWFORD (3) berichtet.
- Ein verlängerter Geburtsverlauf, um einer Erschöpfung der werdenden Mutter vorzubeugen.
- Die Plazentainsuffizienz und jede Art von EPH-Gestose, um ei-

nen normalen Blutdruck aufrechtzuerhalten sowie Krämpfe, fetale Hypoxie und Vollnarkose zu vermeiden (2, 4).
- Das erhöhte fetale Risiko bei Übertragungen und Frühgeburten, da unter der PDA mit einer geringeren fetalen Azidose (7) zu rechnen ist.
- Medizinische Komplikationen, wie kardiovaskuläre Erkrankungen etc., wenn das Pressen in der Austreibungsphase vermieden werden soll (2).

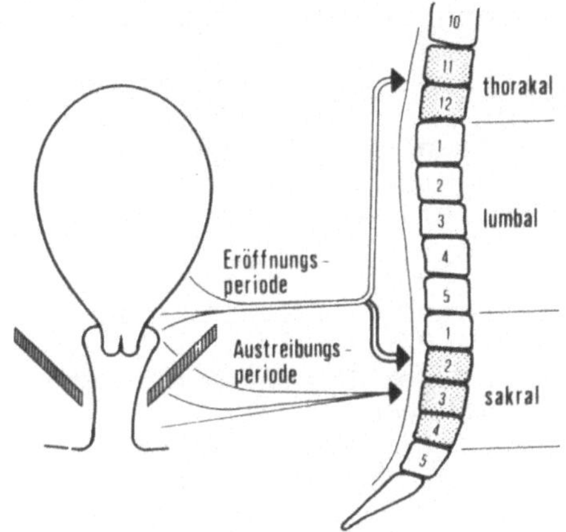

Abb. 2. Schmerzleitende Bahnen während der verschiedenen Geburtsperioden

Diesen unumstrittenen Indikationen möchten wir einige relative Indikationen hinzufügen:
- Aus geburtshilflichen Gründen kann auch nach einer vorausgegangenen Sectio bei strenger Geburtsüberwachung - Gefahr der unbemerkten Uterusruptur - eine Katheter-PDA durchgeführt werden.
- Bei Mehrlingsschwangerschaften sehen wir eine Indikation, da das zweite oder dritte Kind meistens operativ entbunden und dann schnell eine Vollnarkose gemacht werden muß.
- Bei der Beckenendlage, wenn nicht eine primäre Sectio durchgeführt wird (3).
- Beim intrauterinen Fruchttod ist eine Katheter-PDA nur dann kontraindiziert, wenn Gerinnungsstörungen vorliegen.
- Aus allgemein medizinischen Gründen sollte das Für und Wider bei Deformitäten der Wirbelsäule diskutiert werden, ebenso bei Neigung zu Rückenschmerzen.
- Bei extremer Adipositas kann aus technischen Gründen einmal eine Katheter-PDA kaum durchführbar sein.
- Neurologische Erkrankungen - wie Zustand nach Meningitis, Psychosen, Epilepsie, Poliomyelitis, Migräne, Aneurysma - halten wir ebenfalls nicht für einen Hinderungsgrund einer PDA.

Diesen zahlreichen absoluten und relativen Indikationen stehen einige wenige Kontraindikationen entgegen.

Wichtigste Voraussetzung für die Durchführung einer Katheter-PDA ist die schriftliche Einverständniserklärung (bei uns mit Unterschrift eines Merkblattes) der Patientin. Lehnt die werdende Mutter auch nach intensiver sachlicher Aufklärung das Verfahren ab, so sollte man nicht versuchen, ihr eine PDA aufzudrängen.

Aus geburtshilflichen Gründen ist bei einer fetalen Notsituation wegen des Zeitfaktors eine PDA nicht angebracht, ebenso wenig beim hämorrhagischen Schock der Mutter, ausgelöst z. B. durch eine vorzeitige Plazentalösung oder Placenta praevia und bei drohender Uterusruptur wegen Verschleierung der Diagnostik.

An allgemein medizinischen Gründen als Kontraindikation gegen eine PDA seien der Vollständigkeit halber noch aufgeführt: Antikoagulanzientherapie, Blutgerinnungsstörungen, lokale und schwere Allgemeininfektionen, manifeste Erkrankungen des ZNS (multiple Sklerose, diabetische Neuropathie), Allergien auf Lokalanästhetika.

Sind alle Voraussetzungen für eine Katheter-PDA erfüllt, führen wir die Methode meistens bei der sitzenden Patientin durch; zu häufige und starke Wehen werden während der Durchführung der PDA mit einem Betasympathikomimetikum abgeblockt. Dauert die Geburt schon einige Zeit und ist die Patientin stark sediert, wird die PDA in Seitenlage durchgeführt. Wir verwenden ein selbstgepacktes Katheterset (Abb. 3), in dem eine Tuohy-Nadel, eine Glasspritze, ein Gefäß für NaCl, ein steriles Schlitztuch und Tupfer eingepackt sind. Der Periduralkatheter, Mikrofilter und Adapter werden nach Öffnen des sterilen Sets dazugelegt, ebenso die erforderlichen Medikamente (wichtig ist, vor Durchführung sämtliche Teile des Sets, Durchgängigkeit von Katheter und Nadel, Durchführen des Katheters durch die Nadel sorgfältig zu prüfen). Ein absolut steriles Vorgehen beinhaltet auch die sorgfältige Hautdesinfektion.

Das Aufsuchen des Periduralraumes mit Hilfe einer mit Kochsalz gefüllten Glasspritze hat sich bewährt, bei Füllung der Spritze mit Luft sahen wir mehr Duraperforationen. Wenn technisch möglich, gehen wir zwischen L 2/3 ein, da hier der Periduralraum am größten ist; L 2 stellt wegen der Gefahr der Rückenmarksverletzung die obere Punktionsgrenze dar. Der Katheter wird - nach Auffinden des Periduralraumes - soweit kranialwärts geschoben, daß nach Zurückziehen der Nadel die 10 cm-Marke an der Einstichstelle der Haut sichtbar wird.

Nach Festkleben des Katheters in Rückenmitte und Installation des Mikrofilters am Ende des Katheters werden als Testdosis 2 ml 0,25%iges Bupivacain gegeben.

Als Lokalanästhetikum hat sich bei uns das Langzeitanästhetikum Bupivacain ohne Adrenalin bewährt; es wird zwar auch wie alle anderen Substanzen diaplazentar übertragen - es wird 3 - 5 min nach Injektion bei Mutter und Fet nachweisbar (1, 2) -, liegt aber wesentlich günstiger als Mepivacain und Lignocain. Die Differenz ist abhängig von der Proteinbindung der verschiede-

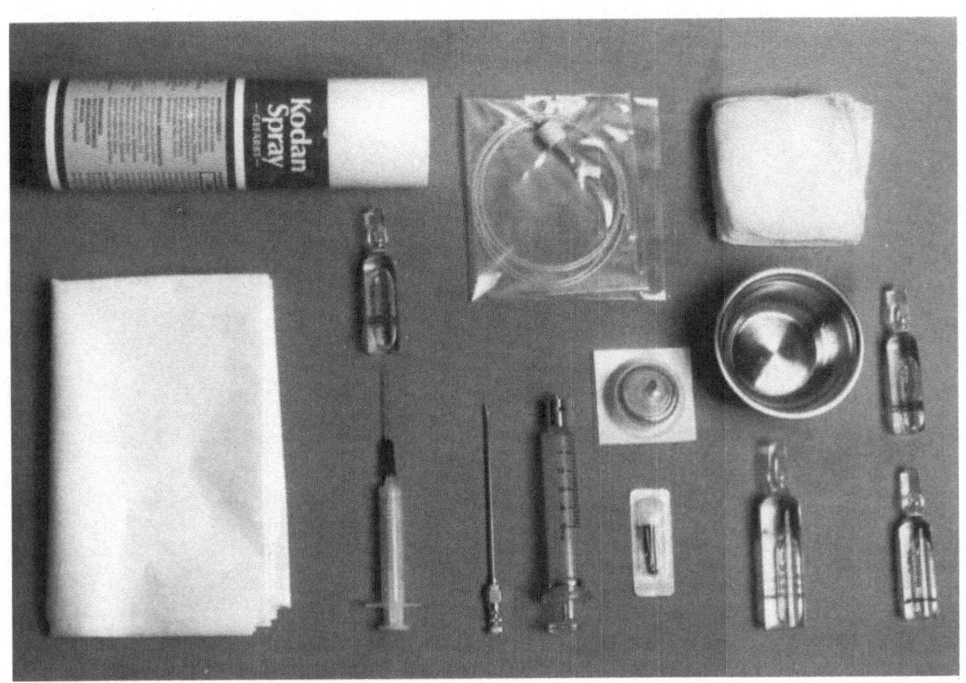
Kodan
Spray

Tabelle 1. Durchführung der Katheter-PDA

Anästhetikum:	Bupivacain
Konzentration:	0,125 %, 0,25 %, 0,5 %, 0,375 %
Dosierung:	$\bar{x}$ = 0,28 mg/kg/h Geburtsdauer Testdosis 5 mg (= 2 ml der 0,25%igen Lösung) Erstinjektion 20 mg (= 8 ml der 0,25%igen Lösung) Nachinjektion 12,5 - 15 mg (= 5 - 6 ml der 0,25%igen Lösung) Intervall der Nachinjektion 50 - 100 min Forzeps 35 - 50 mg (= 7 - 10 ml der 0,5%igen Lösung) Sectio 60 - 75 mg (= 12 - 15 ml der 0,5%igen Lösung)

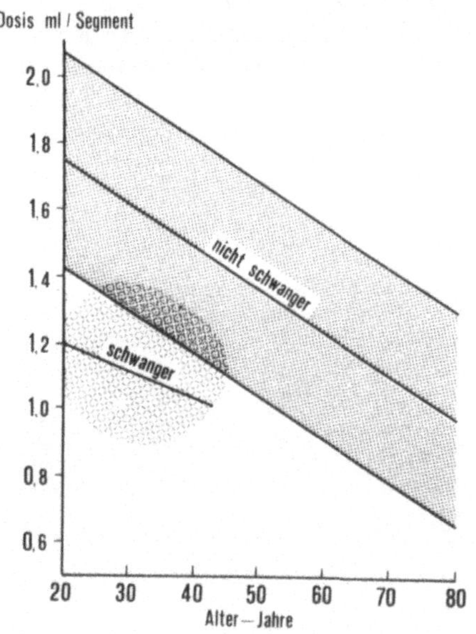

Abb. 4. Dosierungsunterschiede von Lokalanästhetika zwischen Schwangeren und Nichtschwangeren

Zur Zangenentbindung oder Sectio wird grundsätzlich auf 0,5%iges Bupivacain übergegangen. Die Abb. 5 und 6 sollen verdeutlichen, wie es gelingt, durch Lagerung der Kreißenden und Nachinjektion bestimmter Volumina von Lokalanästhetika sich dem Geburtsverlauf anzupassen. Abb. 5 zeigt die Eröffnungsperiode, wo - wie schon oben erwähnt - ein thorakolumbaler sensorischer Block ausreicht, während die Abb. 6 die Austreibungsperiode verdeut-

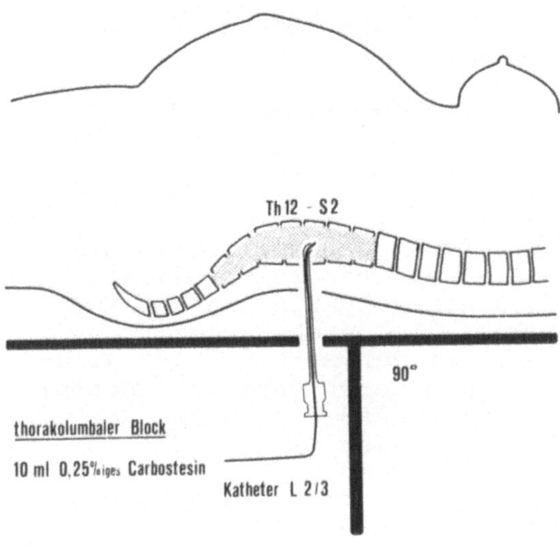

Abb. 5. Thorakolumbaler Block in der Eröffnungsperiode

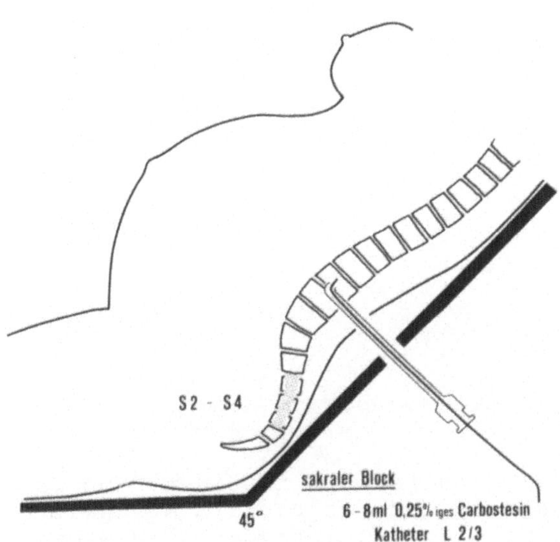

Abb. 6. Sakraler Block in der Austreibungsperiode

licht, in der die Blockierung der sakralen Segmente gewünscht wird, während der Preßdrang - im Idealfall - voll erhalten bleibt.

Das Überwachungsregime umfaßt grundsätzlich eine intravenöse Infusion, Blutdruck- und Pulskontrolle in Abständen von 5 min im Anschluß an die Erstinjektion und die Nachinjektionen bis zu 30 min, Blutdruck- und Pulskontrolle in Abständen von je 15 min nach Ablauf der ersten halben Stunde im Gefolge der Injektion, die fortlaufende Kontrolle der kindlichen Herztöne und der Wehentätigkeit mittels Kardiotokographie.

Eine gute Analgesie konnte bei uns in annähernd 90 % der Fälle erzielt werden, ungenügend war sie in rund 7 %. Zusatzmedikationen von Dolantin wurden bei 16 % aller Patientinnen erforderlich.

REYNOLDS (3) konnte anhand von Bestimmungen der Plasmakonzentrationen nach Einzeldosen von Bupivacain eindrucksvoll zeigen, daß es im Laufe der Katheter-PDA zu einer Kumulation des Bupivacain bis zur Entbindung kommt (Abb. 7). Durch Zusatz von Adrenalin konnten die Plasmaspiegel bei der Mutter etwas niedriger gehalten werden, besonders nach höheren Bupivacaindosen; dennoch kommt die Autorin zu dem Schluß, daß die Zugabe von Adrenalin weniger Effekte auf den neonatalen als auf den mütterlichen Bupivacainspiegel hat, bei den geringen Bupivacaindosen und somit Adrenalindosen könnte kaum die Plazentapassage beeinflußt werden, besonders auch, weil Adrenalin pharmakologisch viel kürzer wirksam ist als das Bupivacain selbst.

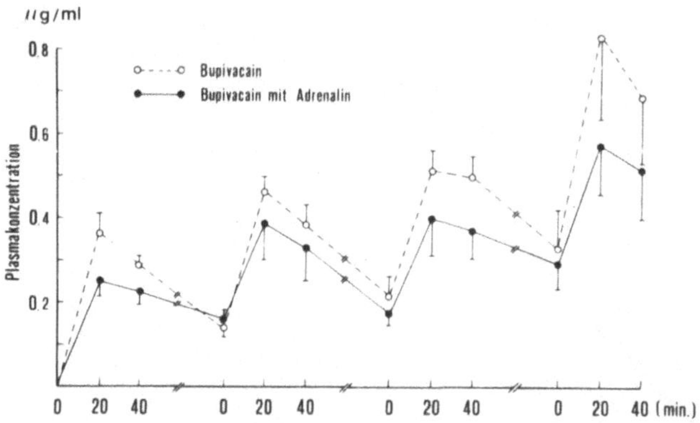

Abb. 7. Kumulation bei Nachinjektion von Bupivacain

Faßt man alle Komplikationen der Katheter-PDA in einer Tabelle zusammen, so können wir intrapartale und postpartale Nebenwirkungen voneinander trennen (Tabelle 2). An intrapartalen Nebenwirkungen ist mit geringen Hypotensionen - nach unseren Untersuchungen in etwa 40 % der Fälle - zu rechnen, bedingt durch Reduktion des peripheren Widerstandes durch das Lokalanästhetikum, durch eventuell zusätzliche Hypovolämie oder durch Hochsteigen der PDA.

Mit einem Kavakompressionssyndrom ist in etwa 6 % der Fälle zu rechnen, das Herzzeitvolumen soll um 25 % abfallen; direkte Folge kann eine kindliche Bradykardie sein. Die Therapie besteht in Seitenlagerung der Patientin, eventuell Kopftieflagerung, i.v. Volumenzufuhr, O_2-Inhalation, als letzte Maßnahme Kreislaufmittel, z. B. Akrinor.

Tabelle 2. Komplikationen der Katheter-PDA

a) Intrapartal
Hypotension
Vena cava-Kompressionssyndrom (fetale Bradykardie)
Erbrechen, Übelkeit, Tremor
Versehentliche Durapunktion
Katheterabriß
Punktion von Blutgefäßen
b) Postpartal
Kopfschmerzen
Rückenschmerzen
Temporäre Harnretention
Temporäre Paralyse (Hämatom)
Permanente Paralyse
Kontamination (Arachnoiditis, Myelitis, Meningitis)

Als erste Stufe einer Intoxikation, ohne irgendwelche Kreislaufreaktionen, sind öfter Übelkeit, Erbrechen, Schläfrigkeit und Tremor zu beobachten (3).

Die unangenehmste technische Komplikation ist die Duraperforation. Als Sofortmaßnahme muß die Nadel entfernt werden, gegebenenfalls kann ein Segment höher oder tiefer eingegangen werden. Um das Auftreten und die Schwere von Kopfschmerzen zu reduzieren, werden folgende Maßnahmen ergriffen: Ausreichende Infusionsbehandlung, Kochsalzinfusion in den PDA-Katheter, 24 h Flachlagerung auf dem Rücken und nach Möglichkeit operative vaginale Entbindung, um der Patientin das Pressen zu ersparen. Alle diese Maßnahmen können möglicherweise den Liquorverlust an der Punktionsstelle vermindern.

Eine direkte Folge der Katheter-PDA ist der Katheterabriß, der aber sicher zu verhindern ist, wenn man den Katheter nicht durch die Tuohy-Nadel zurückzieht.

Gelegentlich kommt die Punktion von Blutgefäßen mit der Nadel oder auch dem Katheter vor.

Postpartal können Kopfschmerzen auftreten als Folge einer versehentlichen Durapunktion; außer der oben angegebenen Therapie soll postpartal mit Analgetika nicht gespart werden und die Patientin auf das vorübergehende Erscheinungsbild hingewiesen werden. Bleiben diese Maßnahmen ohne Effekt, können in den Periduralraum erneut 40 - 60 ml NaCl 0,9 % gespritzt werden, mit Wiederholung an den nachfolgenden Tagen.

Verhältnismäßig häufig treten Rückenschmerzen auf, vorübergehend kann sich eine Harnretention einstellen, die aber auch öfter bei Wöchnerinnen ohne PDA beobachtet wird. In Ausnahmefällen können sich temporäre oder permanente Paralysen einstellen, die jedoch durch die Punktionsgrenze bei L 2/3 zu vermeiden sind;

es sei denn, es entstehe ein Hämatom, das sich nicht zurückbildet oder sich gar sekundär infiziert. Bei streng sterilen Kautelen ist eine Kontamination, die sich klinisch in einer Arachnoiditis, Myelitis oder Meningitis äußern kann, zu verhindern.

Der Geburtshelfer ist neben der zufriedenstellenden Analgesie insbesondere an der Art der Geburtsbeendigung unter dem Einfluß einer kontinuierlichen PDA interessiert. Aus geburtshilflicher Sicht insbesondere gefürchtet ist der infolge ungenügenden Preßdrangs der Patientin erhöhte Anteil vaginal operativ zu beendender Geburten, wenngleich eine unter optimalen Bedingungen vom Beckenboden ausgeführte Zangenentbindung für das Kind sicher keine erhöhte Gefährdung darstellt. Während die Zangenfrequenz in unserem Kollektiv im Gegensatz zum Allgemeinkollektiv zunimmt, hat sich die Sectiofrequenz im PDA-Kollektiv um die Hälfte vermindert (6).

Die Katheter-PDA stellt ein effektives und differenziertes Anästhesieverfahren dar, das aber sowohl an den Anästhesisten als auch an den Geburtshelfer erhöhte und vermehrt organisatorische Anforderungen stellt. Im Geburtsverlauf können im PDA-Kollektiv Fehleinstellungen des Feten auftreten, die nur bei guter Überwachung früh genug erkannt werden.

Für die klinische Routineanwendung der Katheter-PDA im Kreißsaal sind einige Voraussetzungen unabdingbar, die wir zum Schluß in fünf Punkten zusammenfassen wollen:

1. Ein Anästhesiedienst muß für 24 h gewährleistet sein.

2. Das Anästhesieteam muß über ausreichende methodische Erfahrungen verfügen.

3. Eine kontinuierliche Überwachung und kontrollierte Nachinjektionen sind notwendig.

4. An Technik und Sterilität müssen höchste Anforderungen gestellt werden.

5. Eine optimale Kooperation zwischen Geburtshelfern und Anästhesisten ist unabdingbare Voraussetzung für ein erfolgreiches Gelingen.

Literatur

1. BELFRAGE, P., BERLIN, A., RAABE, N., THALME, B.: Lumbar epidural analgesia with bupivacaine in labor. Amer. J. Obstet. Gynec. 123, 839 (1975).

2. BONICA, J. J.: Obstetric Analgesia and Anesthesia. New York: Springer 1972.

3. DOUGHTY, A.: Proceedings of the Symposium on Epidural Analgesia in Obstetrics. Kingston Hospital, 18th March 1971.

4. HOLLMEN, A., JOUPPILA, R., PIHLAJANIEMI, R., KARVONEN, P., SJÖSTEDT, E.: Selective lumbar epidural block in labour. A clinical analysis. Acta anaesth. scand. 21, 174 (1977).

5. MALTAU, J. M., ANDERSEN, X. T.: Continuous epidural anesthesia with a low frequency of instrumental deliveries. Acta obstet. gynecol. scand. 54, 401 (1975).

6. RAABE, N., BELFRAGE, P.: Lumbar epidural analgesia in labour. Acta obstet. gynecol. scand. 55, 125 (1976).

7. STRASSER, K., ALBRECHT, H., MORGENSTERN, I.: Fetaler Säure-Basen-Haushalt bei kontinuierlicher Periduralanästhesie während der Geburt unter Berücksichtigung des Schwangerschaftsverlaufes. Zentraleuropäischer Anaesthesie-Kongreß, 13. - 16. 9. 1977, Genf.

Die Spinalanästhesie

Von H. Bergmann

Seit den ersten Bemühungen BIERs (1898) (2) um die "Rachianaesthesie" hat die Spinalanästhesie ein wechselvolles Schicksal durchgemacht: zunächst geringe Beachtung, dann Erfolgsphase, schließlich Belastung durch ernste Komplikationen und "Verruf" und erst letztlich wieder, gerade im Zeitalter hoher Narkosekunst, "Renaissance des Kreuzstiches" mit klarem Erfolgskonzept bei technischer Modernisierung der Methode, neuen Spinalanästhetika und verbesserten pathophysiologischen Vorstellungen.

In der folgenden Übersicht über die Spinalanästhesie (= Lumbalanästhesie), die wir als temporäre örtliche Schmerzausschaltung durch subarachnoidale Applikation eines geeigneten Lokalanästhetikums definieren wollen, sollen anatomisch-physiologische Grundlagen, die Technik der Spinalanästhesie, mögliche Komplikationen der Methode und - daraus abgeleitet - die Indikationen und Kontraindikationen der Spinalanästhesie der Reihe nach besprochen werden.

I. Anatomisch-physiologische Grundlagen

1. Subarachnoidalraum

Der Subarachnoidalraum liegt zwischen Arachnoidea und Pia und ist nicht mit dem kapillären und für uns bedeutungslosen Cavum subdurale zwischen Dura und Arachnoidea zu verwechseln. Der Subarachnoidalraum erweitert sich nach kranial in die Cisternae pontocerebellaris und cerebellomedullaris und steht über die Foramina Magendie, Luschkae und Monroe mit den Hirnventrikeln in direkter Verbindung. Im Subarachnoidalraum befinden sich die Fächer der Spinalnervenwurzeln, das bindegewebige Ligamentum denticulatum (Fixation des Rückenmarks von Pia zur Arachnoidea) und der Liquor cerebrospinalis.

2. Liquor cerebrospinalis

Der Liquor cerebrospinalis gehört zum interstitiellen Kompartiment des extrazellulären Raumes. Er stellt nicht nur ein "Wasserkissen" für Hirn und Rückenmark dar (Schutz vor mechanischen Traumen), sondern spielt auch eine entscheidende Rolle im Stoffwechsel des Zentralnervensystems (Diffusionsaustausch, Abtransport metabolischer Produkte des Hirnstoffwechsels) (7).

Die Liquorproduktion erfolgt überwiegend durch aktive Sekretion und Diffusion über die Epithelzellen des Plexus chorioideus

(= Blut-Ventrikel-Schranke), zu einem geringeren Anteil auch extrachorioidal und extraventrikulär (z. B. Aquädukt, Zentralkanal), aber auch über die perivaskulären Räume der Gehirnkapillaren als Extrazellulärflüssigkeit direkt in den Subarachnoidalraum (= Blut-Subarachnoidal-Schranke).

Die Gesamtmenge an Liquor beträgt etwa 150 ml, die Teilmenge unterhalb des Foramen occipitale magnum etwa 35 ml, diejenige unterhalb Th 5 etwa 15 ml. Produktion und Resorption stehen normalerweise im Gleichgewicht, die Umsatzrate liegt bei 0,2 %/min (ca. 0,4 ml/min) (6), das komplette Volumen wird also alle 10 - 12 h erneuert.

Als Hauptmechanismus des Liquorabflusses kann ein hydrostatisch und kolloidosmotisch bedingter Übergang vom Subarachnoidalraum in die venösen Plexus und Sinus des ZNS über die Pacchionischen Granulationen angesehen werden. Eine direkte Drainage in die ableitenden Lymphgefäße von Hirn- und Spinalnerven hat höchstens eine alternative kompetitive Bedeutung bei krankhaften Situationen.

Der Liquordruck beträgt lumbal liegend 50 - 200 mm H_2O, die Osmolarität entspricht etwa der des Plasmas (um 300 mosm/l), das spezifische Gewicht des Liquors kann man mit 1.006 ± 0,003 annehmen, was im Vergleich zum spezifischen Gewicht des Spinalanästhetikums hinsichtlich der Barizität von wesentlicher Bedeutung ist.

3. Höhe der Spinalblockade

Nach dem Ausmaß von Blockierung von Segmenten (Kenntnis der segmentalen Hautinnervation!) werden folgende Arten von Spinalblockaden unterschieden:
- ein Sattelblock (= Reithosenanästhesie, "saddle block") mit Ausschaltung von S 4 und S 5, für perianale Eingriffe ausreichend,
- ein tiefer Spinalblock mit oberer Grenze L 1, für Eingriffe an den unteren Extremitäten und im Bereiche des äußeren Genitale (Urologie, Gynäkologie) geeignet,
- ein mittlerer Spinalblock mit oberer Grenze Th 8, ausreichend für die Unterbauchchirurgie und für Eingriffe an Uterus, Prostata, Harnblase und Niere und
- ein hoher Spinalblock bis zu Th 5 für Oberbauchlaparotomien.

II. Technik der Spinalanästhesie

1. Lagerung des Patienten

Eine der wesentlichsten Voraussetzungen für gute Ergebnisse bei der Spinalanästhesie ist die richtige Lagerung des Patienten zur Lumbalpunktion und während der ersten Postpunktionsphase.

a) Sitzend:
Eine sitzende Position muß für den Sattelblock bei hyperbarer Technik und, wenn es erkrankungsbedingt nicht anders geht (Schenkelhals- oder Oberschenkelfraktur, Extension), sie kann in jedem Fall eingenommen werden. Sie soll nicht bei labilen Patienten (Kollapsneigung!) und bei Graviden (Kavakompression) Verwendung finden.

Wenn möglich, ist dazu ein Quersitz am Operationstisch mit möglichst gekrümmtem Rücken ("Katzenbuckel") zur Erweiterung der Interspinalräume einzunehmen.

b) Seitenlage:
Auf der Seite liegend muß bei jeder unilateralen Spinalanästhesie punktiert werden, diese Seitenlage soll auch bei jedem labilen Patienten und (links!) in der Gravidität (siehe oben) sowie der optimalen Ausbreitung des Anästhetikums wegen bei jeder hyperbaren Spinalanästhesie (mit Ausnahme des Sattelblocks) gewählt werden.

Um welche Lagerung es sich auch immer handeln wird, es muß immer ein Helfer vorhanden sein, Hautanstrich und Kleidung des Anästhesisten müssen operativen Sterilitätsbedingungen entsprechen.

2. Lumbalpunktion

Das Instrumentarium muß einschließlich der Ampullen im Autoklaven sterilisiert sein. Eine chemische Kaltsterilisation ist nicht mehr vertretbar und muß als Kunstfehler betrachtet werden (9, 19). Einmalgeräte lösen das Sterilitätsproblem in idealer Weise (3).

Als Einstichstelle wird die Mittellinie unterhalb von L 2 (kaudales Rückenmarksende) zwischen zwei Dornfortsätzen (L 2/3 oder L 3/4) gewählt. Ein lateraler Zugang (2 cm paramedian, Nadel nach median aufwärts, Zugang durch das Foramen intervertebrale) umgeht verkalkte Ligamente und Blockwirbelbildung und wird in Einzelfällen, jedoch häufiger als erwartet, insbesondere im Greisenalter notwendig.

Gehen wir nach einer Standardtechnik vor, so wird nach Setzen einer Hautquaddel mit Lokalanästhetikum eine Führungskanüle bis in das Ligamentum interspinale vorgeschoben und damit sowohl ein potentiell infektiöser Hautkontakt mit der Lumbalnadel vermieden als auch die Verwendung dünner (22 - 25 G) Spinalnadeln möglich gemacht. Mit dem Nadelschliff soll entsprechend dem Durafaserverlauf in der Längsrichtung eingestochen werden, um eine möglichst kleine Perforationslücke, geringen Liquorverlust und eine minimale Frequenz postspinaler Kopfschmerzen zu erhalten.

Für die Sicherung der Nadellage gelten folgende Kriterien: Tropft klarer Liquor entweder frei ab oder kann er leicht aspiriert werden, gilt die Lumbalpunktion als einwandfrei. Bei ganz dünnen Nadeln kann die Erkennung der richtigen Nadellage allerdings erschwert sein.

Nur anfangs blutig tingierter und rasch aufklarender Liquor deutet auf Durchstechen einer periduralen Vene hin und stellt kein Gegenargument zum Einspritzen des Lumbalanästhetikums dar. Tropft reines Blut ab, liegt die Nadel in einer Vene, eine neue Punktion in einem anderen Segment ist angezeigt. Tropft schließlich trotz Nadelrotation kein Liquor ab und ist Liquor auch nicht zu aspirieren, so hat die Lage der Nadelspitze als unsicher zu gelten und ist die Injektion des Anästhetikums nicht angezeigt.

3. Art und Dosierung des Lokalanästhetikums

Allgemein verfügbar sind heute folgende, für die Spinalanästhesie geeignete Lokalanästhetika:

- Lidocain 5 % (+ 7,5 % Glukose, spezifisches Gewicht 1.035) = Xylocain "schwer"
- Mepivacain 4 % (+ 7,5 % Glukose, spezifisches Gewicht 1.035) = Scandicain "schwer", Meaverin "schwer"
- Bupivacain 0,5 % (selbst zu mischen mit 0,8 ml 30 % Glukose, um damit eine Glukosekonzentration von 6,6 - 8,5 % zu erhalten) = Meaverin-ultra oder Carbostesin.

Etwas schematisiert kann die Dosierung dieser Anästhetika je nach gewünschter Blockhöhe für den Sattelblock mit 1 ml (Lidocain 50 mg, Mepivacain 40 mg, Bupivacain 10 mg), für einen tiefen Spinalblock mit 1,2 ml (Lidocain 60 mg, Mepivacain 48 mg, Bupivacain 12 mg) und für einen mittleren Spinalblock mit 1,4 ml (Lidocain 70 mg, Mepivacain 56 mg, Bupivacain 14 mg) angegeben werden. Im Alter und in der Gravidität sind diese Dosen um ein Drittel zu verkleinern.

4. Vasopressorenzusatz

Ein Zusatz von Vasopressoren zum Lumbalanästhetikum verlangsamt die Resorption des Wirkstoffes und verlängert damit die Wirkungsdauer der Spinalanästhesie. Dem Adrenalin (0,2 - 0,3 mg) wird ein verlängernder Effekt um 50 %, dem Phenylephrin (Neosynephrin) ein solcher um 100 % (1,5 - 2 mg) nachgesagt.

5. Ausbreitung und Schicksal des Anästhetikums im Subarachnoidalraum

Die Ausbreitung des lumbal injizierten Anästhetikums im Subarachnoidalraum wird von einer Reihe von Faktoren bestimmt. Der Einfluß der Schwerkraft wird sich dabei durch die Barizität des Anästhetikums (schwerer - hyperbar, ebenso schwer - isobar, leichter - hypobar = Verhältnis der spezifischen Gewichte von Anästhetikum und Liquor, bezogen auf Wasser von 37°C), durch die Lagerung des Patienten (hyperbare Technik: Kopftieflage = Ausbreitung nach kranial, sitzend = Ausbreitung nach kaudal) und durch den Grad der Lendenlordose (Höhe der Injektionsstelle!) auswirken, das Volumen des Anästhetikums wird sich insbesondere bei isobaren Techniken auswirken, auch die Konzentration und die absolute Menge des Anästhetikums in mg wird einen gewissen Einfluß auf die Ausbreitung haben und schließlich wird auch die Injektionsform zu beachten sein: Eine zunehmende Injektionsgeschwindigkeit und -kraft wird die Ausbreitung ebenso begünstigen wie die sogenannte Barbotage, das Mischen von Anästhetikum mit Liquor während der Injektion, wodurch ausgesprochene Turbulenzen zustandekommen.

Ist das Lokalanästhetikum injiziert, so steigt die Wirkstoffkonzentration im Liquor rasch an, fällt dann innerhalb von 15 - 30 min wieder rasch ab und nimmt schließlich einen asymptotischen Verlauf. Der Großteil des Anästhetikums wird nämlich rasch vom dichten Venenplexus der weichen Hirnhäute absorbiert und unverändert oder in Form von Abbauprodukten über Niere, Leber und auch über den Plexus chorioideus (wieder in den Liquor) ausgeschieden.

Die Fixierung des Lokalanästhetikums an das nervöse Gewebe findet innerhalb der ersten 10 - 15 min statt (keine extremen Lagerungen in dieser Zeit!), was je nach Konzentration des Wirkstoffes und nach Faserdicke der Nerven zur selektiven oder totalen Unterbrechung der Reizleitung führt. Die Reihenfolge der Ausschaltung einzelner Empfindungsqualitäten führt dabei von den empfindlichsten autonomen Fasern mit zunehmender Konzentration zur Blockierung von Kälte, Wärme, Schmerz, Berührung, Druck, Motorik und schließlich auch propriozeptiver Bahnen (Phantomgefühl!). Der Begriff einer Differentialblockade (unterschiedliche segmentale Blockgrenzen für Sensibilität und Sympathikusblockade) wird damit verständlich (10).

6. Sonderformen der Spinalanästhesie

a) Die unilaterale Spinalanästhesie (Hemianalgesie):

Die Methode der einseitigen Spinalanästhesie wird bei seitenbeschränkten Operationen (untere Extremität, Leistenhernie) durchgeführt (12, 21), um mit hyperbarer Technik bei gleicher Blockhöhe das Ausmaß der Sympathikusblockade und damit des Blutdruckabfalles zu vermindern. Dies gelingt in etwa zwei Drittel der Fälle, wenn bei der Setzung des Spinalblockes folgendes Vorgehen strikt eingehalten wird:

- Nadel mit Seitenöffnung verwenden,
- Nadelöffnung nach unten bei Lagerung des Patienten mit der kranken Seite nach unten,
- langsame Injektion ohne jede Turbulenz,
- Beibehalten der Seitenlage über die ganze Fixierungszeit des Anästhetikums am Nerven (15 min).

Gewisse Vorteile beim Risikopatienten scheinen gegeben, der deutlich erhöhte Zeitaufwand spricht jedoch eher gegen eine freizügige Anwendung dieser Methode in der klinischen Routine.

b) Die kontinuierliche Spinalanästhesie:

Die Sonderform einer kontinuierlichen Spinalanästhesie, durch LEMMON (15) 1940 mit einer biegsamen Nickelspinalnadel und rinnenförmiger Führungskanüle sowie Spezialmatratze mit Ausnehmung für die Nadel eingeführt und durch TUOHY (22) 1945 zur Kathetermethode entwickelt, hat heute keine praktische Bedeutung mehr und kann eigentlich nur mehr als historische Reminiszenz betrachtet werden.

Die früher angegebenen Vorteile dieser Methodik, wie lang dauernde Blockade und Möglichkeit des Einschleichens mit der Dosis des Anästhetikums, haben durch die Entwicklung neuer, lang wirkender Lokalanästhetika und durch die Fortschritte bei der kontinuierlichen Periduralanästhesie völlig ihre Bedeutung verloren. Die Furcht vor einer Traumatisierung subarachnoidaler Strukturen und die verstärkte Möglichkeit einer Infektion im Subarachnoidalraum durch den lange dort liegenden Katheter haben ebenfalls dazu beigetragen, daß diese Sonderform der Spinalanästhesie nicht mehr verwendet wird.

III. Komplikationen der Spinalanästhesie

In gedrängter Form sollen nun die möglichen Komplikationen der Spinalanästhesie unter Anführung von Ursachen, Entstehungsmechanismen, Vermeidung und Behandlung angegeben werden. Damit werden auch Grundlagen für den abschließend zu besprechenden Abschnitt über Indikationen und Kontraindikationen dieser rückenmarksnahen Leitungsanästhesie verfügbar sein.

Die Komplikationsübersicht wollen wir in die Gruppe der Zwischenfälle, die durch die Technik der Spinalanästhesie zustandekommen (Kollaps, Rückenschmerz, Kopfschmerz, Hirnnervenläsion, Meningomyelopathie), und in die durch die Wirkung der Spinalanästhesie bedingten Zwischenfälle (Blutdruckabfall, Störungen der Respiration und des Gastrointestinaltraktes, Harnretention) unterteilen.

1. Komplikationen, bedingt durch die Technik der Spinalanästhesie

a) Kollaps (vasovagale Synkope):

Ein Kollaps während der Lumbalpunktion ist selten und an sich harmlos, es handelt sich um einen normovolämischen "neurogenen" Schockzustand in der Art einer vasovagalen Synkope, der beim nervösen irritierten Patienten vor allem in sitzender Position (Sattelblock!) einmal auftreten kann. Die Ausschaltung emotioneller Faktoren ist die beste Prophylaxe, Flachlagerung die wirkungsvollste Therapie. Die Durchführung der Spinalanästhesie braucht deshalb nicht abgebrochen zu werden.

b) Rückenschmerzen:

Ebenso selten kommen in 1 - 3 % der Fälle Rückenschmerzen nach der Lumbalpunktion und Spinalanästhesie vor. Sie erklären sich durch Traumatisierung der Gewebe (Mehrfachpunktion) und/oder durch Dehnung lumbaler Strukturen (Gelenke, Bänder) in muskulär relaxierter Rückenlage. Vorerkrankungen der Wirbelsäule und der Begriff des "Kreuzstiches" an sich können auch ohne anatomische Ursache psychisch projiziert solche Beschwerden hervorrufen.

Eine atraumatische Punktionstechnik stellt die beste Verhütung, häufiger postoperativer Lagewechsel die geeignetste Behandlung dar.

c) Kopfschmerzen:

Der postspinale Kopfschmerz ist das praktisch-klinische Hauptproblem der Spinalanästhesie, als dessen typische und häufigste Ursache ein subarachnoidaler Druckabfall durch Liquorverlust nach Lumbalpunktion angenommen wird (11). Die Größe der Duralücke spielt dabei eine ausschlaggebende Rolle, der Defekt kann viele Tage offenbleiben.

Der absinkende Liquordruck führt zur Minderung der Aufhängekraft des ZNS und damit zur Dehnung schmerzempfindlicher Partien (Meningen, Tentorium, Gefäße), die Schmerzen übertragen sich über Hirn- und obere Zervikalnerven auf den Kopf. Eine Elastizitätsminderung der intrakraniellen Strukturen erklärt die Frequenzabnahme dieser Komplikation im Alter (Normalfrequenz bei dünner Lumbalnadel 1 - 2 % (Literaturangaben zwischen 0 und 72 %) (1).

Der postspinale Kopfschmerz nimmt typischerweise beim Aufrichten zu und bessert sich beim Liegen; unter den prophylaktischen Maßnahmen stehen die Verwendung dünner und dünnster Lumbalpunktionsnadeln (22 - 31 G), etwa mit konisch abgerundeter Spitze (16), und die longitudinale atraumatische Punktion des Subarachnoidalraumes an der Spitze. Für eine ausreichende Hydrierung des Patienten soll schon präoperativ gesorgt sein, eine prolongierte routinemäßige Flachlagerung des Patienten in der postoperativen Phase scheint hingegen nur Immobilisierung und keine Vorteile zu bringen.

Therapiemaßnahmen zielen darauf ab, den Liquordruck zu erhöhen. Dies erreicht man vor allem mit ausreichender sowohl oraler als auch parenteraler Flüssigkeitszufuhr und auch mit lokaler periduraler Dauerinfusion (Katheter) von 10 - 20 ml einer isotonen Kochsalzlösung pro Stunde (5). Von Versuchen, die Durchblutung des Plexus chorioideus und damit die Liquorproduktion zu steigern (Alkohol, Nikotinsäure, Stellatumblock) ist kein echter therapeutischer Effekt zu erwarten (18).

d) Hirnnervenläsion:

Hirnnervenläsionen nach Spinalanästhesie kommen als Einzelfälle äußerst selten einmal vor, in 90 % dieser Fälle ist aus anatomischen Gründen der N. abducens betroffen. Pathogenetisch handelt es sich wie beim postspinalen Kopfschmerz um eine Dehnung der nervösen Struktur durch verminderten Liquordruck. Prophylaxe und Therapie sind daher mit den schon angegebenen Maßnahmen beim Kopfschmerz identisch. Innerhalb des ersten Monats gibt es eine spontane Remissionstendenz von 50 %, nach sechs bis acht Wochen sind 90 % aller Fälle restituiert, mit einer operativen Korrektur soll man wegen der Möglichkeit einer Spätremission mindestens zwei Jahre warten.

e) Meningomyelopathie:

Meningomyelopathien mit all ihren Folgeerscheinungen haben in der Vergangenheit den üblen Ruf der Spinalanästhesie zu Recht begründet, bei einwandfreier moderner Technik kommen sie jedoch praktisch nicht mehr vor. LUND (18) konnte 1971 über 500.000 Spinalanästhesien ohne jegliche derartige Schädigung zusammenstellen, das Odium der irreversiblen neurologischen Komplikation ist daher heutzutage klinisch nicht mehr relevant.

Trotzdem sollen hier vor allem pathogenetische Überlegungen kurz angeführt werden, wobei der pathologisch-anatomische Formenkreis solcher Komplikationen vom meningealen Reizzustand über die meist virusbedingte aseptische, die bakteriell-septische und die chemische Meningitis bis zur chronisch-adhäsiven Arachnoiditis (unterer Endabschnitt der Wirbelsäule = "Cauda equina-Syndrom") reicht und damit die Grundlage zu einer permanenten Lähmung abgibt.

Ätiologisch wurden toxisch irritierende Effekte (Konzentration oder pH des Lokalanästhetikums, Lösungs- oder Konservierungsmittel), chemisch bedingte Reize (Spuren antiseptischer Lösungen nach Kaltsterilisation der Ampullen, Detergentien nach Reinigung des Instrumentariums, Talkum nach Einstauben der Handschuhe, Metallionen aus Metallspritzen), bakterielle Verunreinigungen, traumatische Läsionen nervöser Strukturen bei der Lumbalpunktion, Einbringen von Fremdkörpern in den Subarachnoidalraum (Hautstanzen, Katheterreste bei kontinuierlicher Technik), Hämatombildung bei hämorrhagischer Diathese, vaskuläre Ursachen (Thrombosen bei Druckabfall und Spasmen der A. spinalis anterior nach überhöhtem Vasopressorenzusatz) und auch eine Exazerbation neurologischer Vorerkrankungen (Multiple Sklerose, Tabes, Tumor) nach Spinalanästhesie als Ursachen solch komplizierender permanenter Lähmungen angegeben.

An der Spitze aller Vorbeugungsmaßnahmen steht die einwandfreie Lumbalpunktion unter kompromißlos einzuhaltenden Sterilitätsgesetzen und die Verwendung von Einmalgeräten. Die Verwendung atoxischer, apyrogener und steriler Substanzen bei der Spinalanästhesie ist selbstverständlich geworden, die einwandfreie Leitung der Spinalanästhesie schließlich und eine ebenso einwandfreie Auswahl der Patienten unter Beachtung aller Kontraindikationen runden das Bild der heutigen Sicherheit der Spinalanästhesie ab.

2. Komplikationen, bedingt durch die Wirkung der Spinalanästhesie

Alle nunmehr zur Besprechung kommenden Zwischenfälle lassen sich auf den Effekt der Spinalanästhesie zurückführen.

a) Blutdruckabfall:

Im Mittelpunkt des pathophysiologischen Interesses steht hier die Blockade sympathischer Wurzelfasern. Der dadurch zustandekommende Blutdruckabfall erklärt sich aus der Schadenskette Vasodilatation, postarteriolares Versacken des Blutes, Abnahme des zirkulierenden Blutvolumens und des venösen Rückstromes zum Herzen und Abfall des Herzzeitvolumens.

Der Fortfall akzessorischer Pumpen des Niederdrucksystems (ruhige Atmung bei partieller Interkostalparalyse, muskuläre Relaxation) tragen ferner ebenso zum Abfall des Blutdruckes bei wie eine etwaige Hypovolämie, eine Kompression der V. cava in der Gravidität, abrupte Lageänderungen des Patienten und chirurgische Reflexstimuli durch Manipulation an den Eingeweiden.

Alle Organe werden dadurch in Mitleidenschaft gezogen, Bewußtseinsstörungen sind denn auch als Folge einer verminderten Hirndurchblutung zu deuten.

Um gefährliche Ausmaße eines solchen Blutdruckabfalls zu vermeiden, muß man zunächst von hohen Spinalanästhesien Abstand nehmen und als obere Grenze des Blocks Th 8 festlegen, das kardiovaskuläre Risiko des Patienten im Einzelfall richtig einschätzen, im Alter und in der Schwangerschaft die Dosis des Anästhetikums entsprechend vermindern und vor Anlegen der Spinalanästhesie für eine ausreichende Volumenfüllung Sorge tragen.

Das Behandlungsziel muß es sein, den venösen Rückstrom zum Herzen und das Herzzeitvolumen zu erhöhen. Dies geschieht am besten durch Gabe kolloidaler Volumenersatzmittel bei Sauerstoffzufuhr und leichter Kopftieflage. Vom echten Vorteil einer routinemäßigen prophylaktischen "blinden" Vasopressorengabe sind wir nicht überzeugt. Will man therapeutisch gezielt zusätzlich diese Stoffklasse einsetzen, so ist der Ephedrintyp mit alpha- und beta-adrenerger Stimulation der reinen peripheren Vasokonstriktion des Methoxamin vorzuziehen.

<u>b) Störungen der Respiration:</u>
Störungen der Respiration kommen bei Beschränkung der Blockhöhe bis maximal Th 8 nicht vor. Beim hohen Spinalblock können sie vor allem peripher bedingt infolge Blockade der Interkostalnerven mit daraus resultierendem Funktionsausfall der entsprechenden Interkostalmuskeln auftreten, im Einzelfall aber auch einmal eine zentrale Ursache haben. Die Chemorezeptoren an der Oberfläche der Medulla oblongata werden nämlich bereits durch schwache Konzentrationen eines Lokalanästhetikums in ihrer Funktion eingeschränkt (4).

Durch kompensatorischen Einsatz des Zwerchfells wird beim hohen Spinalblock die Ruheventilation zwar unbeeinflußt bleiben (Vermeidung unnötigen Abstopfens oder extremer Kopftieflage), die Reservevolumina und die Vitalkapazität werden jedoch eingeschränkt sein (8).

<u>c) Störungen des Magen-Darm-Traktes:</u>
Die Spinalanästhesie verursacht ferner durch Ausschaltung sympathischer Hemmung und Überwiegen der parasympathischen Reizwirkung eine ausgeprägte Tonus- und Motilitätsstörung des Darmes. Dies kann ein ursächlicher Faktor für Nausea und Erbrechen nach Spinalanästhesie sein, vagale chirurgische Reize bei offenem Abdomen, eine überschießende Vasopressorenwirkung und Opiateffekte aus der Prämedikation sind allerdings weitere Erklärungsmöglichkeiten für eine solche Nebenwirkung der Spinalanästhesie. Prophylaktisch und therapeutisch empfehlen sich Atropin als Pa-

rasympathikolytikum und Dehydrobenzperidol als Sedativum und Antiemetikum.

d) Harnretention:
Schließlich kann als Nebenwirkung einer Spinalanästhesie noch eine an sich harmlose Harnretention genannt werden, die als Folge einer vegetativen Dysfunktion zustandekommt. Perfusionsstörungen durch Blutdruckabfall, ein spezifischer Ephedrineffekt (Erhöhung des Sphinktertonus), die Art der Operation selbst (Beckenbereich) und eine etwaige direkte Manipulation an der Harnblase (Urologie!) können zur Verstärkung einer solchen Nebenwirkung beitragen. Ernste Störungen sind dadurch jedoch nicht zu erwarten, operative Eingriffe an der Prostata sind daher auch keine Kontraindikation zur Spinalanästhesie, sondern werden im Gegenteil häufig unter einer solchen Art von Leitungsanästhesie ausgeführt.

IV. Indikationen und Kontraindikationen zur Spinalanästhesie

a) Indikationen:
Es gibt eine Reihe von Indikationen zur Spinalanästhesie, vor allem bei Eingriffen im Bereich der unteren Extremitäten und des Unterbauches. Bei sachgemäßer und verständiger Durchführung einer Spinalanästhesie wird sich nämlich bei Blockbegrenzung bis Th 8 die Sicherheit, Komplikationsarmut und technische Vervollkommnung der Spinalanästhesie so bemerkbar machen, daß durch sie selbst im Vergleich zu einer optimalen Allgemeinanästhesie Vorteile für den Patienten gewonnen werden können. Folgende Krankheitsgruppen lassen sich hier einordnen:

- Die akute Chirurgie beim nicht nüchternen Patienten (Vermeidung der Aspirationsgefahr),
- die Alterschirurgie beim kardiorespiratorischen Risikofall (Reduzierung aller schädigenden Momente einer Schmerzausschaltung auf ein Minimum, nur geringfügige Beeinträchtigung kardialer, hämodynamischer und respiratorischer Funktionen durch sorgsam geleitete Spinalanästhesie mit reduzierter Dosis des Anästhetikums) (17),
- Leber-, Nieren- und Stoffwechselschäden (geringe Toxizität des Lokalanästhetikums, geringe allgemeine Anästhesiebelastung, wenn für Stabilität der Hämodynamik gesorgt wird),
- die Sectio caesarea, bei der durch die Spinalanästhesie für die Mutter eine sichere Vermeidung einer Säureaspiration und für den Feten eine nur minimale Depression angegeben wird (13, 20).

b) Kontraindikationen:
Gute Erfolge mit einer Spinalanästhesie werden sich aber letztlich nur durch die Einhaltung auch eines klaren Kontraindikationsspektrums erzielen lassen. Hier ist anzuführen:

- Lokale und allgemeine Infektionen zur Vermeidung bakterieller Infektionen der Hirnhäute,
- ein manifester dekompensierter Schock (14), wobei ein beherrschter Schockzustand kein Gegenargument zur Spinalanästhesie mehr darstellt,

- manifeste Erkrankungen des ZNS und der Wirbelsäule (Hirntumoren, Meningitis, Enzephalomyelopathien sind absolute Kontraindikationen, anatomische Veränderungen der Wirbelsäule einschließlich Status nach Laminektomie sind höchstens als relativ kontraindiziert anzusehen, wenn die technische Durchführung der Blockade ungebührlich erschwert wäre),
- Störungen der Blutgerinnung (Antikoagulanzienbehandlung, andere hämorrhagische Diathesen: Möglichkeit einer periduralen oder subduralen Hämatombildung nach der Punktion), wobei aber eine atraumatische Punktionstechnik bei deutlich zu erwartenden Vorteilen durch die Spinalanästhesie ein freizügigeres Verhalten erlauben sollte,
- eine Überempfindlichkeit gegen Lokalanästhetika, auch wenn dieser Begriff noch so vage Vorstellungen im kritischen Betrachter erweckt,
- die Weigerung des Patienten, der sich zu einer Spinalanästhesie trotz Information über die sich in seinem Fall daraus ergebenden Vorteile nicht entscheiden kann, und
- ein für die Durchführung von Operationen in Lokalanästhesie nicht geeigneter Chirurg, der sich intraoperativ mit der Tatsache, daß der Patient nicht schläft, nicht abfinden kann.

V. Schlußfolgerungen und Zusammenfassung

Es lassen sich also aus der Darstellung über die Spinalanästhesie folgende praktische Schlüsse ziehen:

1. Die Entwicklung der Spinalanästhesie hat mit den Fortschritten der modernen Allgemeinanästhesie Schritt gehalten. Technisch-methodische Neuerungen und fundierte pathophysiologische Erkenntnisse sind die Voraussetzungen dafür, daß aus der ehedem nahezu verrufenen, zumindest aber komplikationsbelasteten Methode in der Hand des Geübten ein sicher beherrschbares Verfahren werden konnte, das mancherlei Vorteile zu bieten hat.

2. Wenn man den Indikationsbereich richtig absteckt, grundsätzliche Forderungen - etwa nach rigoroser Sterilität - kompromißlos einhält, die Grenzen der Spinalanästhesie beachtet und nichts Unbilliges von ihr verlangt, wird man ein risikoarmes Vorgehen und hohe Erfolgsquoten erwarten können.

3. Es scheint uns daher empfehlenswert, sich der Spinalanästhesie mehr als bisher anzunehmen, sie im modernisierten Stil zu pflegen und auch zu lehren und damit ihre zweifellos vorhandenen Vorteile nicht ungenützt brach liegen zu lassen.

Literatur

1. BERGMANN, H.: Die Komplikationen, Fehler und Gefahren der Spinalanästhesie. In: Die rückenmarksnahen Anästhesien (eds. H. NOLTE, J. MEYER), p. 45. Stuttgart: Thieme 1972.

2. BIER, A.: Versuche über die Kokainisierung des Rückenmarkes. Dtsch. Z. Chir. 51, 361 (1898).

3. BRIDENBAUGH, L. D., MOORE, D. C., DeVRIES, J. C.: Sterile, convenient, economical, disposable spinal anesthesia trays. Fact or fantasy? Anesth. Analg. 46, 191 (1967).

4. COMROE, J. H.: Physiologie der Atmung. (Deutsche Übersetzung von H. A. GERLACH, H. BODENSTAB). Stuttgart: Schattauer 1968.

5. CRAWFORD, J. S.: The prevention of headache consequent upon dural puncture. Brit. J. Anaesth. 44, 598 (1972).

6. CUTLER, R. W. P., PAGE, L., GALICICH, J., WATTERA, G. V.: Formation and absorption of cerebrospinal fluid in man. Brain 91, 707 (1968).

7. FAULHAUER, K.: Anatomisch-physiologische Grundlagen der Liquorproduktion und -resorption. Radiologe 17, 443 (1977).

8. FREUND, F. G., BONICA, J. J., WARD, R. W., AKAMATSU, T. J., KENNEDY, W. F.: Ventilatory reserve and level of motor block during high spinal and epidural anesthesia. Anesthesiology 28, 834 (1967).

9. GERLICH, N. A., NICHOLES, P. S., BALLINGER, C. M.: Heat sterilization of spinal anesthetic ampoules. Anesthesiology 19, 394 (1958).

10. GREENE, N. M.: The area of differential block during spinal anesthesia with hyperbaric tetracaine. Anesthesiology 19, 45 (1958).

11. GREENE, N. M.: Physiology of Spinal Anesthesia. Baltimore: Williams & Wilkins Co. 1969.

12. HARDER, H. J.: Unilaterale lumbale Spinalanästhesie mit hyperbarer Lösung. Anaesthesist 8, 145 (1959).

13. JAMES, F. M., CRAWFORD, J. S., HOPKINSON, R., DAVIES, P., NAIEM, H.: A comparison of general anesthesia and lumbar epidural analgesia for elective cesarean section. Anesth. Analg. 56, 228 (1977).

14. KENNEDY, W. F. jr., BONICA, C. C., AKAMATSU, T. J., WARD, R. J., MARTIN, W. E., GRINSTEIN, A.: Cardiovascular and respiratory effects of subarachnoid block in the presence of acute blood loss. Anesthesiology 29, 29 (1968).

15. LEMMON, W. T.: A method for continuous spinal anesthesia. A preliminary report. Ann. Surg. 111, 141 (1940).

16. LEVY, W. H.: A new needle for intrathecal puncture. Anesthesiology 18, 336 (1957).

17. LORHAN, P. H.: Anesthesia experiences with the octogenarian. Anesth. Analg. 46, 601 (1967).

18. LUND, P. C.: Principles and Practice of Spinal Anesthesia. Springfield: Thomas 1971.

19. MACINTOSH, R. R.: Lumbal Puncture and Spinal Analgesia, 2nd ed.. Edinburgh: Livingstone 1957.

20. MARX, G. F.: Anesthesia for elective cesarean section. In: Parturition and Perinatology (eds. M. FINSTER, L. C. MARK). Philadelphia: Davis Comp. 1973.

21. TANASICHUK, M. A., SCHULTZ, E. A., MATTHEWS, J. H., BERGEN, F. H. van: Spinal hemianalgesia: An evaluation of a method, its applicability, and influence of the incidence of hypotension. Anesthesiology 22, 74 (1961).

22. TUOHY, E. B.: Continuous spinal anesthesia: New method utilizing ureteral catheters. Surg. Clin. N. Amer. 25, 834 (1945).

Bupivacain zur Spinalanästhesie

Von J. Meyer

Mit der Renaissance der Regionalanästhesie - speziell der Spinalanästhesie - in den letzten 20 Jahren hat es immer wieder Diskussionen darüber gegeben, ob die Spinalanästhesie überhaupt noch gerechtfertigt ist. Dieses Problem ist heute jedoch soweit überschaubar, daß mit den gefürchteten mechanischen Schäden bei einer lege artis durchgeführten Spinalanästhesie praktisch nicht zu rechnen ist. Noch stark umstritten ist die Frage, ob man zur Spinalanästhesie Bupivacain empfehlen kann, oder ob das Medikament chemisch bedingte Läsionen im Rückenmark bzw. der Nervenfiber hervorruft, die seine Anwendung nicht erlauben.

Seit 1968 verwenden wir zur Spinalanästhesie die 0,5%ige isobare Bupivacainlösung mit oder ohne Adrenalinzusatz von 1:200.000 bei Eingriffen im unteren Abdomen und an den unteren Extremitäten.

Bupivacain hat eine kurze Latenzzeit von 3 - 6 min und eine lange Analgesiedauer von über 200 min. Bei einem kleineren Klientel wurde von uns vor fünf Jahren eine mittlere Analgesiedauer von 349 min festgestellt. Diese Zeiten umfassen jedoch die gesamte Regressionszeit.

Während anfangs noch relativ häufig Mengen von 4 - 6 ml zur Spinalanästhesie gegeben wurden, haben wir aufgrund zwischenzeitlicher Untersuchungen nun die Dosis auf 2 - 3 ml der 0,5%igen Lösung herabgesetzt. Hiermit wird eine gute Effektivität und genügende Ausbreitung der Spinalanästhesie erzielt.

Vom 1.1.1968 bis zum 1.8.1975 wurden insgesamt 5.001 Spinalanästhesien mit Bupivacain durchgeführt. Von diesen Anästhesien wurden wahllos insgesamt 1.022 Anästhesieprotokolle ausgewertet. In keinem Fall wurden neurologische Dauer- oder Spätschädigungen bekannt.

Abb. 1 zeigt, daß die Spinalanästhesie hauptsächlich zu Eingriffen an den unteren Extremitäten, in geringerem Maße im unteren Abdomen und noch seltener in der Geburtshilfe zur Anwendung kam.

Die Altersverteilung (Abb. 2) zeigt keine Bevorzugung einer speziellen Altersgruppe. Auffällig und richtig ist jedoch, daß sie häufiger in den höheren Altersgruppen eingesetzt wurde. Bei jüngeren Patienten kam meist die Periduralanästhesie zur Anwendung.

Entsprechend der injizierten Menge des Lokalanästhetikums war festzustellen, daß die Höhe der Ausbreitung der Analgesie mit dieser korrelierte (Abb. 3). Es zeigte sich eine klare Abhängigkeit von injizierter Menge zur erwarteten Ausbreitung in den Thorakalsegmenten. Bei dieser Verwendung der isobaren Lösung

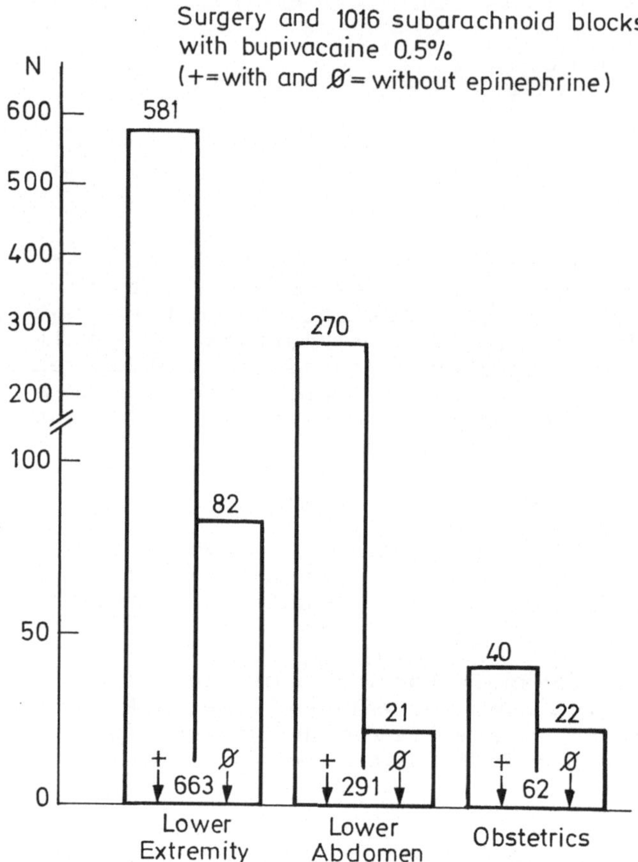

Abb. 1. Die Aufteilung von 1.016 Spinalanästhesien mit Bupivacain 0,5 % (+ = mit, Ø = ohne Adrenalinzusatz von 1:200.000)

ist die Gefahr der totalen Spinalanästhesie sicher nicht wesentlich größer als bei hyperbaren Lösungen. Über 75 % der Fälle lagen entsprechend den injizierten Mengen in den erwarteten Bereichen.

Weiterhin widersprechen wir der Behauptung, daß aufgrund des Ausfalls von Bupivacain im Liquor spinalis ein hoher Prozentsatz von ineffektiven spinalen Anästhesien beobachtet würde (Abb. 4). Wir fanden, daß 95,2 % aller Spinalanästhesien einen suffizienten Effekt hatten, lediglich bei 4,2 % wurde eine Gabe von Analgetika bzw. Opiaten erforderlich. Nur in 0,6 % der Fälle war kein Effekt zu verzeichnen. Die inkompletten Spinalanästhesien lassen sich daraus erklären, daß der initial geplante operative Eingriff intraoperativ ausgedehnt werden mußte und somit die Ausdehnung der Spinalanästhesie nicht mehr ausreichte. Wir führen die geringe Zahl von Versagern nicht auf das Medikament, sondern auf technische Mängel zurück, da die Spinalanästhesien auch von in Ausbildung befindlichen Kollegen durchgeführt wurden.

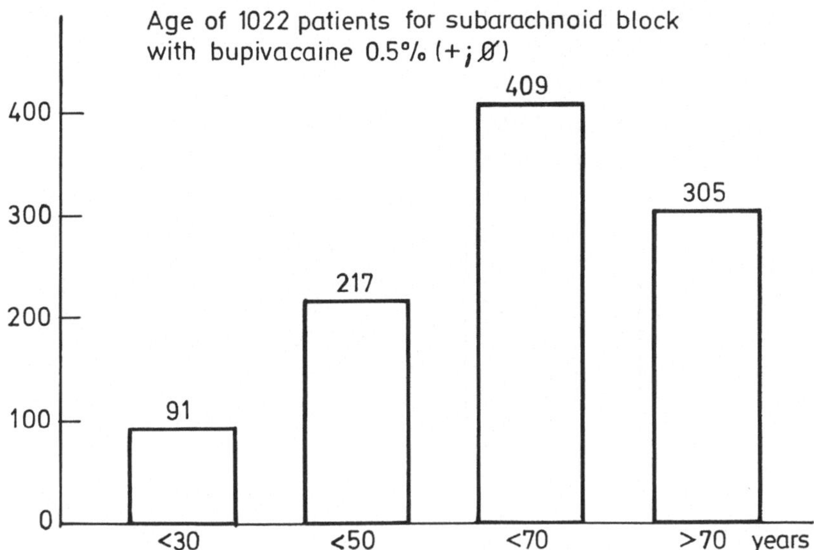

Abb. 2. Die Altersverteilung von 1.022 Spinalanästhesien mit Bupivacain

Weiterhin richtete sich unser Hauptaugenmerk auf Nebenwirkungen und Komplikationen während der Spinalanästhesie (Tabelle 1). In 13,7 % wurden Blutdruckabfälle um mehr als 30 % des Ausgangswertes, in 8,8 % Bradykardien und in 8,1 % Arrhythmien, Extrasystolen oder unterschiedliche Blockbilder beobachtet. In nur 0,9 % der Fälle sahen wir eine Tachykardie, die sicher nicht durch die Spinalanästhesie, sondern durch psychische Faktoren bedingt war. In 0,2 % der Fälle war eine ausgeprägte Hypotension mit Zyanose und Bewußtlosigkeit durch eine hohe Spinalanästhesie nach Überdosierung (> 4 ml) nachweisbar.

Da Berichte über eine angebliche Unverträglichkeit von Bupivacain bei Spinalanästhesien unter den Anästhesisten Unsicherheit aufkommen ließ, haben wir weitere Untersuchungen durchgeführt. In Zusammenarbeit mit dem Zentrallaboratorium unseres Hauses wurde versucht, das Problem der möglichen Unverträglichkeit von Lokalanästhetika im Liquor spinalis zu prüfen. Es wurde das Verhalten des Liquor-pH-Wertes und die Löslichkeit von Lokalanästhetika unterschiedlicher Mengen in drei Versuchsanordnungen vorgenommen.

Untersucht wurden zehn Liquores, gepoolt aus zehn Patienten, die nach der Entnahme auf -22°C tiefgefroren und nach vierwöchiger Lagerung unmittelbar vor den Messungen aufgetaut und unter Luftabschluß auf 37°C temperiert wurden. Nach Doppelmessung des Ausgangs-pH-Wertes wurden 0,1 - 0,2 ml der ebenfalls vortemperierten jeweiligen Lokalanästhesielösungen zugegeben. Geht man davon aus, daß sich beim Erwachsenen unterhalb von Th 5 etwa 15 ml Liquor spinalis befinden, dann entsprechen 0,1 ml Lokalanästhesielösung auf 0,5 ml Liquor 20 %; 0,2 ml auf 0,5 ml = 40 % der Gesamtmenge im Subduralraum bis Th 5. Die 20%ige Zugabe würde

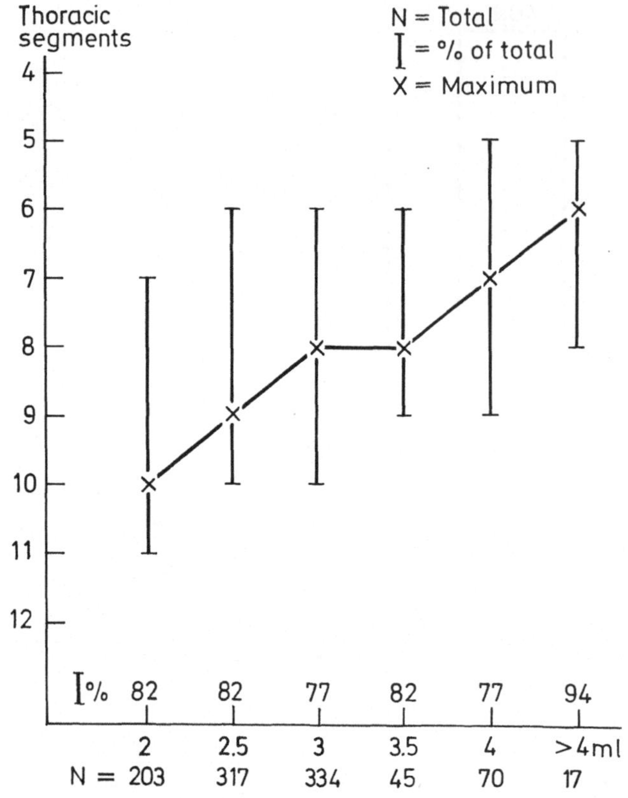

Abb. 3. Die in Abhängigkeit von der injizierten Menge ermittelte Ausbreitung bei 986 Spinalanästhesien

einer Injektion von 3 ml des Lokalanästhetikums auf 15 ml Liquor entsprechen und die 40%ige einer von 6 ml. Untersucht wurden Bupivacain 0,5 % ohne Adrenalinzusatz, Bupivacain 0,5 % mit Adrenalinzusatz 1:200.000, Bupivacain 1 % hyperbar mit Zusatz von Glukose und Etidocain. Nach dem Mischen wurde 10 min bei 37°C inkubiert. Die pH-Wertbestimmung des Liquor-Lokalanästhetikum-Gemisches wurde dann als Doppelmessung durchgeführt.

Die Prüfung auf Ausfall der Lokalanästhesiebasen im Liquor geschah dann durch visuelle Beurteilung der Trübungsintensität des Liquor-Lokalanästhetikum-Gemisches. Vor und nach Zugabe der Lokalanästhesielösung erfolgte die Beobachtung der Trübungsintensität, es zeigte sich dabei, daß die tiefgefrorenen Liquores einen hohen alkalischen Ausgangs-pH aufweisen. Nach Zugabe des Lokalanästhetikums zeigt der Liquor nach 10 min eine Tendenz des pH-Abfalls und nach 24 h wiederum eine Steigerung. In der zweiten Untersuchung wurde in der gleichen Weise untersucht wie oben, jedoch frischer Liquor verwendet. Hierbei interessiert

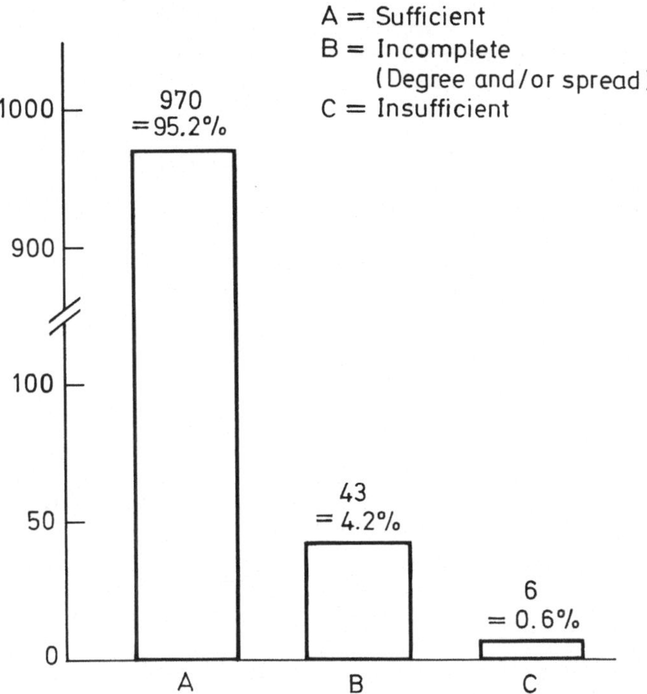

Abb. 4. Der Effekt von 1.019 Spinalanästhesien (A = suffizient, B = unvollständig, nach Grad und/oder Ausbreitung, C = insuffizient)

lediglich der Zeitpunkt des Auftretens einer Trübung bzw. Ausflockung. Auch weitere Liquoruntersuchungen von 22 männlichen und weiblichen Patienten zeigten, daß eine Trübung in keinem der Fälle bei Verwendung von Bupivacain in der 0,5%igen Konzentration nachgewiesen werden konnte. Es kam jedoch wohl zu deutlichen pH-Verschiebungen, die aber keine pathologischen Veränderungen des homöostatischen Milieus im Spinalraum verursachten. Demgegenüber traten bei Etidocain 1 % und Bupivacain 1 % immer Trübungen im Liquor auf. Diese Substanzen sind nicht geeignet für subthekale Anwendung.

Diese Untersuchungen lassen den Rückschluß zu, daß histotoxische Schäden der Spinalnerven durch chemische Einflüsse mit großer Wahrscheinlichkeit ausgeschlossen werden können.

Um jedoch weitere Anhaltspunkte über mögliche Spinalschädigungen zu erhalten, werden zur Zeit 4.000 Patienten nach Spinalanästhesie mit Bupivacain befragt und eventuell neurologisch untersucht. Die Ergebnisse liegen in einigen Wochen vor.

Tabelle 1. Die bei 1.022 Spinalanästhesien mit Bupivacain 0,5 % mit und ohne Adrenalinzusatz aufgetretenen Komplikationen

Type	Number	%	Comments
Hypotension	140	13.7	Influence of surgery not excluded
Bradycardia	90	8.8	Pulse rate <60/min; drop of 30 %
Arrhythmia	83	8.1	Ectopic beats, AV-, Nodal-, bundle branch blocks included
Tachycardia	10	0.9	Influence of surgery not excluded
Severe	2	0.2	Hypotension, cyanosis, unconsciousness = high spinal
Others	18	1.7	Nausea, vomiting, shivering, confusion
Mortality	0	0	Related to anaesthesia

Zur Frage der Anwendung von hyperbarem Bupivacain können wir nur anhand einer 40 Fälle umfassenden Studie Stellung nehmen. Bei vergleichbaren Wirkungszeiten und Wirkungsgraden fiel lediglich auf, daß die Zeit bis zur endgültigen Fixierung des Lokalanästhetikums bis zu 30 min betrug. Wir möchten feststellen, daß aufgrund der gewonnenen Erfahrungen eine absolute Indikation für die Anwendung ausschließlich hyperbarer Lösungen zur Spinalanästhesie nicht gesehen wird. Wir hoffen, demnächst nachweisen zu können, daß die Ausbreitung einer isobaren Spinalanästhesie genau wie bei der Periduralanästhesie hauptsächlich von injizierter Menge sowie Größe, Gewicht und Alter des Patienten abhängt.

Aufgrund der klinischen Erfahrungen und laborchemischen Untersuchungen läßt sich sagen, daß die subthekale Applikation von Bupivacain 0,5 % mit und ohne Adrenalin zur Spinalanästhesie verwendet werden kann.

Literatur

1. LUND, P. C.: Spinal anesthesia - Current concepts. In: Die rückenmarksnahen Anästhesien (eds. H. NOLTE, J. MEYER), p. 37. Stuttgart: Thieme 1972.

2. NOLTE, H., SCHIKOR, K., GERGS, P., MEYER, J., STARK, P.: Zur Frage der Spinalanaesthesie mit isobarem Bupivacain 0,5 %. Anaesthesist 26, 33 (1977).

3. SCHUBERT, H.-J., NOLTE, H., RUDOLPH, R.: Histotoxische Veränderungen durch Bupivacain und Etidocain nach perineuraler und subduraler Injektion. In: Die Pharmakologie, Toxikologie und klinische Anwendung langwirkender Lokalanästhetika (eds. J. MEYER, H. NOLTE), p. 17. Stuttgart: Thieme 1977.

4. STARK, P., GERGS, P., NOLTE, H.: Die pH-Veränderungen des Liquor spinalis durch Bupivacain. Anaesthesist 26, 395 (1977).

5. TOMPKINS, B. M., NEIGH, J. L.: Volumen augmentation of anesthetic mixture in spinal anesthesia. Regional Anesthesia 2, Z (1977).

Die Spinalanästhesie in der Geburtshilfe

Von J. Neumark

Ohne Zweifel gebührt der kontinuierlichen Periduralanästhesie das primäre Interesse jener, die sich mit Anästhesie und Analgesie in der Geburtshilfe beschäftigen.

Dennoch erhalten in den Vereinigten Staaten, in denen die Verbreitung der Periduralanästhesie in den frühen 60er Jahren ihren Höhepunkt erreicht hat (wir sind noch weit davon entfernt), etwa eine halbe Million Gebärende jährlich zur Entbindung eine Spinalanästhesie (1). Die beiden rückenmarksnahen Leitungsanästhesien haben zwar einige gemeinsame Indikationsbereiche, man sollte sie jedoch nicht als Konkurrenten betrachten. Die Spinalanästhesie hat einige vorteilhafte Eigenschaften, nach denen die Indikation für sie gestellt werden sollte:

1. Technisch läßt sich die Spinalanästhesie leichter und viel schneller durchführen.
2. Der Wirkungseintritt ist ebenfalls rascher.
3. Die zur Spinalanästhesie notwendige Gesamtdosis ist so gering, daß jede toxische Nebenwirkung des Lokalanästhetikums selbst ausgeschlossen werden kann.
4. Die Resorption des Lokalanästhetikums aus dem Liquor ist außerdem langsamer als aus dem venenreichen Periduralraum. Im Blut sind die Lokalanästhetika daher kaum nachweisbar.
5. Eine totale Lumbalanästhesie ist wegen der im vorhinein für den Subarachnoidalraum dosierten Menge äußerst selten. Sie ist nach einer Periduralanästhesie, selbst wenn man sicher im Periduralraum zu sein glaubt, wegen der großen injizierten Mengen nicht sicher vermeidbar (7).

In den folgenden drei Ausdehnungsbereichen hat die Spinalanästhesie ihren Platz in der Geburtshilfe:

Der klassische bzw. echte Sattelblock

Die Anästhesie umfaßt nur den Bereich der Sakralnerven. Nach Injektion der hyperbaren Lokalanästhesielösung (Tabelle 1) in den Liquor bleibt die Patientin etwa 3 min sitzen. Die nur den Perinealbereich umfassende Anästhesie reicht für den Durchtritt des Kopfes, die Episiotomie und deren Naht, ebenso noch für eine Vakuumextraktion.

Da die in der Austreibungsperiode vom Kopf ausgewalzte Zervix aus den Wurzeln Th 10 bis Th 12 versorgt wird, ist der Sattelblock für eine Forzepsentbindung aus Beckenmitte nicht mehr geeignet. Wegen seiner minimalen Ausbreitung hat der echte Sattelblock keinen Einfluß auf den Kreislauf und die Atmung; ebenso ist, da man die Patientin lange sitzen läßt, die Gefahr einer zu hohen Lumbalanästhesie nicht gegeben. Er kann vom Geburts-

Tabelle 1. Dosierungsempfehlungen für die drei Ausbreitungsgebiete der Spinalanästhesie in der Geburtshilfe

	Sattelblock		bis Th 10		bis Th 5	
	mg	ml	mg	ml	mg	ml
Tetracain in 10 % Dextrose	5	1,5	5	2	8 - 10	2,5
Lidocain in 7,5 % Dextrose	50	1	50	1,5	100	2

helfer selbst auch ohne Assistenz durchgeführt werden. Die gleiche Anästhesie ohne die Gefahr postspinaler Kopfschmerzen erreicht er aber auch mit einer beidseitigen Pudendusblockade. Weiters muß man bedenken, daß diese Patientinnen meistens für die Eröffnungsphase Alkaloide (Alodan, Dolantin) zur Schmerzlinderung erhalten und dadurch bei längerem Sitzen leicht kollabieren können. Dies darf nicht mit einem durch die Lumbalanästhesie bedingten Blutdruckabfall verwechselt werden.

Spinalanästhesie bis Th 10

Sie wird fälschlich noch als Sattelblock bezeichnet. Diese erreicht man mit derselben Dosis wie für den echten Sattelblock (Tabelle 1), aber mit etwas mehr Volumen. Falls man nur 1 ml verwendet, kommt es häufig zur mangelhaften Ausbreitung (3). Die Patientin soll diesmal nur 30 bis 40 s sitzen bleiben und dann vorsichtig flach gelagert werden. Hier müssen die später zu beschreibenden Vorsichtsmaßnahmen (Infusion, Entlastung der Vena cava inferior, Bandage der Beine) ergriffen werden. Diese Anästhesie bedeutet bereits eine deutliche Entlastung der Patientin. Sie spürt weder die Wehen noch jede Art vaginaler Eingriffe. Sie kann gleich nach Verstreichen des Muttermundes, bei Mehrgebärenden sogar noch vorher, verabreicht werden, da die anästhetische Wirkung bis zu 1 1/2 h anhalten kann. Da die Motorik etwa zwei Segmente weniger betroffen ist (bis Th 12), sind Bauchmuskeln und Zwerchfell imstande, einen für die Spontangeburt normalen intraabdominellen Druck zu erzeugen. Dies konnte durch vergleichende Messungen von JOHNSON (5) bewiesen werden. Der fehlende Preßdrang muß durch Aufforderung zum Pressen ersetzt werden. Noch besser könnte die Erhaltung der Motorik durch Anwendung von Bupivacain garantiert werden (8); es sind jedoch derzeit im deutschsprachigen Raum weder hyperbare Bupivacainlösungen noch solche mit einer Konzentration erhältlich, die, mit hyperbaren Zuckerlösungen verdünnt, ausreichen würden. Da der Vorteil des Sattelblocks bzw. der mittelhohen Spinalanästhesie in der schnellen Durchführbarkeit liegt, sollte nicht viel Zeit für das Mischen der hyperbaren Lösung verlorengehen. In unserem Bereich ist leider nur das Xylocain "Schwer" erhältlich. Das wegen seiner längeren Wirkungsdauer vorteilhafte Tetracain gibt es in hyperbarer und in für obige Anästhesien notwendiger konzentrierter Form, spritzfertig nur im anglikanischen Bereich. Wie oben erwähnt, wäre auch eine spritzfertige Bupivacainampulle in hyperbarer Lösung nützlich (8). Ein Päckchen, in welchem eine Lumbalnadel, eine Führungsnadel, eine 5 ml-Spritze und eine spritzfertige Ampulle enthalten sind, sollte immer griffbereit sein. Dann ist es nur mehr notwendig, die in Tabelle 1 angegebene entsprechende Milligrammenge aus der Ampulle aufzuziehen, durch Aspiration von Liquor, wenn nötig, auf das in Tabelle 1 in ml angegebene Volumen zu strecken und langsam zu injizieren.

Spinalanästhesie für Sectio caesarea

Für Bauchschnitt und Uterus würde eine Blockade bis Th 7 genügen. Um Sensationen im Bereich des Oberbauches und den Mesenteriumschmerz zu vermeiden, sollte die Anästhesie Th 5 erreichen. Da in Rückenlage der höchste Punkt der Wirbelsäule bei L 4 liegt (Abb. 1) und man sicher gehen möchte, daß eine hyperbare Lösung in den Thorax und nicht in den Sakralbereich absinkt, ist es empfehlenswert, mit der Nadel über L 4 einzugehen. Bei entsprechender Dosierung (Tabelle 1) sinkt das Anästhetikum zum tiefsten Punkt bei Th 6. Wegen der starken Lordose der Halswirbelsäule braucht eine zu hohe Anästhesie mit Atemlähmung auch bei leichter Trendelenburg-Lagerung nicht befürchtet zu werden. Nach Anlegen einer Infusion, Beine fatschen und Verlagerung des Uterus nach links (Abb. 2 und 3) soll, sobald das Anästhetikum (Tabelle 1) in den Subarachnoidalraum eingebracht wurde, die Patientin sofort vorsichtig und passiv auf den Rücken gelegt werden. Nach 3 min sollte beim Testen mit einer Nadel die Hypalgesie Th 7 bereits überschritten haben.

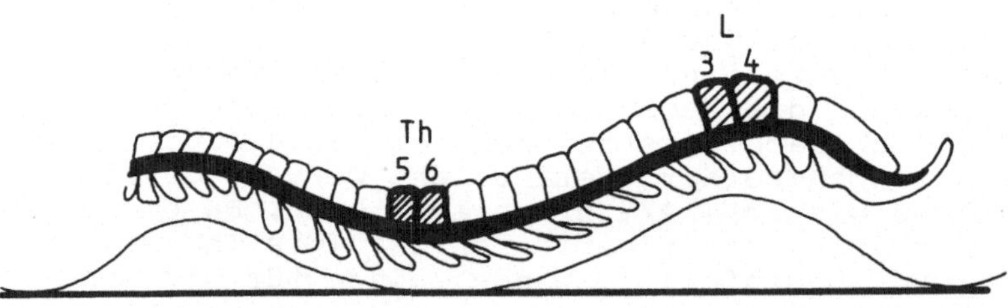

Abb. 1. Höchster und tiefster Punkt im Wirbelkanal bei Rückenlage

Ist das nicht der Fall, kann dies noch durch eine leichte Trendelenburg-Lagerung korrigiert werden. Sollte umgekehrt der Block zu hoch erscheinen, ist jede Panik fehl am Platze. Wie erwähnt, wird sie kaum die Lordose der Halswirbelsäule überwinden und falls dies zum Teil der Fall ist, so ist das Anästhetikum dort durch Liquor so stark verdünnt, daß es nicht zur Anästhesie des resistenten motorischen Phrenikus reicht. Eine leichte subjektive Atemnot durch Blockade der Interkostalmuskulatur bedarf meist nur beruhigender Worte. Ein Atemstillstand ist beinahe immer durch Hypoxie des Atemzentrums nach Blutdruckabfall ver-

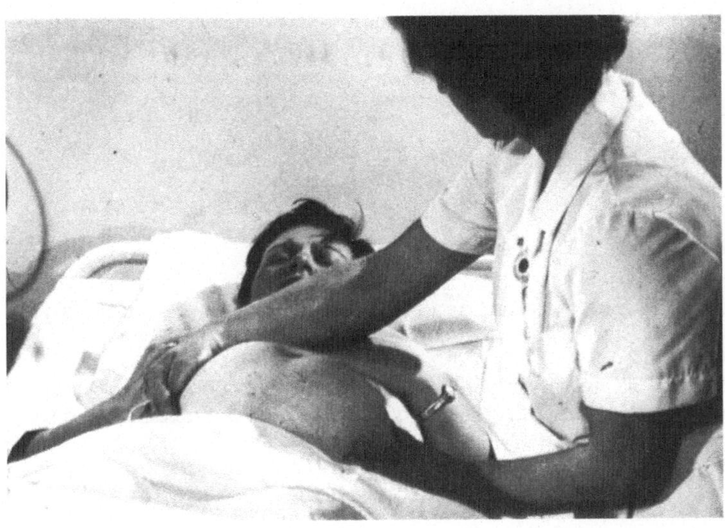

Abb. 2. Vermeidung des Vena cava inferior-Kompressionssyndroms durch eine Hilfskraft

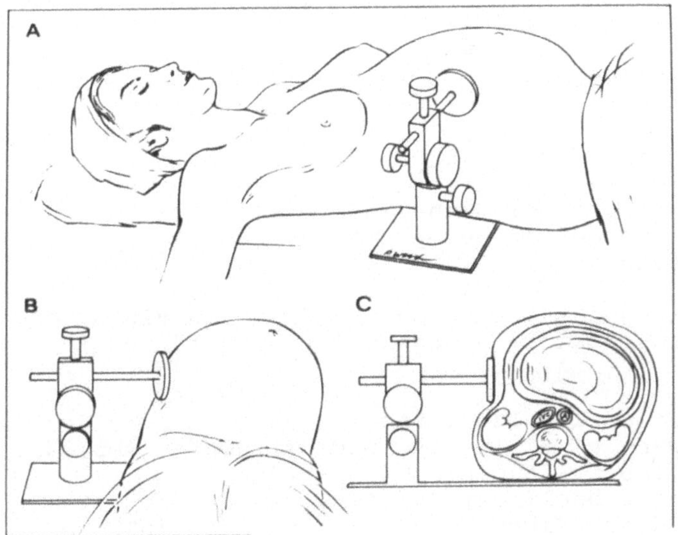

Abb. 3. LUD (left uterine displacer) zur Vermeidung des Vena cava inferior-Kompressionssyndroms (ENG (3))

ursacht und nie durch dessen Lähmung durch das Lokalanästhetikum. Ein grober Fehler ist es, bei zu hoch geratener Spinalanästhesie eine Anti-Trendelenburg-Lagerung vorzunehmen, um ein weiteres Ansteigen zu vermeiden. Dann verläßt nämlich das Blut, der Schwerkraft folgend, den Oberkörper, und es kann zu Synkopen und Atemstillstand kommen.

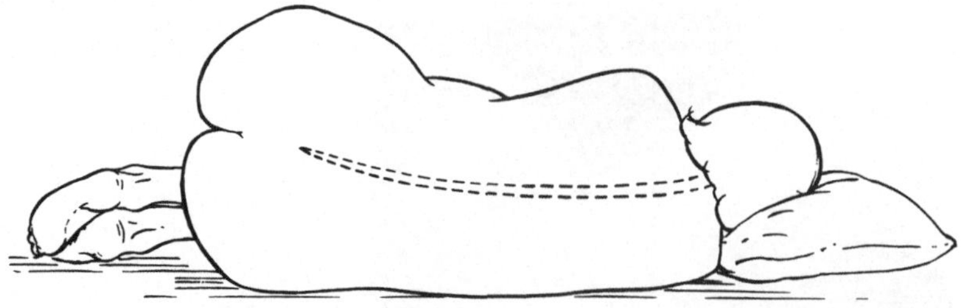

Abb. 4. Position des Wirbelkanals bei Gebärenden in Seitenlage

Trotz erschwerter Technik und erhöhter Unsicherheit durch den geringeren Liquordruck (besonders bei dünnen Lumbalnadeln) ist die Vornahme der Spinalanästhesie in Seitenlage vorzuziehen. Es können dadurch Synkopen vermieden werden und durch das höher liegende Becken (Abb. 4) ist ein Absinken der Lösung in das Sakrum vermeidbar.

Komplikationen, Nebenwirkungen:

1. Sympathikusblockade tritt bis zu vier Segmente über der sensorischen Blockade auf. Vorher injizierte Alkaloide potenzieren die Lähmung der Gefäße.

2. Vena cava inferior-Syndrom durch Uteruskompression führt zu mangelhafter Vorhoffüllung und reduziertem Schlagvolumen.

3. Bradykardie kann sowohl durch mangelhafte Dehnung des Vorhofs reflektorisch (Vagusreizung) als auch seltener durch Blockade des Herzsympathikus bei Lumbalanästhesien bis zu Th 3 (Überwiegen des Vagus) ausgelöst werden. Auch dies führt zur Reduktion des Minutenvolumens.

4. Alle drei Nebenwirkungen machen sich primär durch Blutdruckabfall bemerkbar, potenzieren sich gegenseitig und führen zur Hypoxie.

Vermeiden kann man diesen Circulus vitiosus durch:
- Beine bandagieren, wenn es eilig ist, Stützstrümpfe (Abb. 5). Dies führt bis zu 1 l Blut in den Körper zurück.
- 1.000 ml Ringerlösung schnell infundieren.
- Vena cava entlasten durch Kippen des Tisches nach links um etwa 30° oder Polster unter der rechten Hüfte oder LUD (left uterine displacer) (Abb. 3).
- Leichte Trendelenburg-Lagerung.
- Prophylaktische Sauerstoffgabe vor Beginn der Anästhesie.
- Atropin i.v. bei Bradykardie.
- Ephedrin 25 mg i.v. nur falls alle anderen Maßnahmen nicht ausreichen. Im Gegensatz zu anderen Vasopressoren verursacht Ephedrin keine Kontraktion der Uterusgefäße und wirkt nicht deprimierend auf den Fetus (1, 4, 9) (Abb. 6).

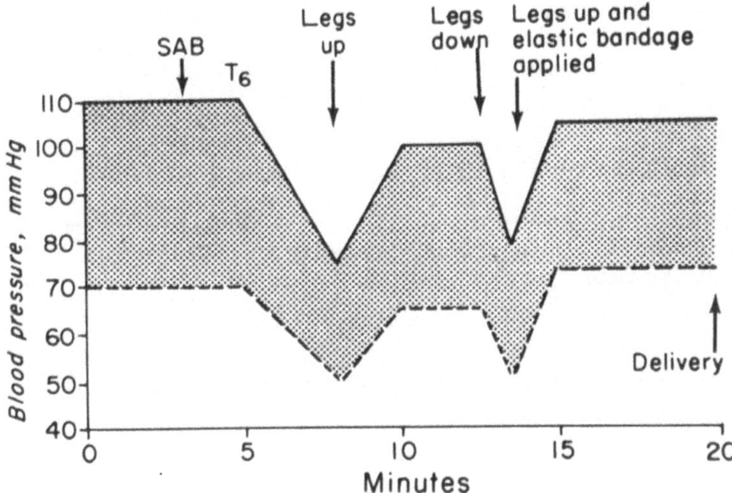

Abb. 5. Blutdruckabfall nach Spinalanästhesie (SAB), Wiederanstieg des Blutdruckes durch Heben der Beine (legs up) bzw. Bandagieren derselben (elastic bandage) (BONICA (1))

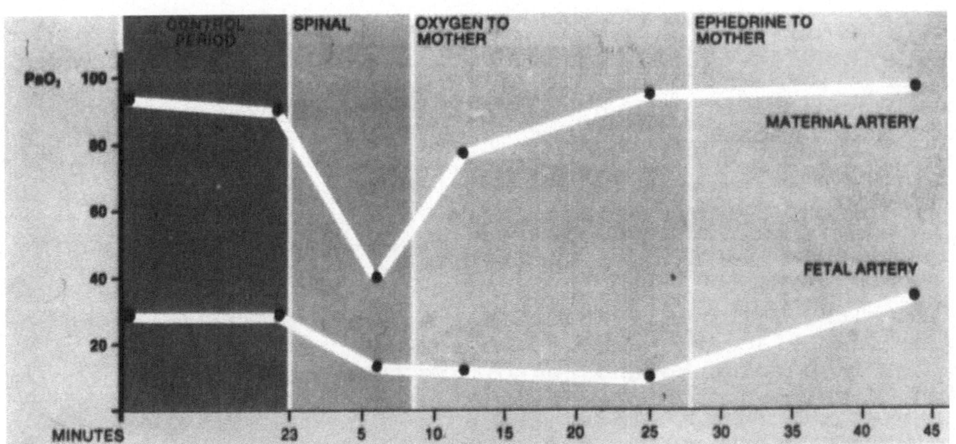

Abb. 6. Sinken des arteriellen Sauerstoffdruckes bei Mutter und Fetus nach Spinalanästhesie und Blutdruckabfall. Durch Sauerstoffgabe kann die mütterliche Hypoxie behoben werden, nicht aber die fetale. Nach Ephedringabe an die Mutter normalisiert sich auch der fetale Sauerstoffdruck (SHNIDER (9))

5. Ursachen von auftretender Übelkeit und Erbrechen sind:

a) Hypoxie, vermeidbar durch Blutdrucküberwachung und Sauerstoffgabe.
b) Gesteigerte Darmmotilität, bedingt durch Überwiegen des Vagus, kann durch Atropin i.v. behoben werden.
c) Zug am Peritoneum durch den Operateur.

d) Methergin i.v.. Oxytocin in der Infusion wird bei gleicher Wirkung auf den Uterus besser vertragen. Das Oxytocin hingegen als Bolus i.v. gegeben, kann zu bedrohlichem Kreislaufkollaps führen (10).

6. Postspinale Kopfschmerzen sind bei schwangeren Frauen häufiger als im normalen Kollektiv (1). Sie können durch dünne Lumbalnadeln reduziert werden (Tabelle 2). Diese lassen sich oft nur durch eine dickere Führungsnadel, die vor dem Ligamentum flavum haltmacht, einführen. Die Führungsnadel verhindert auch das Einführen von Hautkeimen in den Liquor durch die Spitze der Lumbalnadel.

Tabelle 2. Prozentuelles Vorkommen von postspinalen Kopfschmerzen bei verschieden dicken Nadeln (ENG (3))

Nadelgröße	Kopfschmerz
20 G	21 - 41 %
22 G	13 - 26 %
24 G	6 - 8 %
25 G	0,9 - 1 %
26 G	0,4 %

Die Spinalanästhesie hat bei der Sectio gewisse Vorteile gegenüber der Allgemeinnarkose (2, 6); dennoch ist die Technik der Allgemeinnarkose in Händen des Erfahrenen heutzutage für die Sectio gleichwertig und sollte, wenn die Spinalanästhesie nicht beherrscht wird, vorgezogen werden. Die Meinung, daß Frauen lieber schlafen als die Sectio mitzuerleben, wurde von MARX et al. (6) widerlegt, als sie es bei ihrer Vergleichsstudie den Patientinnen überließen, die Anästhesie zu wählen. Von 88 Patientinnen wählten 60 die Spinalanästhesie.

Zum Abschluß soll an die Kontraindikationen Hypovolämie, Blutungsschock, Placenta praevia, vorzeitige Plazentalösung, Störung der Blutgerinnung und neurologische Erkrankungen erinnert werden, bevor man sich zur Spinalanästhesie bei der Gebärenden entschließt.

Literatur

1. BONICA, J. J.: Principles and Practice of Obstetric Analgesia and Anesthesia. Philadelphia: F. A. Davis Comp. 1969.

2. CRAWFORD, J. S.: A comparison of spinal analgesia and general anaesthesia for elective cesarean section. Amer. J. Obstet. Gynec. 94, 858 (1966).

3. ENG, M.: Spinal anesthesia for vaginal delivery. Clin. Obstet. gynaecol. 2, 579 (1975).

4. ENG, M., BERES, P. U., PARER, J. T., BONICA, J. J., UELAND, K.: Spinal anesthesia and ephedrine in pregnant monkeys. Amer. J. Obstet. Gynec. 115, 1095 (1973).

5. JOHNSON, W. L., WINTER, W. W., ENG, M., BONICA, J. J., HUNTER, C. R.: Effect of pudendal, spinal and peridural block anesthesia on the second stage of labor. Amer. J. Obstet. Gynec. 113, 166 (1972).

6. MARX, G. F., COSMI, E. V., WOLLMAN, S. R.: Biochemical status and clinical condition of mother and infant at cesarean section. Anesth. Analg. 48, 986 (1969).

7. OWUSU-AFRAM, J., SCHIFFTER, R.: Bulbärhirnsyndrom bei Epiduralanaesthesie mit Bupivacain. Anaesthesist 26, 196 (1977).

8. PFLUG, A. E., AASHEIM, G. M., BECK, H. A.: Spinal anesthesia: Bupivacaine versus Tetracaine. Anesth. Analg. 55, 489 (1976).

9. SHNIDER, S. M., de LORIMIER, A. A., ASLING, J. H., MORISHIMA, H. O.: Vasopressors in obstetrics. Amer. J. Obstet. Gynec. 106, 680 (1970).

10. WEIS, F. R. jr., MARKELLO, R., MO, B., BOCHIECHIO, P.: Cardiovascular effects of oxytocin. Obstet. Gynec. 46, 211 (1975).

Die Regionalanästhesie im Kindesalter

Von O. Schulte-Steinberg

Geschichte

Die Regionalanästhesie im Kindesalter wurde schon immer mit großer Zurückhaltung betrachtet und das wohl aus offensichtlichen Gründen. Trotzdem wurde die erste Spinalanästhesie am Kind 1908 bereits von GREY beschrieben. 1920 berichtete dann FARR über Plexus brachialis-Blockaden beim Kind. Bei den Periduralblockaden am Kind wurde zuerst von CAMPBELL 1933 über den kaudalen Zugang, 1936 von SIEVERS über den lumbalen Zugang und 1971 von ISAKOB über den thorakalen Zugang berichtet.

Anatomische und physiologische Unterschiede

Bei der Diskussion über die Möglichkeiten der Regionalanästhesie im Kindesalter sind einige anatomische und physiologische Unterschiede zu berücksichtigen. So reicht bei der Geburt das Rückenmark bis hinab zum 3. Lendenwirbel. Bereits mit einem Jahr hat es dann aber seinen ständigen Platz in Höhe des 1. Lendenwirbels erreicht. Im allgemeinen ist das untere Ende des Duralsacks unabhängig vom Stand des Rückenmarks und wird beim Erwachsenen in Höhe des 2. Sakralforamens gefunden. Beim Neugeborenen wurde jedoch ein Fall beschrieben, wo der Duralsack bis zum 4. Sakralforamen herabreichte.

Säuglinge und Kleinkinder von weniger als 15 kg haben ein relativ höheres Volumen an Liquor als Erwachsene. Es stehen hier 4 ml Liquor pro kg Körpergewicht den 2 ml pro kg Körpergewicht beim Erwachsenen gegenüber.

Das peridurale Fettgewebe des Kindes hat eine weitmaschige lockere Beschaffenheit und setzt der Injektion von Flüssigkeiten weniger Widerstand entgegen als das festgepackte peridurale Gewebe des Erwachsenen. Die Umwandlung des kindlichen periduralen Fettgewebes in das des Erwachsenen scheint etwa im Alter von sieben bis acht Jahren zu beginnen.

Die Foramina intervertebralia beim Kind und jugendlichen Erwachsenen sind nicht durch fibröses Gewebe verschlossen und bilden einen freien Ausgang für in den Neuralkanal eingebrachte Flüssigkeiten.

Das kardiovaskuläre System der Säuglinge und Kinder ist insgesamt wesentlich stabiler als beim Erwachsenen.

Besondere Aspekte beim Kind

Es erscheint selbstverständlich, daß zur Regionalanästhesie im Kindesalter mit der besonderen Furcht vor dem Unbekannten ein anderes Vorgehen notwendig ist als beim Erwachsenen. Dabei ist es erstaunlich, wie man mit gutem Zureden und ehrlicher Aufklärung über das Blockadeverfahren bei Kindern ausreichend Vertrauen gewinnen kann, um eine periphere Nervenblockade mit notwendiger Angabe von Parästhesien erfolgreich durchzuführen.

Wo das Vertrauen des Kindes und seine Mitarbeit nicht erreicht werden kann, hilft eine oberflächliche Basisnarkose mit Lachgas/Sauerstoff oder Ketamin i.m. oder auch eine Sedierung mit Diazepam weiter. Zur peripheren Nervenblockade ist nun allerdings bei Ausfallen der Kooperation des Kindes der Einsatz eines elektrischen Nervenstimulators erforderlich. Für rückenmarksnahe Methoden, bei denen die Mitarbeit des Kindes nicht notwendig ist, wird am besten grundsätzlich eine Basisnarkose gegeben, die wir vielfach mit Ketamin durchführen. Lediglich bei Säuglingen mit inkarzerierten Hernien haben wir uns angewöhnt, die Kaudalanästhesie ohne Basisnarkose anzulegen, die dann eine leichtere Reposition ermöglicht, ohne die Gefahr einer Aspiration zu beschwören.

Grundsätzlich sind alle regionalen Blocktechniken, die sich bei Erwachsenen durchführen lassen, ebenfalls im Kindesalter anwendbar.

Prämedikation:

Bei der Prämedikation halten wir uns an die für Kinder üblichen Dosierungen von Thalamonal und geben zusätzlich Atropin entsprechend dem Gewicht der Kinder.

Dosierung:

Die Dosierung der Lokalanästhetika muß ganz besonders im Kindesalter nach mg Lokalanästhetikum/kg Körpergewicht berechnet werden und nicht in absoluten Dosen für jede Altersgruppe. Dabei sollten für die gängigsten Lokalanästhetika folgende Dosierungen nicht überschritten werden:

Lidocain 7 mg/kg Körpergewicht
Lidocain mit Adrenalin 10 mg/kg Körpergewicht
Mepivacain 7 mg/kg Körpergewicht
Mepivacain mit Adrenalin 10 mg/kg Körpergewicht
Bupivacain 2 mg/kg Körpergewicht.

Wo die Notwendigkeit für ein größeres Volumen entsteht, wird es günstig sein, verdünnte Lösungen der Lokalanästhetika zu verwenden, wenn die Maximaldosis sonst erreicht würde. Ebenso erfordern Blockaden im Bereich des Kopfes und Halses eine Reduzierung der Dosis.

I. Rückenmarksnahe Blockaden

1. Spinalanästhesie:

Als Lokalanästhetika werden hier vorzugsweise 5%iges Lidocain schwer oder auch 1%iges Tetracain verwendet. Beim Lidocain ist mit einer Wirkungsdauer von 45 min zu rechnen. Es liegen hier auch genauere Untersuchungen über die Dosierung bei Kleinkindern unter Berücksichtigung des erhöhten Liquorvolumens vor. So werden bis zum Alter von drei Jahren 2 mg Lidocain/kg Körpergewicht in der Berechnung kalkuliert und oberhalb von drei Jahren geht man langsam auf die Erwachsenendosis 1 mg/kg Körpergewicht zurück.

Beim 1%igen Tetracain, das mit 10%iger Dextrose hyperbar gemacht wird, ist mit einer Wirkungsdauer von 2 - 2 1/2 h zu rechnen. Die Dosierung des Tetracain wird mit 1 mg/Lebensjahr angegeben. Über Dosisangleichungen an das relativ größere Liquorvolumen bei Kleinkindern waren in der Literatur keine Angaben zu finden. Wenn man die Wirkungsdauer des Tetracain verlängern will, empfiehlt sich das Phenylephrine 1 % (Neo-Synephrine). Entsprechend der Dosierung beim Erwachsenen werden 4 mg mit 2 ml 10 % Dextrose gemischt. Technik: Bei dieser rückenmarksnahen Blockade sind keine Parästhesien notwendig, deshalb sollte grundsätzlich eine Basisnarkose gegeben werden.

Die technische Durchführung der Spinalanästhesie folgt den Richtlinien für Erwachsene. Sie wird aufgrund der Basisnarkose am besten in Seitenlage durchgeführt. Als Nadel empfiehlt sich eine 5 cm lange Lumbalpunktionsnadel mit einem Querschnitt von 0,5 mm, eingeführt durch eine Sise-Nadel. Nach Durchführung der Blockade wird das Kind auf den Rücken gedreht und eventuell eine zusätzliche Sedierung gegeben in Form von Lachgas/Sauerstoff oder kleinen zusätzlichen Mengen an Ketamin.

Komplikationen sind kaum andere zu erwarten als beim Erwachsenen.

2. Periduralanästhesie:

Als Lokalanästhetika werden hier 1- bis 2%iges Lidocain oder Mepivacain und 0,25- bis 0,5%iges Bupivacain verwendet. Die Dosierung läßt sich berechnen mit 0,1 ml/Lebensjahr pro zu blockierendes Segment, d. h. für ein dreijähriges Kind also 0,3 ml/Segment. Zusätzlich ist es erforderlich, die Gegenprobe mg/kg Körpergewicht zu machen.

Technik: Auch hier wird eine Basisnarkose, wie schon vorher beschrieben, gegeben. Die Durchführung der Periduralanästhesie erfolgt mit dem Widerstandsverlusttest. Die Tuohy-Nadel hat die Größe von 16 - 17 Gauge. Kontinuierliche Techniken durch Einlegen eines Periduralkatheters sind wie beim Erwachsenen möglich. Auch hier wird während des operativen Eingriffes eventuell eine zusätzliche Sedierung erforderlich.

Komplikationen: Hier gibt es keine Abweichungen vom Erwachsenen.

3. Kaudalperiduralanästhesie:

Die Dosierung entspricht den für die Periduralanästhesie angegebenen Zahlen (Abb. 1).

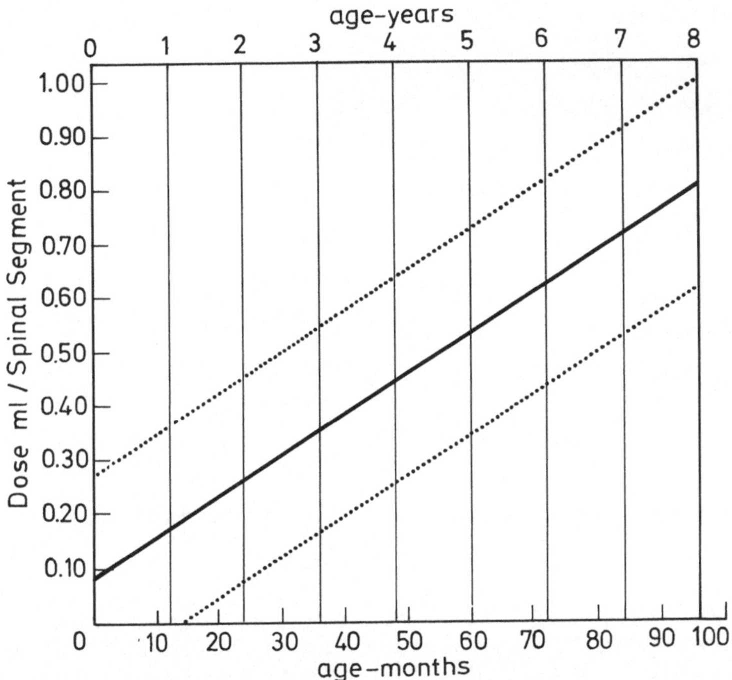

Abb. 1. Errechnete Regressionsgrade für die Alter-Wirkungs-Beziehung von Lokalanästhetika im kindlichen kaudalen Periduralkanal. Die notwendige Dosis zur Blockierung eines Dermatoms kann für das jeweilige Alter des Kindes abgelesen werden

Technik: Wiederum wird eine Basisnarkose gegeben, wie bei den beiden vorigen Techniken beschrieben. Die Abb. 2 zeigt die anatomischen Verhältnisse bei Einführung der Nadel. Weiterhin sehen wir den Neigungswinkel der Nadel bei dem auf der Seite liegenden Kind. Der Zeitaufwand für die kaudale Periduralanästhesie ist außerordentlich gering und liegt zwischen 1 und 3 min. Während des chirurgischen Eingriffes ist zusätzliche Sedierung nach den schon genannten Richtlinien indiziert.

Komplikationen: Bei der angeführten Technik ist eine Punktion des Durasacks wenig wahrscheinlich, trotzdem muß auf eine Durapunktion geachtet werden. Wir haben bei etwa 500 Kindern nie eine Duraverletzung gesehen. Bei zwei Kindern trat kurzfristig ei-

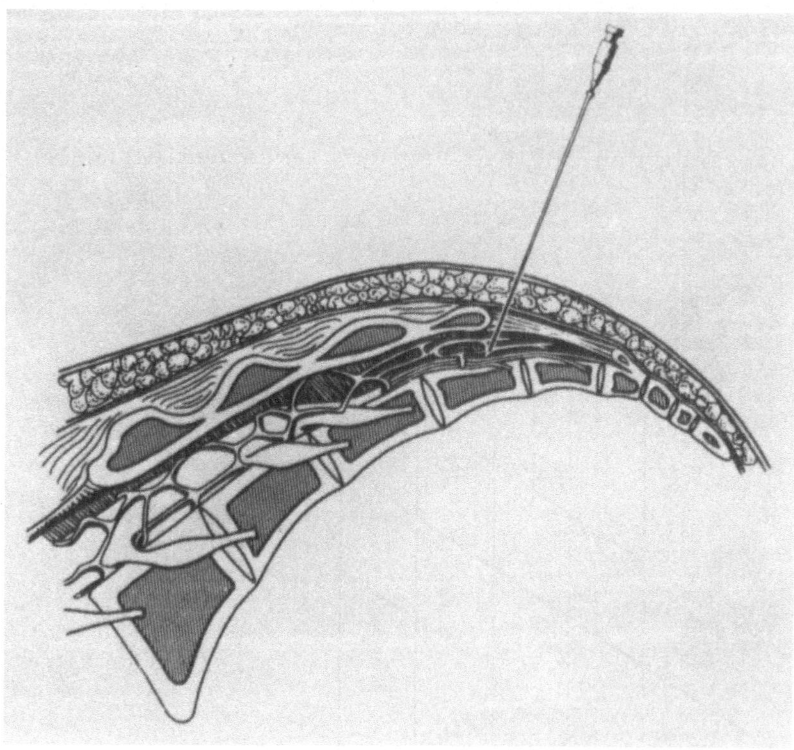

Abb. 2. Nadelführung zur Kaudalanästhesie beim Kind, dargestellt am Modell

ne generalisierte Konvulsion auf, die bei Gabe von reinem Sauerstoff sofort sistierte. FORTUNA gibt diese Komplikation mit 1,1 % an. Wiederholte Aspiration während der Injektion sollte vor Konvulsionen schützen. Einmal wurde die vordere Lamelle des Kreuzbeins durchstoßen, jedoch ließ sich bei Aspiration keine Darmflüssigkeit feststellen.

Die beiden ersten rückenmarksnahen Techniken finden nur selten Anwendung. Sie kommen in Frage, wo eine moderne Anästhesieausrüstung nicht zur Verfügung steht sowie in Entwicklungsländern mit heißem Klima. Weitere Indikationen sind chirurgische Eingriffe bei akutem Abdomen, bei Patienten mit Lungenkomplikationen oder Trauma an den unteren Extremitäten bei gleichzeitigem Vorhandensein einer Schädelverletzung. Der jugendliche Diabetiker ist natürlich ebenfalls ein Kandidat für diese Techniken aufgrund der geringeren Störung des Stoffwechsels, verglichen mit Allgemeinanästhesiemethoden. Kontinuierliche Periduralanästhesie hat eventuell eine Berechtigung in der postoperativen Analgesie, wobei sich außerdem noch bessere hämodynamische und respiratorische Verhältnisse ergeben, abgesehen von einem günstigen Einfluß auf den Säuren-Basen-Haushalt sowohl bei thorakalen als auch bei Oberbaucheingriffen. Hierüber liegen eingehende russische Arbeiten von PARNES und ISAKOB vor, die in ihrem Aussagewert sehr überzeugend sind.

Bei der Kaudalanästhesie besteht im Gegensatz zum Erwachsenen die Möglichkeit, höher liegende thorakale Dermatome zu blockieren. Ohne die potentiellen kardiopulmonalen Komplikationen der Allgemeinanästhesie kann Muskelentspannung erzielt werden. Der Zeitaufwand ist gering, außerdem besteht Schmerzfreiheit in der unmittelbaren postoperativen Periode. Die Kinder sind daher postoperativ ruhig, auch bei bekannt schmerzhafen Operationen wie Zirkumzisionen, Herniotomien usw.. Es besteht die Möglichkeit der frühen oralen Flüssigkeits- und Nahrungsaufnahme. Hernien bei Säuglingen können leichter reponiert werden oder reponieren sich spontan, wobei dann der Operationszeitpunkt auf einen passenden Zeitpunkt verlegt werden kann. Die kaudale Periduralanästhesie findet also Anwendung für Eingriffe im Unterbauch und an den unteren Extremitäten. Dazu kann sie bei ambulanten Patienten verwendet werden. Kontraindikationen für alle rückenmarksnahen Techniken sind dieselben wie bei Erwachsenen.

II. Extremitäten

Periphere Nervenblockaden bei Kindern sind durchaus bis zum Alter von drei Jahren herab möglich, bei jüngeren, unkooperativen Kindern wird unter Basisnarkose mit dem Nervenstimulator auf Muskelkontraktionen bei Nervenberührung gefahndet als Zeitpunkt der Injektion.

Arm:
1. Interskalener Plexus brachialis-Block:
Lokalanästhetika: Die meist benutzten Lokalanästhetika für Plexus brachialis-Blockaden sind 0,75- bis 1%iges Lidocain und Mepivacain sowie 0,125 - 0,25 % Bupivacain. Die notwendigen Mengen, um den perivaskulären Schlauch aufzufüllen, hängen vom Querschnitt und der Länge des Kanals ab. Man kann hier von vergleichbaren Verhältnissen mit dem Periduralkanal sprechen. In der Tabelle 1 sind die Volumina für Kinder und Jugendliche von der Geburt bis zum 16. Lebensjahr, abhängig von Größe und Geschlecht, aufgeführt. Die Tabelle wurde einer Veröffentlichung von WINNIE entnommen und auf metrische Größen umgestellt.

2. Supraklavikuläre Plexus brachialis-Blockade:
Das Volumen des Lokalanästhetikums wird bei dieser Technik für Lidocain und Mepivacain auf der Basis von 3 - 5 mg pro kg Körpergewicht berechnet sowie 1,5 mg pro kg Körpergewicht für Bupivacain.

Technik: Nachdem auch hier Parästhesien ausgelöst werden müssen, wird nur leichte Sedierung verwendet. Besonders bei Kindern eignet sich die Kurznadeltechnik nach FORTIN für die supraklavikuläre Plexusblockade. Im Gegensatz zur KULENKAMPFF-Methode, wo die erste Rippe als Landmarke aufgesucht wird, werden mit der kurzen 1,3 cm langen 26 G Nadel lediglich Parästhesien gesucht. Es erscheint logisch, daß bei einer derartigen Technik die Gefahr des Pneumothorax geringer ist.

Tabelle 1. Errechnung der Dosierung von Lokalanästhetika für verschiedene Lebensalter bei der Interskalenusblockade, modifiziert nach WINNIE

Alter in Jahren	Geschlecht männlich Größe (cm)	Volumen (ml)	weiblich Größe (cm)	Volumen (ml)	Formel zur Berechnung des Volumens in ml	Konzentration
Geburt	53	4	50	4	$\frac{\text{Größe in cm}}{12,5}$	0,7 % - 0,8 % (Herstellung dieser oder äquipotenter Lösung 1 % Lidocain und 0,5 % Lidocain zu gleichen Teilen = 0,75 % Lösung 0,25 % Bupivacain und 1/2 Menge Aqua dest. = 0,1875 %)
1	76	6	76	6		
2	91	7	91	7		
3	101	8	101	8		
4	109	9	109	9		
5	116	12	114	11	$\frac{\text{Größe in cm}}{10,3}$	0,8 % - 0,9 %
6	124	12,5	121	12		
7	132	13	129	12,5		
8	137	14	134	13		
9	142	18,5	139	18	$\frac{\text{Größe in cm}}{7,7}$	0,9 % - 1,0 %
10	147	19	146	19		
11	152	20	152	20		
12	157	21	160	21		
13	165	22	165	22		
14	172	23	167	22		
15	177	23	167	22		
16	180	25	167	22,5		
Nach beendetem Wachstum	180 cm und darüber nach Formel		167 cm und darüber nach Formel		$\frac{\text{Größe in cm}}{5}$	1,0 % - 1,5 %

Eine Berührung mit der ersten Rippe zeigt lediglich, daß die Nadelspitze zu weit eingedrungen ist, denn die Rippe ist bei dieser Technik nur als Schutzschild für die Lunge anzusehen.

3. Axilläre Plexus brachialis-Blockade:
Die Volumina, die notwendig sind, wurden von ERIKSSON und NIESEL für 1%iges Prilocain angegeben. Die Tabelle 2 mag als Richtlinie für äquipotente Anästhesielösungen angesehen werden.

Tabelle 2. Injektionsvolumina beim axillären Plexus brachialis-Block unter Verwendung von 1%igem Prilocain und äquipotenten Lösungen nach NIESEL u. a.

Alter in Jahren	Volumen in ml
1 - 3	6 - 9
4 - 6	9 - 11
7 - 9	14 - 20
10 - 12	21 - 25
13 - 15	28 - 35

Die Technik der axillären Plexus brachialis-Blockade bei Kindern entspricht der bei Erwachsenen. Es werden, wenn irgend möglich, Parästhesien aufgesucht. Sobald sie ausgelöst werden können, wird das gesamte angegebene Volumen injiziert. Während der Injektion wird die Gefäß-Nerven-Scheide distal mit dem Finger abgedrückt und nach Beendigung der Injektion ein Stauschlauch distal angebracht.

Bein:
1. Ischiadikusblockade:
Die Konzentration der Lokalanästhetika bei Blockaden der unteren Extremität entspricht denen am Arm. Die Dosierungen werden je nach Alter und Größe des Patienten gegenüber dem Erwachsenen reduziert. Sie liegen bei 3 - 5 mg/kg Körpergewicht z. B. für Lidocain und Mepivacain.

Technik: Da hier meist mehr als ein peripherer Nerv zu blockieren ist, empfiehlt sich die Basisnarkose. Die Auffindung des Injektionsortes ist in der Abb. 3 dargestellt. Der Nervus ischiadicus wird bei Kindern in einer Entfernung von 1,9 - 7,5 cm von der Hautoberfläche gefunden, abhängig vom Alter des Patienten. Die Nadellänge zur Durchführung des Blocks braucht 10 cm nicht zu überschreiten. Bei Auslösung deutlicher Parästhesien bzw. Muskelkontraktionen wird das Lokalanästhetikum injiziert. Selbstverständlich sind auch der seitliche und der vordere Zugang zum Nervus ischiadicus für die Blockade beim Kind möglich.

2. "3-in-1-Block" (Nervus femoralis, Nervus obturatorius, Nervus cutaneus femoris lateralis):
Dieser Block wird häufig in Kombination mit dem Nervus ischiadicus-Block durchgeführt. Bei der Berechnung des Volumens an Lokalanästhetikum mag hier die Tabelle für die perivaskuläre Blok-

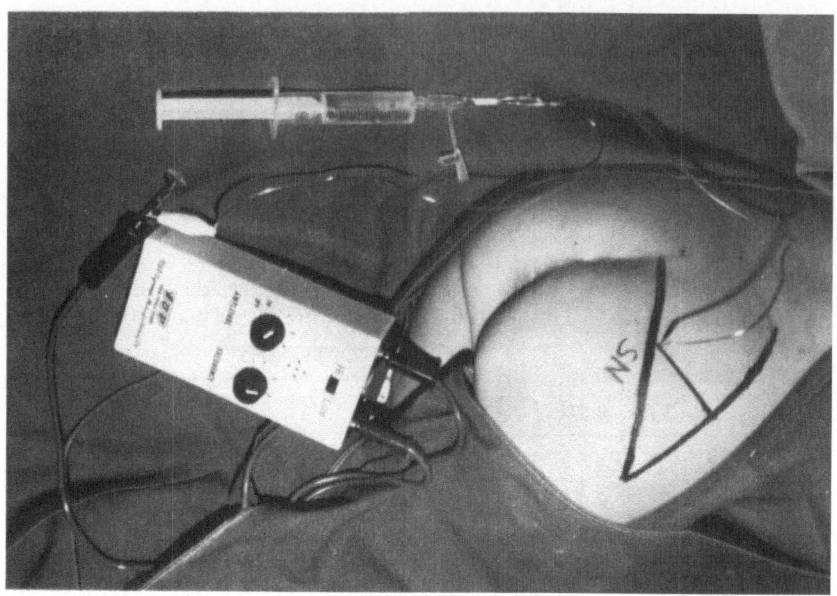

Abb. 3. Einsatz des elektrischen Nervenstimulators dargestellt am Nervus ischiadicus-Block

kade des Plexus brachialis gelten. Aber gerade bei kombinierter Anwendung dieses Blocks mit der Nervus ischiadicus-Blockade muß die Gesamtdosis des Lokalanästhetikums nach der mg/kg Körpergewicht-Regel überprüft werden. Hier fallen große Gesamtmengen an.

Die Blockade ist identisch mit der bei Erwachsenen verwendeten. Es sollten immer am Nervus femoralis Parästhesien ausgelöst werden.

Intravenöse Leitungsanästhesie:
Als Lokalanästhetikum für die intravenöse Leitungsanästhesie empfiehlt sich das 0,5%ige Prilocain ohne Adrenalin in einer Dosierung von 3 mg/kg Körpergewicht.

Die Technik der intravenösen Leitungsanästhesie ist die gleiche wie beim Erwachsenen und ist bis zum Alter von drei Jahren durchaus durchführbar, eventuell muß auch hier eine Basisnarkose gegeben werden. Der Manschettendruck für Kinder wird angegeben mit 180 - 240 mm Hg für den Arm und 350 - 500 mm Hg am Bein.

Zusammenfassend läßt sich sagen, daß uns auch bei Kindern vielseitige Möglichkeiten der Regionalanästhesie offenstehen und immer wieder in schwierigen Situationen einen Ausweg bieten. Zweifellos sollte man bei Kindern häufiger als bisher an die Möglichkeit der Regionalanästhesie denken und sie anwenden.

Literatur

1. ACCARDO, N. J., ADRIANI, J.: Brachial plexus block: A simplified technique using the axillary route. Sth. med. J. 42, 920 (1949).

2. AIZENBERG, V. L.: The technique of regional anesthesia of the extremities in combination with nitrous oxide general anesthesia in children. Vestn. Khir. Grebov 108, 88 (1972).

3. AIZENBERG, V. L., MOISENKO, O. L.: Regional anesthesia of the upper extremity in combination with nitrous oxide analgesia in children. Khirurgia (Moscow) 48, 26 (1972).

4. BERKOWITZ, S., GREENE, B. A.: Spinal anesthesia in children: Report based on 350 patients under 13 years of age. Anesthesiology 12, 376 (1951).

5. CAMPBELL, M. F.: Caudal anesthesia in children. J. Urol., Baltimore, 30, 245 (1933).

6. CARRELL, E. D., EYRING, E. J.: Intravenous regional anesthesia for childhood fractures. J. Trauma 11, 301 (1971).

7. CASTANOS, C. C., ROLLANO, J., BELTRAN, J. J.: Anestesia peridural sacra em criancas. Rev. Bras. Anest. 20, 348 (1970).

8. DAVENPORT, H. T.: Paediatric Anaesthesia, p. 97. London: William Heinemann Medical Books Ltd. 1967.

9. De PABLO, J. S., DIEZ-MALLO, J.: Experiences with 3.000 cases of brachial plexus blocks. Its dangers: Report of a fatal case. Ann. Surg. 128, 956 (1948).

10. ELZE, C.: Centrales Nervensystem. In: Anatomie des Menschen (ed. H. BRAUS). Berlin: Julius Springer 1932.

11. ERIKSSON, E. R.: Axillary brachial plexus anesthesia in children with citanest. Acta anaesth. scand., Suppl. 16, 291 (1965).

12. FARR, R. E.: Local anesthesia in infancy and childhood. Arch. Pediat. 37, 381 (1920).

13. FORTIN, G., TREMBLAY, L.: The short-needle technique in brachial plexus block. Canad. Anaesth. Soc. J. 6, 32 (1959).

14. FORTUNA, A.: Caudal analgesia: A simple and safe technique in paediatric surgery. Brit. J. Anaesth. 39, 165 (1967).

15. GOUVEIA, M. A.: Raquianestesia para pacientes pediatricos. Rev. Bras. Anest. 4 (1970).

16. GRAY, T.: Study of spinal anaesthesia in infants and children. Lancet (Sept. 25) and (Oct. 10) 1909 and (June 10) 1910.

17. GRAY, H.: Anatomy of the Human Body. 22nd ed. revision and re-edited by W. H. LEWIS. Philadelphia: Lea & Febiger 1930.

18. ISAKOB, Y. F., GERASKIN, B. I., KOSHEVNIKOV, V. A.: Long term peridural anesthesia after operations on the organs of the chest in children. Grundnaja Chirurija 13, 104 (1971).

19. JUNKIN, C. I.: Spinal anaesthesia in children. Canad. med. Ass. J. 28, 51 (1953).

20. LEIGH, M. D., BELTON, M. K.: Pediatric anesthesia. 2nd ed.. New York: Macmillan Company 1960.

21. LOUREY, C. J., McDONALD, I. H.: Caudal anaesthesia in infants and children. Anaesth. Intens. Care 1, 547 (1973).

22. LUNDY, J. S., TUOHY, E. B., ADAMS, R. C., MOUSEL, C. H.: Clinical use of local and intravenous anesthetic agents: General anesthesia from the standpoint of hepatic function. Proc. Staff Meet Mayo Clin. 16, 73 (1941).

23. MacINTOSH, R. R., MUSHIN, W. W.: Local Anaesthesia: Brachial Plexus, p. 1. Oxford/England: Basil Blackwell and Mott Ltd. 1945.

24. MELMAN, E., PENNELAS, J., MARUFFO, J.: Regional anesthesia in children. Anesth. Analg. Curr. Res. 54, 387 (1975).

25. NIESEL, H. C., RODRIGUEZ, P., WILSMANN, I.: Regional-Anaesthesie der oberen Extremität bei Kindern. Anaesthesist 23, 178 (1974).

26. NIESEL, H. C.: Persönliche Mitteilung 1975.

27. PARNES, D. I., GORDEYEV, V. I.: Some indices of external respiration in the conduct of postoperative peridural anesthesia in children. Vestn. Khir. 105, 66 (1970).

28. PARNES, D. I., TSYBULKIN, V. I., GORDEYEV, V. I., MONASHKIN, M. A., KANAEVA, M. A., KOSTJUCHENKO, A. I.: Hemodynamics and respiration in the postoperative peridural blockade in children. Vestn. Khir. 106, 110 (1971).

29. PITKIN, G. P.: Conduction anesthesia: Clinical Studies of George P. PITKIN (eds. J. L. SOUTHWERTH, R. HINGSON), p. 387. Philadelphia: J. B. Lippincott Company 1946.

30. ROBSON, C. H.: Anesthesia in children. Amer. J. Surg. 34, 468 (1936).

31. RODRIGUES, I. A.: Anestesia peridural no pacienta pediatrico. Rev. Bras. Anest. 14, 116 (1964).

32. RUSTON, F. G.: Epidural anaesthesia in infants and children. Canad. Anaesth. Soc. J. 1 (1954).

33. RUSTON, F. G.: Epidural anesthesia in pediatric surgery. Anesth. Analg. Curr. Res. 36, 76 (1957).

34. RUSTON, F. G.: Epidural anesthesia in pediatric surgery: Present status at the Hamilton General Hospital. Canad. Anaesth. Soc. J. 11, 12 (1964).

35. SCHNEIDER: Periduralanästhesie im Kindesalter. Z. Urol. Chir. 76, 704 (1951).

36. SCHULTE-STEINBERG, O., RAHLPHS, V. W.: Caudal anaesthesia in children and spread of 1 per cent lignocaine: A statistical study. Brit. J. Anaesth. 42, 1093 (1970).

37. SCHULTE-STEINBERG, O., RAHLPHS, V.: Caudal-Anaesthesie bei Kindern und die Ausbreitung von 0,25%iger Bupivacaine-Lösung. Anaesthesist 21, 94 (1972).

38. SCHULTE-STEINBERG, O.: Die Caudalanaesthesie im Kindesalter unter besonderer Berücksichtigung der Frage der Ausbreitung und des Wirkungsortes von Lokalanaesthetika im kindlichen Epiduralraum. Habilitationsschrift, München 1976 (im Druck).

39. SMALL, G. A.: Brachial plexus block anesthesia in children. J.A.M.A. 147, 1648 (1951).

40. SMITH, R. M.: Anesthesia for Infants and Children. 3rd ed.. Saint Louis: C. V. Mosby Company 1968.

41. SPIEGEL, P.: Caudal anesthesia in pediatric surgery. Anesthesiology 11, 709 (1950).

42. SPIEGEL, P.: Caudal anesthesia in pediatric surgery: A preliminary report. Anesth. Analg. Curr. Res. 41, 218 (1962).

43. TOULOUKIAN, R. J., WUGMEISTER, M., PICKET, L. K., HEHRE, F. W.: Anesthesia for neonatal anoperineal and rectal operations. Anesth. Analg. Curr. Res. 50, 565 (1971).

44. TRETJAKOFF, D.: Das epidurale Fettgewebe. Z. Anat. 79 (1926).

45. WINNIE, A. P.: Interscalene brachial plexus block. Anesth. Analg. Curr. Res. 49, 456 (1970).

46. WINNIE, A. P., MURTY, S. R., DURRANY, Z.: The inguinal perivascular technique of lumbar plexus anesthesia: The "3-in-1-block". Anesth. Analg. Curr. Res. 52, 989 (1973).

Carticain, ein neues Lokalanästhetikum

Von H. Nolte

Carticain (Ultracain[R]) stellt ein neues Lokalanästhetikum dar, das dem Säureamidtyp zuzurechnen ist. Als erstes Lokalanästhetikum dieser Gruppe enthält es einen Thiophenring und weist die typischen Wirkungsmechanismen eines Lokalanästhetikums auf; letzterer beruht auf einer Abnahme der Natrium- und Kaliumströme durch die Nervenmembran. Seine hohe Plasmaeiweißbindung liegt bei 90 % und damit im Bereich der langwirkenden Lokalanästhetika Etidocain und Bupivacain. Die Fettlöslichkeit ist, verglichen mit anderen Lokalanästhetika, ebenfalls relativ groß (5).

Die akute Toxizität liegt zwischen der von Prilocain und Lidocain (1), die Höchstdosis wird für die Regionalanästhesie mit 400 mg ohne und 800 mg mit Vasokonstringenzienzusatz angegeben (1).

STRASSER gibt bei Untersuchungen in der Geburtshilfe Wirkungszeiten an, die der von Mepivacain oder Lidocain vergleichbar sein sollen (9). Auch BIAMINO (1) stellt das Carticain aufgrund von Tierversuchen in bezug auf seine Wirkungszeit in die Nähe von Lidocain und anderen mittellang wirkenden Lokalanästhetika. JÄGERHORN (4) konnte feststellen, daß 1%iges Carticain die gleich starke analgetische Wirkung aufweist wie 0,25%iges Bupivacain. Er stellte jedoch eine signifikant längere Wirkungszeit für Bupivacain fest.

Der Wirkungseintritt soll signifikant schneller stattfinden (STRASSER (9)) als bei anderen bekannten Lokalanästhetika.

Die eigenen Untersuchungen sind das Ergebnis einer klinisch-experimentellen Studie, die mit SOMMER und FRUHSTORFER durchgeführt wurde (8). Bei 14 gesunden Versuchspersonen wurde eine bilaterale Ulnarisblockade am Ellenbogen mit jeweils 2 ml Mepivacain 1 % bzw. Carticain 1 % ohne Adrenalinzusatz durchgeführt. Die Bedingungen des doppelten Blindversuches waren gegeben.

Es wurde versucht, die einzelnen Fasern des gemischten N. ulnaris getrennt zu untersuchen. Als Blockade der sensorischen Fasern wurde die Analgesie auf Nadelstich sowie der Reiz gegen Kälte und Wärme registriert. Die motorische Blockade wurde durch Abnahme der groben Kraft auf 75 % und 50 % untersucht. Die Vasomotorenblockade des Sympathikus wurde mit der Differenz der Hauttemperatur bestimmt. Als positiver Effekt galt ein Temperaturanstieg von mindestens 25 % des Ausgangswertes gegenüber einem nichtblockierten Hautbereich.

Die Parameter wurden nach einer standardisierten Versuchsanordnung (3) gemessen. Während eines einminütigen Zyklus wurde

Tabelle 1. Wirkungszeiten nach Ulnarisblockade (n = 14).
M = Mittelwert, SD = Standardabweichung in Minuten

	Latenzzeit						Wirkungszeit					
	Mepivacain 1 %			Carticain 1 %			Mepivacain 1 %			Carticain 1 %		
	M	SD	(N)	M	SD	(N)	M	SD	(N)	M	SD	(N)
Analgesie	6	3,9	(14)	5	1,4	(11)	136	54	(14)	76	18	(11)
Kalt	9	6,6	(14)	8	6,2	(9)	141	55	(14)	76	32	(9)
Warm	6	5,6	(14)	7	9,7	(10)	157	60	(14)	89	29	(10)
Kraft 75 %	4	3,0	(13)	5	4,0	(10)	147	53	(13)	93	32	(10)
Kraft 50 %	6	5,0	(13)	5	3,0	(8)	133	59	(13)	73	15	(8)
Minimale Kraft	13	6,4 23 %	(13)	12	3,4 23 %	(8)						
25 % Temperatur-anstieg	6	3,5	(14)	5	2,7	(9)	148	55	(14)	87	25	(9)
Versager		-			3			-			3	

die Reaktionszeit nach Schmerz-, Kälte- und Wärmestimulation bestimmt. Außerdem wurde mit einem Klingelzeichen die Versuchsperson aufgefordert, durch Abduktion des Kleinfingers gegen einen Gummiballon die Abnahme der groben Kraft festzustellen. Gleichzeitig wurde die Hauttemperatur am Klein- und Mittelfinger gemessen. Die Registrierung der Reaktionszeiten sowie die entstehenden Drucke im Ballon und die Temperaturdifferenz wurden über einen FDP-12-Computer kontrolliert und registriert.

Ergebnisse:

In Tabelle 1 sind die Ergebnisse dargestellt. Die Latenzzeiten sind zwar im Mittel für Carticain etwas kürzer, jedoch statistisch nicht signifikant gegenüber Mepivacain. Die Wirkungszeiten sind für alle Parameter mit Mepivacain um ca. 50 % signifikant länger (Abb. 1).

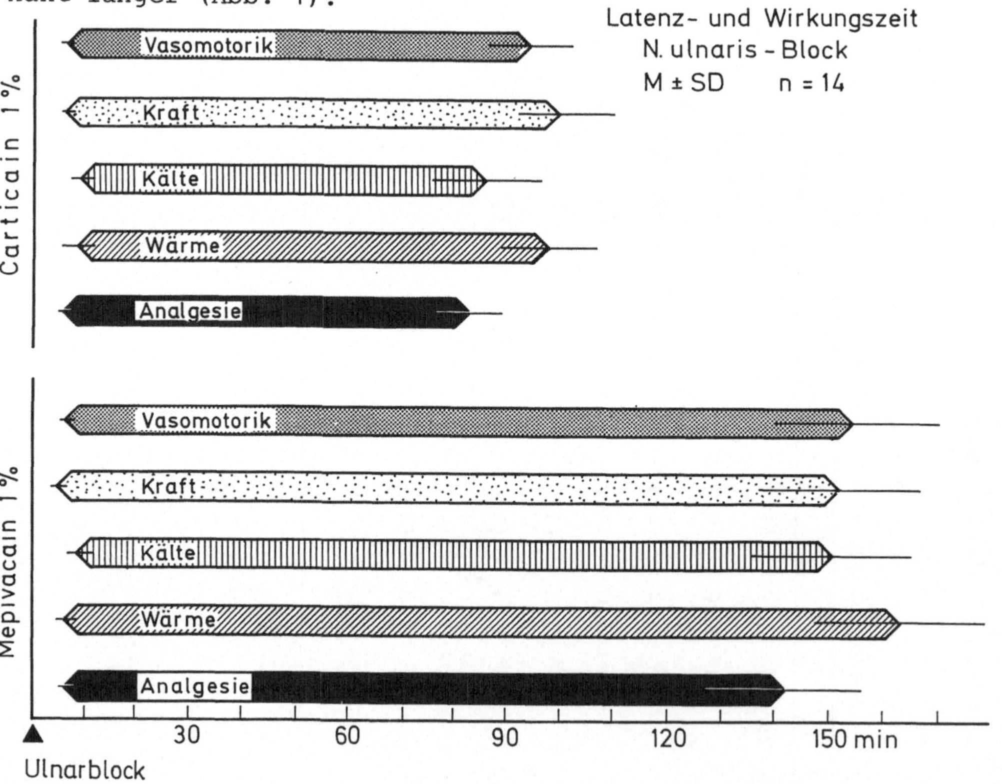

Abb. 1. Die Latenz- und Wirkungszeiten von Carticain 1 % und Mepivacain 1 % ohne Adrenalinzusatz nach Ulnarisblockade (n = 14)

Wichtig zu erwähnen ist die Tatsache, daß bei beiden untersuchten Lokalanästhetika einige Fasern nicht voll blockiert wurden. Darüber hinaus wurde bei Carticain beobachtet, daß von den 14 Ulnarisblockaden drei überhaupt keinen Effekt zeigten, also als Totalversager zu gelten haben. Weiterhin blieb die Nervenblockade

Tabelle 2. Versager nach Ulnarisblockade (n = 14).
Totalversager = keine Analgesie
Teilversager = bestimmte Nervenleitungsqualitäten wurden nicht blockiert bei vorhandener Analgesie

	Totalversager	Teilversager					
		Kälte	Wärme	Kraft 75 %	Kraft 50 %	Temperatur + 25 %	Minimale Kraft 25 %
Mepivacain 1 %	-	-	-	1	1	-	-
Carticain 1 %	3	2	1	1	3	2	1

bei Carticain für Kälte, Wärme, grobe Kraft und Temperaturdifferenz zwischen einem und drei Fällen aus. In der Mepivacaingruppe war lediglich die grobe Kraft auf 75 % bzw. 50 % nur einmal nicht erreicht worden (Tabelle 2).

Diskussion:

Im Gegensatz zu den Ergebnissen anderer Untersucher (1, 4, 9) können wir signifikante Unterschiede zugunsten des Carticain für die Anschlagzeit nicht feststellen.

Die Wirkungszeit ist deutlich kürzer als bei den klassischen mittellang wirkenden Lokalanästhetika (hier Mepivacain). In früheren Untersuchungen haben wir mit ROSSOCHA (7) festgestellt, daß Carticain aber eine deutlich längere Wirkungszeit als Procain aufweist. Damit darf angenommen werden, daß das Carticain im klinischen Routinebetrieb zwischen den kurz- und mittellang wirkenden Lokalanästhetika einzuordnen ist. Aufgrund der in der vorliegenden Untersuchung gefundenen größeren Effektivität der Blockierung einzelner Nervenfasern muß dem Mepivacain im Vergleich zu Carticain der Vorzug gegeben werden. Wahrscheinlich ist für die größere Effektivität der Nervenblockade nach Mepivacain ein besseres Diffusionsvermögen und vielleicht auch die geringe Fettlöslichkeit der Substanz verantwortlich.

Unser persönlicher Eindruck von Carticain geht dahin, daß es zwar - mit einigen Einschränkungen - die Anforderung an ein Lokalanästhetikum erfüllt, sich aber aufgrund seiner zu geringen Wirkungsdauer für die Regionalanästhesie in der operativen Medizin wohl kaum eignet. Vielleicht lassen sich Indikationen für Carticain in der Zahnmedizin und in der Anwendung bei ambulanten Patienten finden.

Literatur

1. BIAMINO, G.: Direkte Wirkung von Carticain auf die myokardiale Kontraktilität und den Gefäßtonus sowie seine Beeinflussung des Erregungsleitungssystems und der Hämodynamik des wachen Menschen. Symp. über Ultracain[R] (Carticain) zur Regionalanästhesie in Geburtshilfe und Chirurgie, Düsseldorf 1977.

2. BORCHARD, U.: Vergleichende Pharmakologie der Lokalanästhetika und spezielle Pharmakologie von Carticain. Symp. über Ultracain[R] (Carticain) zur Regionalanästhesie in Geburtshilfe und Chirurgie, Düsseldorf 1977.

3. FRUHSTORFER, H., ZENZ, M., NOLTE, H., HENSEL, H.: Dissociated loss of cold and warm sensibility during regional anaesthesia. Pflügers Arch. 349, 73 (1974).

4. JÄGERHORN, M.: Fetales und mütterliches Risiko bei der Parazervikalblockade. Symp. über Ultracain[R] (Carticain) zur Regionalanästhesie in Geburtshilfe und Chirurgie, Düsseldorf 1977.

5. MUSCHAWECK, R., RIPPEL, R.: Ein neues Lokalanästhetikum (Carticain) aus der Thiophenreihe. Prakt. Anästh. 9, 135 (1974).

6. NOLTE, H.: Wirkungsunterschiede von Carticain und Mepivacain nach Ulnarisblockaden. Symp. über Ultracain[R] (Carticain) zur Regionalanästhesie in Geburtshilfe und Chirurgie, Düsseldorf 1977.

7. ROSSOCHA, W. R., NOLTE, H.: Advances in Anaesthesiology and Resuscitation. Proc. of the 3rd Europ. Congr. of Anaesthesiology, Prague 1970, p. 409.

8. SOMMER, S., FRUHSTORFER, H., NOLTE, H.: Vergleichende Untersuchungen über die Wirkung von Carticain 1 % und Mepivacain 1 % (Zur Veröffentlichung eingereicht).

9. STRASSER, K.: Katheterperiduralanästhesie in der Geburtshilfe mit Carticain. Symp. über Ultracain[R] (Carticain) zur Regionalanästhesie in Geburtshilfe und Chirurgie, Düsseldorf 1977.

Erfahrungen mit CO_2-haltigen Lokalanästhetika – Grundlagen und Entwicklung

Von O. Schulte-Steinberg

1965 berichtete BROMAGE erstmalig über die Verwendung von CO_2-haltigen Lokalanästhetika, dem Lidocain und dem Prilocain. Er konnte zeigen, daß diese Lösungen eine schnelle Anschlagzeit bei schneller sensorischer und motorischer Blockade aufwiesen ohne Verlängerung der Wirkungsdauer. Gleichzeitig war die Ausbreitung über eine größere Zahl von Segmenten auffallend, so daß die Gesamtdosierung reduziert werden konnte. Dies war besonders wichtig für Patientinnen in der Geburtshilfe, da es eine Dosisreduzierung um 30 % gegenüber den Hydrochloridlösungen zuließ. Die sakrale Analgesie trat früher auf.

Trotz dieser offensichtlichen Wirkungsverbesserung der Lokalanästhetika, die auch in späteren Veröffentlichungen des gleichen und anderer Autoren zum Ausdruck kam, dauerte es bis 1976, bis CO_2-Lidocain erstmalig in den Handel kam (in Kanada). 1972 berichtete CATCHLOVE über CO_2-Bupivacainlösungen im Tierexperiment und empfahl seine Entwicklung. Die Kombination von CO_2-Lidocain und Bupivacainhydrochlorid war von BROMAGE im gleichen Jahr mit Erfolg verwendet worden.

Theorie der CO_2-haltigen Lokalanästhesielösungen

Ein Lokalanästhetikum z. B. mit einer tertiären Aminogruppe im Molekül dissoziiert abhängig vom pH seiner Lösung nach folgender Gleichung: R: N + HOH   R: NH^+ + OH^-

Diese Reaktion ist reversibel, in saurem Milieu ist das Reaktionsgleichgewicht nach rechts verschoben (Bildung des Ammoniumkations), in alkalischem Milieu nach links (Bildung des ungeladenen Amins). Dieses ungeladene Amin, auch freie Base genannt, ist unstabil und kaum wasserlöslich. Dagegen ist es fettlöslich und penetriert die Gewebsschranken vom Injektionsort bis zum Angriffspunkt am Nerven gut. Das Ammoniumkation (RNH^+) scheint die eigentlich aktive Form zu sein. Es verbindet sich bei Erreichen der Nervenzellmembran mit einem Rezeptor und blockiert die Impulsübertragung (6). Die Transformation von undissoziierter Base zur dissoziierten Form wird ermöglicht durch ein um 0,4 pH-Einheiten niedrigeres intrazelluläres pH gegenüber dem extrazellulären Raum (10). Die freie Base erhöht die Permeabilität, während das Kation sie erniedrigt. Das Kation ist wasserlöslich und stabil. Deshalb liegt das Lokalanästhetikum in den injektionsbereiten Handelslösungen in dieser Form vor. Sie sind Lösungen von Salzen der schwachen lokalanästhetischen Base und einer starken Säure (meist Salzsäure) und reagieren deshalb sauer. So besitzt Lidocain ohne Adrenalin beispielsweise ein pH um 6,3. Wenn vom Hersteller bereits ein Vasokonstriktor zugesetzt ist, erfordert dies ein niedrigeres pH, um den Zusatz stabil zu halten. Dementsprechend hat die handelsübliche Lidocainlösung mit

Adrenalin ein pH um 4. Diese mehr oder weniger sauren Lokalanästhetika müssen im leicht alkalischen Körpergewebe (pH 7,4) gepuffert werden, damit die undissoziierte Base aufgrund ihrer Lipoidlöslichkeit bis zum Angriffspunkt am Nerven penetriert.

Als neuer Partner der lokalanästhetischen Basen begünstigt die Kohlensäure diese Vorgänge und ergibt auch stabile Verbindungen. Die reine Bupivacain- oder Lidocainbase kann bei niedriger Temperatur und hohem Partialdruck von Kohlendioxyd in ein wasserlösliches Salz der Kohlensäure überführt werden. Das Überangebot an Kohlendioxyd hält dabei die ionisierte Lokalanästhetikumbase in der wasserlöslichen Form. Lidocainlösungen, bei einem PCO_2 von annähernd 700 mm Hg abgefüllt und in Glasampullen zu 20 ml verschlossen, blieben mehr als vier Jahre stabil. Bupivacainlösungen bedürfen nur eines PCO_2 von 200 mm Hg. Die Überlegenheit der CO_2-Lösung über die HCl-Lösung an lokalanästhetischer Wirksamkeit zeigt sich in folgenden Punkten:

1. Ins Gewebe eingebracht, wird das karbonierte Lokalanästhetikum rasch in die undissoziierte Base umgewandelt, sobald der Partialdruck des CO_2 der Lösung auf den des Gewebes abfällt. Beschleunigt wird ihre Freisetzung auch durch das relativ hohe pH von 6,5 für Lidocain bzw. 6,3 für Bupivacain, das die Pufferkapazität des Gewebes weniger beansprucht (da Adrenalin erst unmittelbar vor der Injektion zugesetzt wurde, war hier zur Stabilisierung des Zusatzes keine pH-Erniedrigung der Lösung notwendig).

2. Die freie Base durchdringt aufgrund ihrer Lipoidlöslichkeit sofort die Gewebslipoidschranken und Nervenscheiden bis zum Neuriten. Am Injektionsort diffundiert Kohlendioxyd schnell aus der Lösung und läßt das pH ansteigen. Dagegen verursacht das CO_2 in der Nachbarschaft und so auch in der Nervenzelle einen Abfall des pH. Dadurch wird die freie Base näher an ihr Ziel, die Nervenmembran, gelockt. Hat die nichtdissoziierte Base die Stelle des niedrigeren pH-Wertes erreicht, wird sie durch Aufnahme von Wasserstoffionen wieder zum Kation. Es kommt zum sogenannten "diffusion trapping" (4). Das Kation kann sich näher am Wirkungsort und in höherer Konzentration mit seinem Rezeptor verbinden.

3. Zusätzlich scheint das Kohlendioxyd eine direkte Wirkung auf die Nervenfaser zu haben, indem es einen stabilisierenden Effekt auf exzitable Gewebe ausübt.

Klinische Untersuchungen

Periphere Nervenblockaden (Plexus brachialis)

Wir berichteten 1970 über 50 supraklavikuläre Plexus brachialis-Blockaden mit 1,73%igem Lidocain und verglichen sie mit einer Kontrollgruppe von 30 Patienten, bei denen 2%iges Lidocainhydrochlorid verwendet wurde. Dabei ergab sich, daß in der CO_2-Gruppe

Tabelle 1. Latency for onset of paraesthesia and complete analgesia

Solution	Paraesthesia		Complete Analgesia in min
1.73 % carbonated Lignocaine	Range	30 - 60 s	2 1/2 - 8 min
	Mean	43 s	4 min 42 s
	25 cases		22 cases
1.73 % carbonated Lignocaine with Adrenaline 1:200.000	Range	20 - 90 s	2 - 9 min
	Mean	50.2 s	4 min 17 s
	21 cases		18 cases
2 % Lignocaine HCl with Adrenaline 1:200.000	Range	60 - 270 s	4 - 22 min
	Mean	90 s	12 min
	30 cases		26 cases

Tabelle 2. Volume of analgesic solution and incidence of unwanted nerve blocks following supraclavicular plexus blockade

	Analgesic Agent	Volume	Incidence of Stellate Ganglion Block	Phrenic Nerve Block
MOORE	"Local analgesic solution"	50 ml	70 - 90 %	40 - 60 %
MATTHES	2 % Mepivacaine HCl	20 ml	30 %	23 %
This study	1.73 % Lignocaine carbonated solution	10 ml	0 %	2 %

die Spontanparästhesie im Mittel bereits nach 43 s gegenüber 90 s in der Hydrochloridgruppe auftrat. Die vollständige Ausbreitung der Analgesie war mit 4,42 min bei den CO_2-Lösungen deutlich schneller eingetreten als bei dem herkömmlichen Mittel, wo sie bei 12 min lag. Auch die motorische Blockade war deutlich besser (Tabelle 1).

Da das Volumen des Lokalanästhetikums stark reduziert werden konnte, traten auch weniger Nebenblockaden auf (Tabelle 2).

1973 begannen wir Untersuchungen mit 0,5- und 0,25%igen karbonierten Bupivacainlösungen, die uns von der Firma Woelm ICN hergestellt wurden. 1 ml dieser Lösung enthält 4,2 bzw. 2,1 mg Bupivacainbase. Dies entspricht der Menge an Bupivacainhydrochlorid in 0,5- bzw. 0,25%iger Lösung. Bei diesen Konzentrationen ist nur ein PCO_2 von etwa 200 mm Hg nötig, um die Lösung stabil zu halten. Geöffnete Ampullen zeigen einen deutlichen Abfall des PCO_2 und einen Anstieg des pH (Abb. 1 und 2).

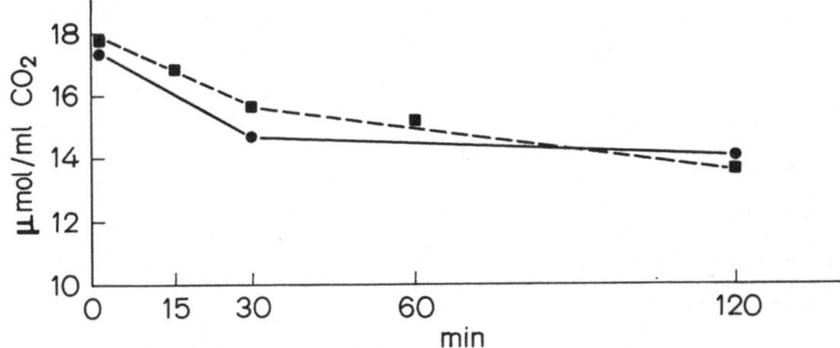

Abb. 1. Änderungen des CO_2-Gehalts geöffneter karbonierter Bupivacainampullen bei Raumtemperatur

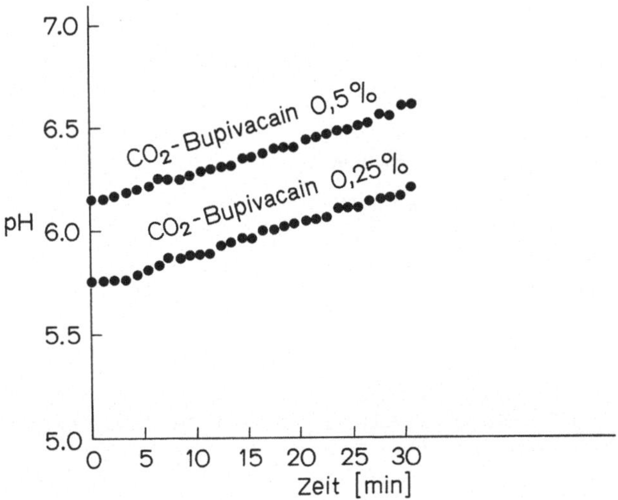

Abb. 2. Änderungen des pH-Wertes geöffneter karbonierter Bupivacainampullen bei Raumtemperatur

Wir untersuchten CO_2-Bupivacain an 100 Patienten, je 50 mit Peridural- bzw. Plexus brachialis-Blockade. Über die genauen Techniken der Untersuchungsmethoden ist bereits anderwärts berichtet worden (12, 13), sie sollen hier ausgespart bleiben.

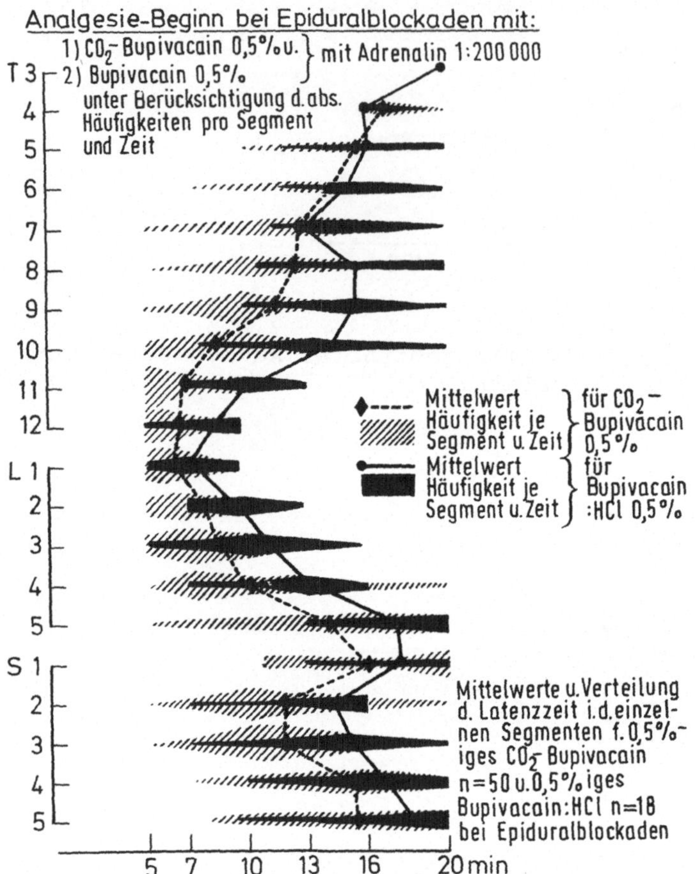

Abb. 3. Mittelwerte und Verteilung der Latenzzeit in den einzelnen Segmenten für 0,5%iges CO_2-Bupivacain (n = 50) und 0,5%iges Bupivacain-HCl (n = 18) bei Periduralblockaden

Periduralanästhesie

In Abb. 3 sind die Latenzprofile für CO_2-Bupivacain und Hydrochloridbupivacain zu sehen. Die Ergebnisse einer Kontrollgruppe von 18 Patienten mit Hydrochloridbupivacain glichen im Ergebnis den wesentlichen Angaben anderer Autoren. Die Latenzzeit für die CO_2-Lösung ist um 6 min kürzer als beim Durchschnitt der Hydrochloridbupivacaingruppe. Aufgrund der Verteilungsschwellung kann ein noch früherer Beginn der Analgesie vermutet werden.

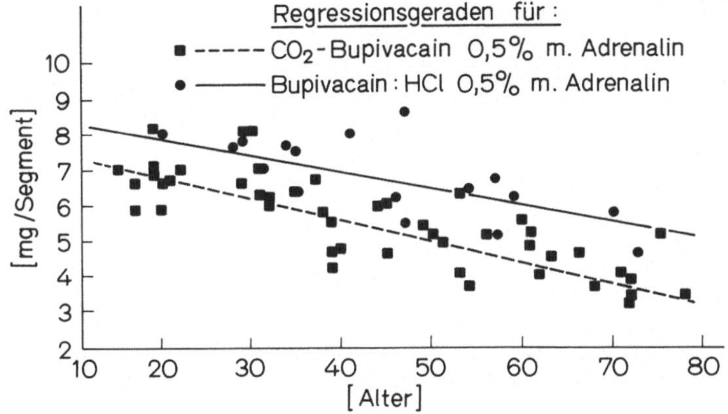

Abb. 4. Dosis pro Segment pro Lebensalter bei Periduralblockaden für 0,5%iges CO_2-Bupivacain (n = 50) und 0,5%iges HCl (n = 18) und die errechneten Regressionsgeraden

Die Abb. 4 zeigt, daß bei Verwendung des CO_2-Bupivacain ein deutlich geringerer Dosisbedarf pro Segment besteht.

In der Abb. 5 ist die Trefferquote einzelner Segmente dargestellt. Es fällt bei den großkalibrigen Nerven (z. B. S 1) auf, daß CO_2-Bupivacain nach 20 min fast viermal so oft dieses Segment blockiert wie die Hydrochloridlösung. Dies stimmt genau mit den Ergebnissen von BROMAGE für CO_2-Lidocain überein (2).

Plexus brachialis-Blockaden

Hier zeigt sich ein deutlicher Unterschied in der Latenz der Analgesie; sie ist mit 4,19 min für CO_2-Bupivacain gegenüber 23,26 min bei der HCl-Lösung (die wir der Literatur entnahmen) wesentlich kürzer.

Um die Frage eventuell toxischer Blutkonzentrationen beantworten zu können, untersuchten wir die Blutspiegel nach CO_2-Bupivacainapplikation.

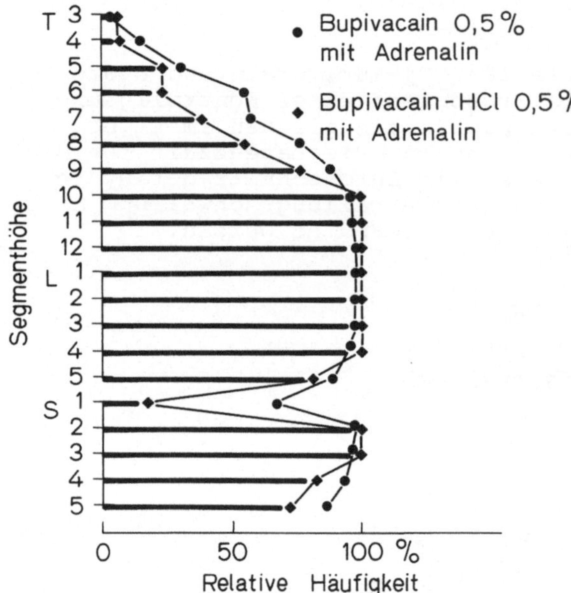

Abb. 5. Relative Häufigkeit der Blockade der einzelnen Segmente bei Verwendung von 0,5%igem CO_2-Bupivacain und 0,5%igem Bupivacain-HCl

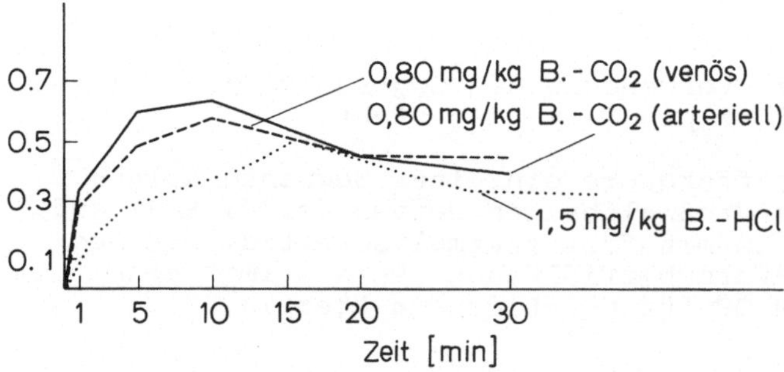

Abb. 6. Arterielle und venöse Blutspiegel nach Applikation von CO_2-Bupivacain bei der Periduralanästhesie

Die Abb. 6 zeigt, daß bei den CO_2-Lösungen die höchste Blutspiegelkonzentration lediglich früher erreicht wird und in gleicher

Weise wie bei den konventionellen Lösungen abklingt. Toxische Werte werden bei klinischer Dosierung zu keinem Zeitpunkt erreicht.

Zusammenfassend läßt sich sagen, daß sowohl das Lidocain als auch das Bupivacain durch Zusatz von CO_2 besser wirken bezüglich Trefferquote und motorischer Entspannung bei reduzierter Dosis. Die Latenzverkürzung für die Analgesie ist bei peripheren Nervenblockaden erheblich, ganz besonders beim CO_2-Bupivacain.

Literatur

1. ANDERSEN, N. B., AMANARATH, L.: Anaesthetic effects on transport across cell membranes. Anaesthesiology 39, 126 (1973).

2. BROMAGE, P. R.: A comparison of the hydrochloride and carbon dioxyde salts of Lidocaine and Prilocaine in epidural analgesia. Acta anaesth. scand., Suppl. XVI, 55 (1965).

3. CALDWELL, P. C.: Studies on the internal pH of large muscle and nerve fibres. J. Physiol. 142, 22 (1958).

4. CATCHLOVE, R. F. H.: The influence of CO_2 and pH on local anaesthetic action. J. Pharmacol. Exp. Ther. 181, 298 (1972).

5. COUSINS, M. J., BROMAGE, P. R.: A comparison of the hydrochloride and carbonated salts of lignocaine for caudal analgesia in outpatients. Brit. J. Anaesth. 43, 1149 (1971).

6. GOODMAN, L., GILMAN, S. A.: The Pharmacological Basis of Therapeutics. New York-Toronto-London: MacMillan Publ. Co. 1975.

7. HARTMUTH, J., SCHULTE-STEINBERG, O., SCHÜTT, L.: Anwendung und Eignung der Lidocainbase-Kohlensäure-Lösung bei der Blockade des Plexus brachialis. Anaesthesist 19, 139 (1970).

8. MATTHES, H.: Untersuchungen und Ergebnisse bei der supraclaviculären Blockade des Plexus brachialis. Anaesthesist 14, 107 (1965).

9. MOORE, D. C.: Regional Block, 3rd. ed. Springfield/Ill.: Ch. C. Thomas 1961.

10. RITCHIE, J. M., GREENGARD, P.: On the mode of action of local anaesthetics: Effect of pH on activity. Science 162, 1394 (1968).

11. RITCHIE, J. M., GREENGARD, P.: On the mode of action of local anaesthetics. Ann. Rev. Pharmacol. 6, 405 (1966).

12. SCHULTE-STEINBERG, O., HARTMUTH, J., SCHÜTT, L.: Carbon dioxide salts of lignocaine in brachial plexus block. Anaesthesia 25, 191 (1970).

13. SCHULTE-STEINBERG, O., NOISSER, H., HUTZELMEYER, E., VOSS, G.: Vergleichende Untersuchungen zwischen CO_2-Bupivacain und anderen Lokalanästhetika bei Epidural- und Plexusanästhesien. In: Die Pharmakologie, Toxikologie und klinische Anwendung langwirkender Lokalanästhetika (eds. J. MEYER, H. NOLTE), p. 32. Stuttgart: Thieme 1977.

CO_2-haltige Lokalanästhetika in der geburtshilflichen Analgesie

Von E. Traub, E. Knoche und W. Dick

CO_2-haltiges Bupivacain haben wir in der Zeit vom 1.5.1977 - 30.9.1977 bei 223 kontinuierlichen Periduralanästhesien erprobt. Dies sind bei einer Gesamtzahl von 849 Geburten 26 % (Tabelle 1). Als Vergleichskollektiv diente eine ebenso große Gruppe von Patientinnen, bei denen vom 1.1.1975 - 30.6.1976 in gleicher Technik und mit entsprechenden Untersuchungsdaten Bupivacainhydrochlorid als Lokalanästhetikum eingesetzt wurde. Ihr Anteil am Gesamtpatientengut von 2.532 beträgt nur 8,8 %. Aufgrund der damals geübten sehr strengen medizinischen Indikationsstellung zu diesem Anästhesieverfahren beinhaltet diese Gruppe eine höhere Zahl von Müttern mit Risikoschwangerschaften und verschiedensten geburtshilflichen Komplikationen. Der enorme Anstieg der Periduralanästhesien während des vergangenen Jahres spiegelt deutlich die inzwischen wesentlich großzügigere Indikationsstellung wider.

Tabelle 1. Entbindungen in Katheter-PDA

	Bupivacain 1.1.1975 - 30.6.1976	CO_2-Bupivacain 1.5.1977 - 30.9.1977
	223 = 8,8 % der Gesamtgeburten	223 = 26 % der Gesamtgeburten
Deutsche	78,5 %	82 %
Ausländer	21,5 %	18 %
Primigravid	71,5 %	64 %
Gestationsalter	28. - 42. Woche	33. - 43. Woche

Der Anteil der Ausländerinnen entspricht etwa der Gesamtverteilung des Patientengutes. 71,5 bzw. 64 % der Mütter waren Erstgebärende. Wesentliche Unterschiede hinsichtlich des Gestationsalters der Patientinnen in den beiden Gruppen bestanden nicht. Leichtere Formen einer EPH-Gestose wurden vermehrt in der Bupivacaingruppe beobachtet.

Bei beiden Patientenkollektiven standen zwei medizinische Hauptindikationen im Vordergrund, bei denen sich die kontinuierliche Periduralanästhesie als besonders effektiv erwies. Dies sind bei den primären Indikationen im wesentlichen die sogenannte "programmierte Geburt", die Einleitung am errechneten Termin ohne direkte medizinische Indikation mit 71 bzw. 69 %; bei den sekundären Indikationen die zervikale Dystokie mit 84 bzw. 60 %. Diese Gruppe beinhaltet alle Patientinnen, bei denen die Geburt bereits in Gang gekommen war, mit konventionellen Analgesieme-

Tabelle 2. Indikation zur Durchführung der Katheter-PDA

	Primär (ohne vorherige Medikation)		Sekundär (Geburt bereits in Gang)	
	Bupivacain	CO_2-Bupivacain	Bupivacain	CO_2-Bupivacain
Einleitung	72	100	-	-
Psychisch	18	28	11	20
Plazentainsuffizienz	1	1	-	-
Dystokie	-	-	73	43
Wunsch	-	7	2	3
Sonstige	11	8	1	6
Gesamt	102	144	87	72

thoden jedoch kein Geburtsfortschritt und keine ausreichende Analgesie erzielt werden konnten. Weitere Indikationen waren, wie aus der Tabelle 2 ersichtlich - abgesehen von psychischen Alterationen der Mütter - von nebensächlicher Bedeutung.

Nichtmedizinische Indikationen, so etwa der von der Mutter geäußerte Wunsch nach dieser Analgesieform, spielen erst neuerdings in zunehmendem Umfang eine Rolle.

Tabelle 3. Durchführung der Katheter-PDA

	Bupivacain	CO_2-Bupivacain
Konzentration	0,25 % 0,125 % 0,5 % 0,375 %	0,25 % 0,5 % 0,375 %
Dosierung		
Gesamtdosierung pro Patient	$\bar{x}$ = 65,2 mg	$\bar{x}$ = 63,8 mg
Intervall der Nachinjektionen	$\bar{x}$ = 64 min	$\bar{x}$ = 73,5 min
Effekt	A = 89,8 % B = 3,4 % C = 6,8 %	A = 96,5 % B = 3,5 % C = -
Zusatzmedikation (Dolantin, Dolantin/Psyquil)	16,6 %	8,5 %

A = 100%ige Analgesie
B = Zugabe von Analgetika notwendig
C = keine Wirkung

In beiden Patientengruppen konnte gewöhnlich mit einer Bupivacainkonzentration von 0,25 % eine zufriedenstellende Wirkung erzielt werden, gelegentlich schien eine Erhöhung der Konzentration auf 0,375 % angezeigt (Tabelle 3). Zur besseren Erhaltung des Preßdrangs in der Austreibungsperiode wurde die Konzentration des Bupivacainhydrochlorid in einzelnen Fällen auf 0,125 % erniedrigt. Die mittlere Gesamtdosis betrug in der ersten Gruppe 65,2 mg/Patient, für CO_2-Bupivacain wurde ein Durchschnittswert von 63,8 mg/Patient ermittelt. Somit konnte eine Dosisreduktion, wie sie durch die Potenzierung der Wirkung eines Lokalanästhetikums durch Kohlendioxyd (1) behauptet wird, in unseren Untersuchungen nicht nachgewiesen werden. Dies mag zum einen an dem doch nicht ganz identischen Patientengut liegen, zum anderen sind die applizierten Lokalanästhetikadosen an sich schon sehr niedrig - werden doch die von APPLEYARD et al. (2) angegebenen Mengen von 1,5 mg/kg KG zur Durchführung einer Periduralanästhesie in der Gynäkologie im Verlauf einer sich über viele Stunden erstreckenden kontinuierlichen Periduralanästhesie in der Geburtshilfe in der Mehrzahl der Fälle überhaupt nicht erreicht. In dem Bestreben, den Patientinnen zumindest in der Eröffnungsphase fast völlige Schmerzfreiheit zu ermöglichen, wurden zudem die Einzeldosen in den letzten Monaten etwas erhöht.

Die Verlängerung des Zeitintervalls der Nachinjektion von durchschnittlich 64 min auf 73,5 min ist möglicherweise Folge der größeren Wiederholungsdosen und nicht unbedingt Ausdruck einer Verlängerung der Wirkdauer des CO_2-haltigen Bupivacain.

Eine gute Analgesie konnte mit dem HCl-Bupivacain in annähernd 90 % der Fälle, in der zweiten Gruppe bei 96 % erzielt werden.

Die Zusatzmedikation von Dolantin oder Dolantin/Psyquil erwies sich nur noch in 8,5 % der Fälle gegenüber anfänglich 16,6 % notwendig, wobei Dolantin bei den Patientinnen, bei denen CO_2-Bupivacain als Lokalanästhetikum verwendet wurde, weniger aufgrund seiner analgetischen als vielmehr seiner tokolytischen Wirkung auf den Muttermund bei zervikaler Dystokie eingesetzt wurde.

Tabelle 4. Durchschnittliche Geburtsdauer bei Katheter-PDA

	Bupivacain		CO_2-Bupivacain	
	Primigravid	Multigravid	Primigravid	Multigravid
Einleitungen	324 min	260 min	302 min	228 min
Dystokien	393 min	348 min	346 min	291 min
sonstige Indikationen	295 min	237 min	329 min	229 min

Tabelle 4 gibt einen Überblick über die durchschnittliche Geburtsdauer bei den mit Hilfe einer kontinuierlichen Periduralanästhesie entbundenen Frauen bezüglich der wichtigsten Indikationen. Da in den beiden Gruppen nicht genau dasselbe Patientengut repräsentiert ist und auch eine exakte Bestimmung des Geburtsbeginns sich oft schwierig gestaltet, scheint eine vorsichtige Interpretierung dieser Zahlen angezeigt. Erst weitere, umfangreichere Untersuchungen sollten die Tendenz zur Verkürzung der Geburtsdauer aufgrund der besseren Analgesie bei Anwendung des CO_2-Bupivacain bestätigen.

Die Zusammenfassung der klinisch relevanten Komplikationen im Verlauf einer kontinuierlichen Periduralanästhesie zeigt an erster Stelle im wesentlichen initial - also nach der Erstinjektion - aufgetretene Blutdruckabfälle (Tabelle 5). Sie waren in der Bupivacaingruppe in etwas über 40 %, in der CO_2-Gruppe in annähernd 24 % der Fälle zu beobachten. Nur in 10 - 15 % überschritten sie jedoch ein Fünftel des Ausgangswertes.

Auch hier scheint eine Wertung zugunsten der kohlensäurehaltigen Lösung des Lokalanästhetikums unter Berücksichtigung des unterschiedlichen Patientengutes nicht unbedingt zulässig.

Ein Kavakompressionssyndrom mußte in beiden Kollektiven in nahezu 6 % der Fälle therapiert werden; es trat vorwiegend auf, wenn die Schwangere zur Untersuchung oder zur Durchführung ei-

Tabelle 5. Komplikationen der Katheter-PDA

	Bupivacain	CO_2-Bupivacain
Intrapartal:		
Blutdruckabfall	41,7 %	23,5 %
Kavakompressionssyndrom	5,8 %	5,5 %
Tachykardie	10,7 %	8,0 %
Erbrechen	3,1 %	3,1 %
Postpartal:		
Kopfschmerzen	5,4 %	1,3 %

ner Mikroblutuntersuchung am Feten in Rückenlagerung gebracht wurde. Bei beiden Gruppen in etwa gleicher Häufigkeit aufgetretene Tachykardien sind in erster Linie auf die Applikation von Partusisten zur Wehenhemmung zurückzuführen.

Postpartale Kopfschmerzen - in aller Regel Folge einer vesehentlichen Durapunktion - zeigten einen Rückgang von 5,4 % auf 1,4 %, er dürfte der zunehmenden Erfahrung des Anästhesieteams zuzuschreiben sein.

Der Geburtshelfer ist neben der zufriedenstellenden Analgesie insbesondere an der Art der Geburtsbeendigung unter dem Einfluß einer kontinuierlichen Periduralanästhesie interessiert (Tabelle 6). Der Prozentsatz der Spontangeburten ohne oder mit konventionellen Analgesiemethoden betrug in beiden Übersichtszeiträumen annähernd 75 %; während die Anzahl der operativen Entbindungen bei der PDA-Gruppe zunächst noch bei 46 % lag, konnte diese Rate in den letzten Monaten auf 33 % gesenkt werden. Die Abnahme der Frequenz operativer Entbindungen dürfte weniger auf die Art der verwendeten Bupivacainlösungen als auf die breitere Indikationsstellung zur PDA mit einer größeren Zahl komplikationsloser Geburtsverläufe zurückzuführen sein.

Unter den operativen Entbindungen bei dem Patientenkollektiv ohne Periduralanästhesie stieg die Sectiofrequenz in dem zuletzt beschriebenen Zeitraum auf 75 % an, in der PDA-Gruppe, in der zunächst ein Abnehmen der Sectiofälle zu beobachten war, ist ebenfalls ein leichter Anstieg zu verzeichnen. Dieser ist durch die Tatsache zu erklären, daß bei Verdacht auf Vorliegen eines relativen Mißverhältnisses bei großem Kind relativ häufig zunächst mit Hilfe einer Periduralanästhesie eine Spontangeburt angestrebt wird; erweist sich eine solche im weiteren Verlauf als unmöglich, wird die Kaiserschnittentbindung unter Fortführung derselben Narkoseform vorgenommen. Allein 60 % unserer Sectiofälle der CO_2-Bupivacaingruppe gehen zu Lasten dieser Indikation.

Betrachtet man abschließend den Zustand der Neugeborenen zum Zeitpunkt der Geburt in beiden Kollektiven (Tabelle 7), so sind

Tabelle 6. Art der Entbindungen

	Spontan	Operativ	Forzeps	Vakuum	Sectio
Entbindungen ohne Katheter-PDA 1975/76	73,0 %	27,0 %	31,0 %	9,9 %	59,0 %
Entbindungen in Katheter-PDA (Bupivacain) 1975/76	54,3 %	45,7 %	61,0 %	6,3 %	32,6 %
Entbindungen ohne Katheter-PDA 1977	74,9 %	25,1 %	24,5 %	1,3 %	74,2 %
Entbindungen in Katheter-PDA (CO_2-Bupivacain) 1977	67,0 %	33,0 %	58,0 %	-	42,0 %

Tabelle 7. Zustand des Neugeborenen

		Bupivacain	CO_2-Bupivacain
Apgar-Werte (1 min)	1 - 4	2,7 %	-
	5 - 7	9,5 %	6,6 %
	8 - 10	87,8 %	93,4 %
Nabelarterien-pH		$\bar{x}$ = 7,29	$\bar{x}$ = 7,29
Geburtsgewicht		$\bar{x}$ = 3.287 g	$\bar{x}$ = 3.305 g
Verlegung in die Kinderklinik		10,2 %	8 %

die besseren Apgar-Werte der zweiten Gruppe mit annähernd 94 % lebensfrischer Kinder gegenüber 88 % in der ersten und das völlige Fehlen schwer asphyktischer Kinder Ausdruck der großzügigeren Indikationsstellung mit der geringeren Anzahl von Müttern mit Risikoschwangerschaften und -geburten. Der größte Teil der 10 % bzw. 8 % in die Kinderklinik verlegten Kinder waren Früh- und Mangelgeborene. Nahezu identisch wurden die durchschnittlichen Geburtsgewichte beider Gruppen mit ca. 3.300 g errechnet.

Abb. 1 gibt einen Überblick über die statistische Verteilung der arteriellen Nabelschnur-pH-Werte. Die Mittelwerte lagen in beiden Kollektiven bei 7,29, sie entsprechen etwa denen eines Kollektivs ohne Einfluß einer Anästhesie entbundenen Kindern.

Unsere klinische Erfahrung zeigt eindrucksvoll - mehr als man den gezeigten Zahlen und Tabellen entnehmen kann - die erheblichen Vorzüge des CO_2-Bupivacain. Es erscheint uns für die Periduralanästhesie in der Geburtshilfe besonders geeignet.

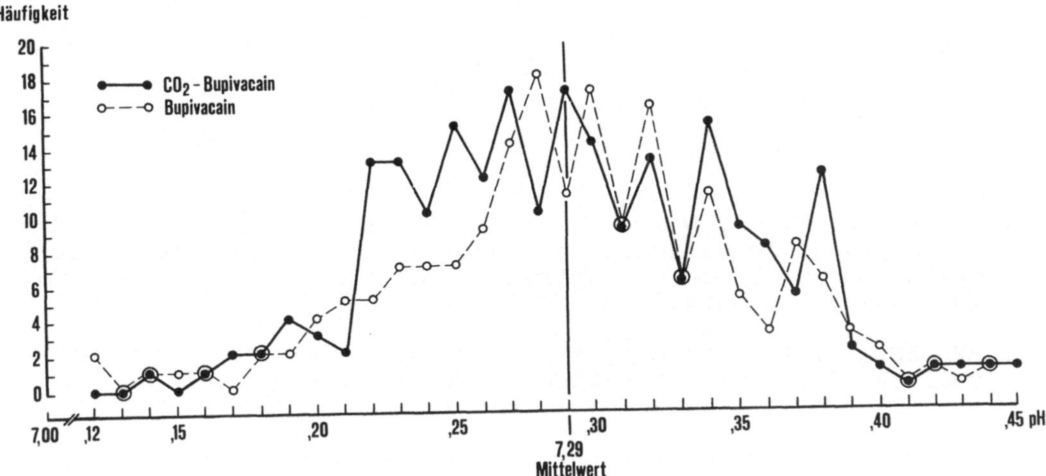

Abb. 1. Umbilikal-arterielle pH-Werte zum Zeitpunkt der Geburt bei PDA

Die für CO_2-gesättigte Lokalanästhetikalösungen bekannte Dosisreduktion konnten wir aus den bereits dargelegten Gründen nicht signifikant nachweisen.

Eine für unser Verfahren unerwünschte vermehrte motorische Blokkierung war nach Anwendung von CO_2-Bupivacain nicht zu beobachten, hingegen zeigte sich der sensorische Block vor allem der sakralen Segmente bei annähernd gleicher Dosierung gegenüber dem Bupivacainhydrochlorid deutlich verbessert. So erwies sich beispielsweise eine zusätzliche Damminfiltration zur Episiotomienaht bei diesem Patientenkollektiv im Gegensatz zu früher nicht mehr als notwendig. Ob tatsächlich aufgrund der besseren Analgesie eine Verkürzung des gesamten Geburtsverlaufes erzielt werden kann, müßte anhand größerer Untersuchungsserien weiter überprüft werden.

Der wesentlichste Vorteil kohlensäurehaltiger Lösungen von Bupivacain stellt seine kurze Latenzzeit dar. Bei bereits bestehenden Wehen konnte in der Regel schon 2 - 3 min nach Injektion des Lokalanästhetikums nahezu völlige Schmerzfreiheit erzielt werden. Die bei bestehenden Wehen gegenüber HCl-Bupivacain eindeutig verkürzte Anschlagzeit der CO_2-haltigen Lösungen konnte jedoch bei den Patientinnen, bei denen noch keine Wehentätigkeit bestand, nicht zweifelsfrei verifiziert werden. Die Reduktion der Latenzzeit erlaubt dem Gynäkologen schnelle Aktionsfähigkeit unter optimalen Bedingungen, so etwa die rasche operative Geburtsbeendigung durch Zangenentbindung bei bestehender fetaler Gefährdung. Auch manuelle Plazentalösungen oder Nachtastungen können ohne größere zeitliche Verzögerungen und demzufolge geringerem Blutverlust ausgeführt werden.

Ergab sich während des Geburtsverlaufes die Notwendigkeit zur Kaiserschnittentbindung, so konnte in der Mehrzahl der Fälle aufgrund des wesentlich besseren und schnelleren Analgesieeffektes im Vergleich zu Bupivacainhydrochlorid auch dieser Eingriff in Periduralanästhesie erfolgen.

Literatur

1. APPLEYARD, T. N., WITT, A., ATKINSON, R. E., NICHOLAS, A. D. G.: Bupivacaine carbonate and bupivacaine hydrochloride: A comparison of blood concentrations during epidural blockade for vaginal surgery. Brit. J. Anaesth. 46, 530 (1974).

2. BROMAGE, P. R., BURFOOT, M. F., CROWELL, D. E., TRUANT, A. P.: Quality of epidural blockade. III. Carbonated local anaesthetic solutions. Brit. J. Anaesth. 39, 197 (1967).

3. CATCHLOVE, R. F. H.: Potentiation of two different local anaesthetics by carbon dioxide. Brit. J. Anaesth. 45, 471 (1973).

Neuere Plexusblockaden mit CO_2-Bupivacain

Von H. U. Gerbershagen und Ch. Panhans

Die Regionalanästhesie hat in den vergangenen Jahren in Form der Spinalanästhesie und Periduralanästhesie erneut eine weite Verbreitung gefunden. Plexusanästhesien und Nervenblockaden werden vergleichsweise immer noch wenig angewandt. Die Gründe hierfür sehen wir im wesentlichen in der relativ hohen Versagerquote der alten Plexusanästhesieverfahren in den Händen von Anfängern und in der Furcht vor Komplikationen (die Angst vor Komplikationen schließt ebenfalls ein, daß zu kleine Mengen des Lokalanästhetikums gewählt werden).

Durch die Anwendung neuerer Verfahren der Anästhesie der zervikalen und lumbalen Plexus und durch Zuhilfenahme der perkutanen elektrischen Nervenstimulation (5) sind einfache, zeitsparende, komplikationsarme und erfolgreiche Plexusblockaden zur alltäglichen Routine geworden.

Technik der Interskalenusblockade (6)

Ziel dieses Verfahrens ist, auf der Höhe des 5. Halswirbels das Lokalanästhetikum in den Muskelfaszienschlauch zwischen den Mm. scalenus anterior und medius einzubringen. In diesem Faszienschlauch verläuft der zervikobrachiale Plexus.

Der auf dem Rücken liegende Patient wird aufgefordert, den Kopf zu der nicht zu blockierenden Seite zu drehen. Die Höhe des 6. Halswirbels entspricht etwa der Höhe des Krikoids.

Parallel zur oberen Thoraxapertur wird durch das Krikoid eine Linie auf die Haut aufgetragen. Um eine Abgrenzung des klavikulären Ansatzes des M. sternocleidomastoideus zu erhalten, wird der Patient aufgefordert, den Kopf leicht anzuheben. Setzt man nun bei angespanntem M. sternocleidomastoideus den Zeigefinger auf der Höhe der Krikoidlinie hinter dem M. sternocleidomastoideus auf, so liegt der Zeigefinger auf dem M. scalenus anterior. Nachdem der Patient wieder entspannt hat, wird der Zeigefinger leicht nach lateral in die Lücke zwischen den Mm. scalenus anterior und medius eingelegt. Nach geringfügiger Aufspreizung der Lücke mit Zeige- und Mittelfinger wird eine 3 - 4 cm lange, dünne Kanüle leicht kaudalwärts in Richtung der Querfortsätze eingeführt. In der Mehrzahl der Fälle wird die Faszienscheide der Mm. scalenus anterior und medius bereits kurz nach Durchstechen der Haut und des Unterhautfettgewebes erreicht und eine Parästhesie ausgelöst. Bei Anwendung der elektrischen Stimulationstechnik erhält man entsprechend frühzeitig eine motorische Antwort. Wird der Processus transversus ohne Auslösen einer Parästhesie erreicht, so gleitet man mit der Kanüle von dem Ende des Querfortsatzes ab und sucht eine Parästhesie. Zur Verhütung einer intraspinalen, periduralen oder intraarteriellen (A. vertebralis) Injektion muß die Kanüle stets leicht nach kaudal gewinkelt eingeführt werden. Nach Aspiration in zwei Ebenen wird eine Testdosis des Lokalanästhetikums (2 ml) injiziert. Sollen alle Fasern des zervikobrachialen Plexus ausgeschaltet werden, so werden 30 - 40 ml Lokalanästhetikum benötigt. Ist eine Ausschaltung des N. ulnaris nicht erforderlich, so sind 15 ml Lokalanästhetikum adäquat.

Zur Behandlung von Schmerzzuständen im Schulter-Arm-Bereich sind 10 ml gering konzentrierter Lokalanästhetikumlösung ausreichend. Die Erfolgsquote liegt bei dem Interskalenusblock deutlich höher als bei der Kulenkampff-Methode (ca. 95 %).

Indikationen für den Interskalenusblock sind:
Operationen im Schultergelenksbereich, Operationen an Bewußtlosen und nicht kooperativen Patienten, alle Schmerzzustände im Schulter-Arm-Bereich.

Kontraindikationen sind nicht bekannt, eine relative Kontraindikation dürfte, wie bei der Mehrzahl der regionalanästhetischen Verfahren, der motorisch sehr unruhige Patient sein.

Als Nachteil der Methode ist anzuführen, daß für die Blockade des N. ulnaris große Mengen des Lokalanästhetikums benötigt werden und die Latenzzeit dann genauso lang ist wie bei der Kulenkampff-Technik.

Komplikationen sind bei guter Technik nach unseren Erfahrungen kaum möglich. Wird die Kanüle nicht betont kaudalwärts in die Richtung des 5. Querfortsatzes eingeführt, ist eine intraarterielle (A. vertebralis) oder intraspinale Injektion selbstverständlich möglich, sonst ist auch diese aufgrund der anatomischen Gegebenheiten fast unmöglich.

Plexus lumbalis-Blockaden

Plexus lumbalis-Blockaden mit einer einzigen Lokalanästhetikuminjektion werden seit vielen Jahren paravertebral auf der Höhe des 2. Lendenwirbelkörpers durchgeführt (4). Die Gefahr der intraspinalen Injektion (entweder direkt durch falsche Kanüleneinführung oder durch Injektion in die nervenbegleitende Wurzeltasche) ist bei dieser Technik jedoch vorhanden, so daß wir sie für die Routine ablehnen.

Indikationen für Plexus lumbalis-Blockaden
Operationen im anterioren Oberschenkelbereich; mit einem zusätzlichen Ischiadikusblock Eingriffe am gesamten Bein bis zur Leiste und zur Therapie von Hüft- und Kniegelenk- und Oberschenkelschmerzen.

CHAYEN und Mitarbeiter (2) beschrieben den Psoas-Compartment-Block, bei dem diese Komplikationsgefahr wesentlich geringer ist.

Technik des Psoas-Compartment-Blocks

Ziel dieser Blockadetechnik ist, das Lokalanästhetikum auf der Höhe des 5. Lendenwirbelkörpers in den Muskelfaszienschlauch zwischen den Mm. quadratus lumborum und psoas major einzubringen. Der Dornfortsatz des 4. Lendenwirbelkörpers wird aufgesucht (Linie zwischen den Cristae iliacae). Eine 3 cm lange Strecke wird kaudalwärts auf der Haut aufgetragen. In den kaudalen Endpunkt wird im rechten Winkel nach lateral eine 5 cm lange Strecke abgetragen. Durch den lateralen Endpunkt, der nahe der Crista iliaca liegt, wird durch eine Hautquaddel eine 15 cm lange, dünne Kanüle senkrecht bis zum Kontakt mit dem Querfortsatz des 5. Lendenwirbelkörpers eingeführt. Die Richtung der Kanülenführung wird dann so korrigiert, daß die Kanüle kranial den Querfortsatz umgeht und in den M. quadratus lumborum eingeführt werden kann. Nach negativem Aspirationstest wird eine luftgefüllte Spritze auf die Kanüle aufgesetzt. Bei leichtem Druck auf den Spritzenkolben ergibt sich ein federnder Widerstand. Die Kanüle wird so tief eingeführt, bis der federnde Widerstand nicht mehr nachweisbar ist, sie liegt dann im Faszienschlauch der Mm. quadratus lumborum und psoas major. Nach negativem Aspirationstest werden 20 - 30 ml Lokalanästhetikum injiziert. Für die Schmerzbehandlung sind Volumina von 15 - 20 ml ausreichend.

Eine weitere einfache Möglichkeit, die Nerven des Plexus lumbalis zu anästhesieren, bietet der 3-in-1-Block, der von WINNIE und Mitarbeitern (7) beschrieben wurde. Mit dieser Blockadeart wird mit einer Injektion die Impulsleitung in den Nn. femoralis, obturatorius und cutaneus femoris lateralis unterbrochen. Bei dieser Blockadetechnik wird das Lokalanästhetikum im Bereich des N. femoralis in die Muskelfaszienscheide des Plexus lumbalis injiziert.

Technik des 3-in-1-Blocks

Unterhalb des Leistenbandes wird die A. femoralis palpiert. Etwa 1 - 1,5 cm lateral der Arterie wird eine 4 - 5 cm lange, dünne Kanüle 2 - 4 cm tief eingeführt und eine geringfügige Parästhesie des N. femoralis ausgelöst. Ein Auslösen der Parästhesie erübrigt sich, wenn ein Nervenstimulator benutzt wird. 25 - 30 ml Lokalanästhetikum müssen zur Blockade der drei Nerven injiziert werden. Der Blockadeerfolg liegt bei diesem Regionalanästhesieverfahren auch bei "Anfängern" über 95 %.

Kombiniert man den 3-in-1-Block mit einer Ischiadikusblockade - der vordere Zugang ist der schonendste für den Patienten -, so ist eine Anästhesie für Operationen an der unteren Extremität vorhanden. Der 3-in-1-Block hat also die früher notwendigen vier Einzelblockaden in eine Technik mit zwei zeitsparenden und komplikationsarmen Blockaden verwandelt.

Für die Durchführung der Interskalenus-, Psoas-Compartment- und 3-in-1-Blockade müssen die angegebenen großen Volumina Lokalanästhetikum injiziert werden, andernfalls werden nur partielle Plexusblockaden resultieren. Sollte die Blockade eines Plexusnerven unvollständig sein, wie z. B. die des N. ulnaris bei dem Interskalenusblock, so kann dieser Nerv an typischem Blockadeort (1, 3, 4) nachträglich anästhesiert werden.

Kontraindikationen und Nachteile sind bei routinemäßiger Anwendung der gesamten Blockformen bisher nicht aufgefallen.

Komplikationen sind sehr selten, bei dem Psoas-Compartment-Block können sie nur durch fehlerhaftes, nach medial auf die Wirbelsäule gerichtetes Einführen der Kanüle und der damit möglichen periduralen bzw. intraspinalen Injektion eintreten.

Für die chirurgische Anästhesie werden für langwierige operative Eingriffe Bupivacain oder Etidocain verwendet. Unsere Erfahrungen mit Bupivacain und CO_2-Bupivacain bei intraindividuellem Vergleich von 3-in-1-Blockaden und Psoas-Compartment-Blocks zeigen, daß die Blockadeerfolgsquoten unabhängig vom Lokalanästhetikum sind. Subjektive Angaben der Patienten über Wärme- und Kribbelgefühl bzw. Taubheit in den blockierten Arealen (Spontanparästhesien) wurden nach CO_2-Bupivacain in der Mehrzahl der Fälle bereits am Injektionsende, bei Bupivacain häufig erst nach 3 - 5 min gemacht. Der objektive Nachweis der Analgesie und Anästhesie zeigte eine so große Schwankungsbreite, daß in Anbetracht der noch niedrigen Zahl von CO_2-Bupivacainanwendungen statistische Auswertungen nicht durchgeführt werden sollten. Eine kürzere Latenzzeit bei CO_2-Bupivacain ist jedoch klinisch auffällig. Motorische Blockaden bei Plexusblockaden mit CO_2-Bupivacain (0,5 %) treten regelmäßiger und schneller ein als mit Bupivacain (0,5 %). Die motorische Blockade mit Bupivacain (0,25 %) mit oder ohne CO_2-Zusatz war durchschnittlich unbefriedigend. Ob sich der klinische Eindruck bestätigt, daß man kleinere Volumina CO_2-Bupivacain als einfaches Bupivacain für die oben genannten Plexusblockaden benötigt, wird derzeit untersucht.

Literatur

1. AUBERGER, G. H.: Regionale Schmerztherapie. Stuttgart: Thieme-Verlag 1971.

2. CHAYEN, D., NATHAN, H., CHAYEN, M.: The psoas compartment block. Anesthesiology 45, 95 (1976).

3. ERIKSSON, E.: Atlas der Lokalanästhesie. Stuttgart: Thieme-Verlag 1970.

4. MOORE, D. C.: Regional Block. Springfield/Illinois: Ch. C. Thomas 1975.

5. THEISS, D., ROBBEL, G., THEISS, M., GERBERSHAGEN, H. U.: Experimentelle Bestimmung einer optimalen Elektrodenanordnung zur elektrischen Nervenlokalisation. Anaesthesist 26, 411 (1977).

6. WINNIE, A.: Interscalene brachial plexus block. Anesth. Analg. 49, 455 (1970).

7. WINNIE, A. P., RAMAMURTHY, S., DURRANI, Z.: The inguinal paravascular technic of lumbar plexus anesthesia: the "3-in-1 block". Anesth. Analg. 52, 989 (1973).

Klinische Erprobung von CO_2-Bupivacain

Von K.-L. Eckstein, A. Vicente-Eckstein, R. Steiner und U. Mißler

Seit Ende 1976 haben wir rund 250 Periduralanästhesien bei allgemeinchirurgischen und urologischen Patienten durchgeführt. 141 Fälle davon wurden ausgewertet. Die Art der operativen Eingriffe, die Altersverteilung der Patienten sowie die Verteilung des Körpergewichtes sind in den Tabellen 1, 2 und 3 dargestellt.

Tabelle 1. Art der operativen Eingriffe

	Art der Operationen	Anzahl
1.	Transurethrale Operationen, einschließlich damit verbundener Vasektomien	51
2.	Operationen der unteren Extremitäten	30
3.	Hodenoperationen, einschließlich Hydrozele	12
4.	Laparotomien	9
5.	Anale Operationen	9
6.	Suprapubische extraperitoneale Eingriffe	8
7.	Leistenhernien	6
8.	Nabel- und Narbenhernien mit peritonealer Eröffnung	6
9.	Phimosen	5
10.	Varikozelen und Vasektomien	3
11.	Steißdermoide	2
	Summe der Eingriffe	141

Die Prämedikation bestand aus der Gabe von durchschnittlich 0,5 mg Dolantin und 0,5 mg Atosil pro kg Körpergewicht intramuskulär 30 - 45 min vor Anästhesiebeginn sowie 0,5 mg Atropin i.v. unmittelbar vor Beginn.

Als Lokalanästhetikum diente eine 0,5%ige Bupivacainhydrogenkarbonatlösung*. Mit ihr wurde auch die Hautquaddel gesetzt. Das Medikament war kühlschrankgelagert, um unnötige CO_2-Verluste beim Öffnen der Ampulle zu vermeiden.

---

*Handelsname Meaverin[R]-ultra 0,5 % CO_2. Dieses Medikament wurde uns freundlicherweise von der Firma Woelm Pharma GmbH & Co., D-3440 Eschwege, zur Verfügung gestellt.

Tabelle 2. Altersverteilung in Gruppen

Alter in Jahren	Anzahl	%
<19	7	4,96
20 - 39	25	17,73
40 - 59	18	12,77
60 - 79	81	57,45
>80	10	7,09
Summe	141	100,00
Grenzwerte: 15 Jahre/90 Jahre		

Tabelle 3. Körpergewichtsverteilung in Gruppen

Gewicht in kg	Anzahl	%
<70	56	40,88
70 - 90	71	51,82
>90	10	7,30
Summe	137	100,00
Grenzwerte: 42 kg/105 kg		

Als Anästhesieverfahren wählten wir in der überwiegenden Zahl der Fälle die Katheterperiduralanästhesie. Zum Auffinden des Extraduralraumes diente die Widerstandsverlustmethode (loss of resistance).

Die Einstichstelle lag in 130 Fällen zwischen L 2/3 und L 4/5, in acht Fällen zwischen Th 10/11 und Th 11/12, zweimal bei L 1/2 und einmal bei L 5/S 1.

Nach Verabreichung einer Testdosis von 5 ml Anästhetikum wurde die geplante Gesamtinitialdosis verabreicht und die Zeit als Ausgangspunkt für die verschiedenen Messungen festgehalten.

Notwendige Nachinjektionen durch den Katheter wurden bei Bedarf innerhalb von 30 min vorgenommen.

Ergebnisse

Die Verteilung der Initialdosis des Lokalanästhetikums ist aus Tabelle 4 zu entnehmen. Der Häufigkeitsgipfel lag bei 21 - 23 ml CO_2-Bupivacain 0,5 %. Nachinjektionen des Medikaments durch den liegenden Extraduralkatheter wurden in 18 Fällen vorgenommen. Die Werte sind in Tabelle 5 enthalten. Die Ansprechzeit und Beurteilung des erfolgreichen Anlegens der Lokalanästhesie betrug im Mittel 2,99 $\pm$ 1,40 min. Die Grenzwerte waren 1 und 9 min (Tabelle 6).

Tabelle 4. Initialdosen CO_2-Bupivacain 0,5 % in Mengengruppen

Initialdosis in ml	Anzahl	%
15 - 17	14	9,93
18 - 20	37	26,24
21 - 23	68	48,23
24 - 26	14	9,93
27 - 29	6	4,26
30 - 33	2	1,42
Summe	141	100,00
Grenzwerte: 15 ml/33 ml		

Tabelle 5. Nachinjektionsdosen von CO_2-Bupivacain 0,5 % in Mengengruppen

Nachinjektionsdosis in ml	Anzahl	%
3 - 5	10	55,56
6 - 8	2	11,11
9 - 11	2	11,11
12 - 14	1	5,56
15 - 17	2	11,11
18 - 20	1	5,56
Summe	18	100,00
Grenzwerte: 3 ml/20 ml		

Tabelle 6. Ansprechzeiten in Gruppen unterteilt

Zeitintervall in min	Anzahl	%
0 - 1	7	5,00
1,5 - 2,5	56	40,00
3,0 - 4,0	61	43,57
4,5 - 5,5	8	5,71
6,0 - 7,0	6	4,29
7,5 - 8,5	1	0,71
9,0 - 10,0	1	0,71
Summe	140	100,00
Mittlere Ansprechzeit: $\bar{x}$ = 2,99 ± 1,40 min Grenzwerte: 1 min/9 min; Streubreite: 8 min		

Die volle Anschlagzeit, nach der der Patient als einwandfrei operationsfähig zu betrachten war, lag im Mittel bei 11,02 ±

3,66 min mit einer Streuung der Grenzwerte zwischen 4 und 30 min (Tabelle 7).

Die sensible Anästhesieausbreitung wurde nach Segmenthöhen beurteilt. Um die Werte statistisch nicht zu verfälschen, wurden in Tabelle 8 nur die 130 Fälle ausgewertet, bei denen der Einstich zwischen L 2/3 und L 4/5 gelegen hatte. Die Ausbreitung lag im Mittel bei Th 6,06 ± 1,41 Segmente.

Tabelle 7. Volle Anschlagzeiten in Gruppen unterteilt

Zeitintervall in min	Anzahl	%
4,0 - 6,0	6	4,38
6,5 - 8,5	25	18,25
9,0 - 11,0	52	37,96
11,5 - 13,5	30	21,90
14,0 - 16,0	16	11,68
16,5 - 18,5	2	1,46
19,0 - 21,0	4	2,92
>21,5	2	1,46
Summe	137	100,00

Mittlere volle Anschlagzeit: $\bar{x}$ = 11,02 ± 3,66 min
Grenzwerte: 4 min/30 min; Streubreite: 26 min

Tabelle 8. Sensible Anästhesieausbreitung nach Segmenthöhe

Segmenthöhe	Anzahl	%
Th 3	1	0,8
Th 4	17	13,1
Th 5	27	20,7
Th 6	33	25,5
Th 7	27	20,7
Th 8	21	16,1
Th 9	3	2,3
Th 10	1	0,8
Summe	130	100,0

Mittlere Anästhesiehöhe: $\bar{x}$ = Th 6,06 ± 1,41

Der differenzierte Relaxationseffekt auf die aktive Muskelinnervation ist in Tabelle 9 wiedergegeben. In 83 % der Fälle konnte eine gute motorische Blockade von Effekt 2 + erreicht werden.

Die Wirkdauer betrug im Mittel 5,02 ± 0,93 h mit Grenzwerten von 2,5 und 7,5 h (Tabelle 10).

Tabelle 9. Relaxationseffekt auf aktive Beinbewegungen

Effekt	Anzahl	%
+	20	14,60
++	114	83,21
+++	3	2,19
Summe	137	100,00

Tabelle 10. Wirkdauer in Gruppen unterteilt

Wirkdauer in h	Anzahl	%
2,5 - 3,5	7	5,47
4,0 - 5,0	71	55,47
5,5 - 6,5	45	35,16
7,0 - 8,0	5	3,91
Summe	128	100,00

Mittlere Wirkdauer: $\overline{x} = 5{,}02 \pm 0{,}93$ h
Grenzwerte: 2,5 h/7,5 h
Streubreite: 5,0 h

Diskussion

Die Ergebnisse bestätigen durchaus den klinischen Eindruck, daß das CO_2-Bupivacain im Vergleich zum Hydrochlorid eine deutlich kürzere Ansprech- und Anschlagzeit hat.

Die Wirkdauer unterscheidet sich offenbar nicht wesentlich von der des Hydrochlorid gleicher Konzentration.

Die Muskelrelaxation wurde nach der willkürlichen Kraft der Muskeln bewertet, die im Regelfall keine vollständige Ausschaltung wie bei der Spinalanästhesie ergab. Um diesen Effekt zu erreichen, müssen unseres Erachtens höhere Dosen verwendet werden. Dies ist jedoch im Regelfall nicht notwendig, wie unsere mehrfachen Laparotomien ergeben haben, die ausnahmslos der Erfolgsquote A angehörten. Durch den völlig hinreichenden Sensibilitätsausfall wird der Reflexbogen unterbrochen, so daß eine reflektorische Muskelspannung nicht vorhanden ist und der Operateur - trotz der Möglichkeit des Patienten, eine willkürliche Restspannung zu erzeugen - gute intraabdominelle Operationsverhältnisse vorfindet.

Eine erhöhte Toxizität ist nach unseren Beobachtungen bei Anwendung von karbonisiertem Bupivacain nicht gegeben.

Zusammenfassend kann gesagt werden, daß es sich bei CO_2-Bupivacain um ein vom klinischen Standpunkt aus gesehen sehr nützliches Medikament handelt, das durch seine deutlich verkürzte Latenzzeit beim Anlegen der Periduralanästhesie einen erheblichen Zeitgewinn sowie ein gesteigertes Sicherheitsgefühl vermittelt.

Indikationen zur Regionalanästhesie in der Notfallmedizin

Von H.-H. Mehrkens und F. W. Ahnefeld

Die vorausgegangenen Beiträge, die sich mit den speziellen Verfahren der Regionalanästhesie, ihren Indikationen und Kontraindikationen sowie den daraus abzuleitenden Vor- und Nachteilen beschäftigt haben, ließen ohne Zweifel erkennen, daß die Renaissance der Lokalanästhesie nicht nur innerhalb eines Workshop mit diesem Schwerpunktthema erkennbar wird, sondern daß diese Tatsache einen klinisch relevanten, noch nicht abgeschlossenen Trend erkennen läßt. Für die hier abzuhandelnde Thematik sind drei Gründe herauszustellen, die eine Bestandsaufnahme zur Frage der Indikationsstellung einer Regionalanästhesie in der Notfallmedizin erfordern:

1. Die Fortschritte auf dem Gebiet der Pharmakologie mit der Entwicklung neuer Lokalanästhetika (4).
2. Die Verbesserung bereits bekannter und die Erschließung neuer Verfahren (3, 5, 9, 10).
3. Die zunehmende Sicherheit in der Anwendung durch einen verbesserten Ausbildungsstand der Anästhesisten sowie die Verringerung des allgemeinen Risikos durch bessere Möglichkeiten bei der Vermeidung, Erkennung und Behandlung von Komplikationen (8).

Für den Bereich der Notfallmedizin gültige Empfehlungen müssen sich selbstverständlich an den generellen Indikationen zur Anwendung regionaler Anästhesieverfahren in der operativen Medizin orientieren. Das sind:
1. Eingriffe am äußeren Gesichtsschädel,
2. Eingriffe an der oberen Extremität,
3. Eingriffe an der unteren Extremität,
4. Eingriffe im Anogenitalbereich und Unterbauch.

Bei der Auswahl des Narkoseverfahrens auch und besonders unter notfallmedizinischen Bedingungen sind für einen geplanten operativen Eingriff stets einige entscheidende Kriterien zu berücksichtigen (7); dazu zählen insbesondere:
1. Art und Lokalisation des Eingriffes,
2. Zustand des Patienten,
3. Dringlichkeit des Eingriffes,
4. Erfahrung des Anästhesisten,
5. prä- und postoperative Analgesie.

Unter Berücksichtigung dieser Gesichtspunkte müssen die Vor- und Nachteile einer möglicherweise anzuwendenden Regionalanästhesie abgewägt werden, sie sollen im folgenden noch einmal schlagwortartig gegenübergestellt werden:

1. <u>Vorteile einer Regionalanästhesie</u>

1.1. Allgemein geringeres Anästhesierisiko (z. B. verminderte Aspirationsgefahr).

1. 2. Relativ geringer apparativer Aufwand.
1. 3. Relativ geringere Anforderungen an den Ausbildungsstand des Überwachungspersonals.
1. 4. Keine Verschleierung von Komplikationen (z. B. zerebraler oder respiratorischer Art).
1. 5. Anhaltende postoperative Analgesie.

2. Nachteile einer Regionalanästhesie
2. 1. Höhere Anforderungen an Erfahrung und technisches Können des Anästhesisten.
2. 2. Größerer Zeitaufwand.
2. 3. Umfangreichere und strengere Anforderungen an die Asepsis.
2. 4. In der Regel Anwendungsbeschränkung auf eine Region, wobei, wie dargestellt, auch die Auswahl der Körperregionen aus anästhesietechnischen Gründen einer Beschränkung unterliegt.

Vor dem Hintergrund dieser Ausführungen ist der Einsatz von Regionalanästhesieverfahren in der Notfallmedizin zu diskutieren. Definitionsgemäß verstehen wir unter einem Notfallpatienten einen Kranken, bei dem sich nach einem schweren Trauma oder einer lebensbedrohlichen akuten Erkrankung eine Störung der vitalen Funktionen ausbildet oder auch nur zu befürchten und nicht sicher auszuschließen ist (1). Bei der folgenden weiteren Diskussion der Indikationsstellung kann es jedoch nicht nur um den Notfallpatienten gehen, es muß in die Betrachtungen auch der Patient einbezogen werden, der sich in einer Notsituation befindet (2), bei dem also das akute Ereignis noch nicht zu einer erkennbaren Störung der vitalen Funktion geführt hat, bei dem aber aus anderen Gründen Sofortmaßnahmen erforderlich werden. Dabei geht es um die schnellstmögliche und anhaltende Beseitigung der Schmerzen, z. B. bei akuter Pankreatitis oder einem akuten Gefäßverschluß, oder auch um die Vorbereitung zu einer operativen Intervention. Dazu gehören schließlich auch die Patienten, die bei der Indikationsstellung zu einem operativen Eingriff noch keine Gefährdung der vitalen Funktionen erkennen lassen, bei denen aber ein Verfahren der Allgemeinanästhesie aus Gründen des akuten Ereignisses oder aber auch von Vorerkrankungen eine vermehrte Gefahr bedeutet.

Im zeitlichen Ablauf der Versorgung eines Notfallpatienten sind grundsätzlich drei Phasen zu unterscheiden, aus denen sich die Möglichkeiten und speziellen Aufgaben ergeben:

1. Die Sofortmaßnahmen am Ort des Geschehens.
2. Die therapeutischen Maßnahmen während des Transportes.
3. Die definitive Versorgung in der Klinik bis zum Abschluß einer Operation bzw. der Aufnahme in eine klinische Spezialeinheit wie z. B. einer Einrichtung der Intensivmedizin.

Die Anwendung einer Regionalanästhesie während dieser Versorgungsphasen ist prinzipiell unter zwei unterschiedlichen therapeutischen Zielsetzungen zu sehen:

1. Die Regionalanästhesie als ausschließliche oder vorwiegende Möglichkeit der Schmerzbekämpfung.

2. Die Regionalanästhesie als örtliches Betäubungsverfahren im Rahmen operativer Eingriffe.

Während der genannten ersten beiden Versorgungsphasen - also am Ort des Geschehens und auf dem Transport - wäre die Anwendung einer Regionalanästhesie in erster Linie als Maßnahme zur Schmerzbekämpfung in Erwägung zu ziehen. Allerdings erscheint uns der Einsatz in diesem Zeitraum aus mehreren Gründen wenig oder nicht geeignet:

1. Die in Frage kommenden Lokalanästhesieverfahren sind in der Regel zu aufwendig und zeitraubend.
2. Es besteht ein Mangel an qualifizierten Fachkräften, um die Anwendung einer exakten Technik zu gewährleisten und Komplikationen zu vermeiden.
3. Das Infektionsrisiko wird wegen der äußeren Umstände überproportional anwachsen.

Diese gravierenden Argumente gegen den Einsatz einer Regionalanästhesie am Ort des Geschehens und auf dem Transport in die Klinik überwiegen damit ohne Zweifel die möglichen und oben bereits aufgeführten Vorteile.

Im Gegensatz dazu sind während der dritten Behandlungsphase, also in der Klinik, wesentlich andere Voraussetzungen gegeben, die nun den Einsatz von Verfahren der Lokalanästhesie durchaus sinnvoll erscheinen lassen (2). Vor allen Dingen steht in der Klinik qualifiziertes Fachpersonal zur Verfügung, und die Belange der Asepsis können einwandfrei erfüllt werden. Unter den genannten therapeutischen Zielsetzungen bieten sich für die Anwendung in der Klinik als Maßnahmen zur Schmerzbekämpfung folgende Indikationen an:

1. Interkostalblockaden bei Rippenserienfrakturen als vorübergehende Sofortmaßnahme bis zur Entscheidung definitiver Maßnahmen bzw. bis zum Abschluß der Sofortdiagnostik.
2. Kontinuierliche Katheter-PDA, z. B. bei akuter Pankreatitis (2) oder als thorakale PDA bei Rippenserienfrakturen (5).
3. Sympathikusblockaden, z. B. bei arteriellen Gefäßverschlüssen, insbesondere auch bei einer akuten Lungenembolie (8).

Eine kurze Bemerkung zu der thorakalen Katheter-PDA bei Rippenserienfrakturen: Dieses Verfahren scheint durchaus erfolgversprechende Ergebnisse zu bringen. Aufgrund eigener Erfahrungen muß jedoch einschränkend hinzugefügt werden, daß wir eine Indikation vorwiegend beim isolierten Thoraxtrauma und nicht beim polytraumatisierten, bewußtlosen oder bewußtseinsgetrübten Patien sehen. Grundvoraussetzungen für die Anwendung dieses Verfahrens sind eine optimale Kooperation des Patienten sowie die Behandlung in einer Intensivtherapieeinheit (5). Darüber hinaus werden bei diesem Verfahren wegen des Zuganges im thorakalen Bereich der Wirbelsäule besondere Anforderungen an die Erfahrung und das Können des Anästhesisten gestellt.

Als Indikationen für die therapeutische Blockade des sympathischen Grenzstranges in der Notfallmedizin sind vorwiegend akute arterielle Embolien oder Thrombosen anzusehen. Sie bieten nicht nur die Möglichkeit der Schmerzlinderung, sondern sollen darüber hinaus auch den Vorteil haben, daß eine eventuell notwendige Amputation so niedrig wie möglich gehalten oder unter Umständen durch wiederholte Blockaden gänzlich verhindert werden kann. Die umgehende Anwendung einer Sympathikusblockade wird auch - um eine weitere Notsituation zu nennen - nach fälschlicher intraarterieller Injektion von z. B. Barbituraten oder Kontrastmitteln empfohlen, wobei zusätzlich eine gleichzeitige intraarterielle Injektion einer geringen Lokalanästhetikummenge erfolgen soll (8).

Eine spezielle Indikation für eine beidseitige Stellatumblockade ist unter notfallmedizinischen Aspekten bei der Pulmonalarterienembolie gegeben. Neben der Spasmolyse im Pulmonalkreislauf soll durch diese Blockade zwar auch eine umgehende Schmerzfreiheit erreicht werden (8), jedoch sind bei ihrer Anwendung die möglichen Risiken (z. B. Phrenikusblockade) ganz besonders sorgsam zu prüfen.

Der Hauptanteil an Einsatzmöglichkeiten für eine Regionalanästhesie in der Notfallmedizin liegt ohne Zweifel in der Anwendung als Narkoseverfahren für die chirurgische Versorgung von Extremitätenverletzungen oder -gefäßverschlüssen. Als Lokalanästhetikum der Wahl gilt hierfür bis heute weitgehend das lang wirksame Bupivacain. Das neuere Mittel Etidocain scheint hier jedoch eine Alternativmöglichkeit zu bieten. Unter spezieller Berücksichtigung der Latenzzeit werden nach den vorliegenden Erfahrungen gerade im notfallmedizinischen Versorgungsbereich wahrscheinlich die CO_2-haltigen Lokalanästhetika in der Zukunft eine bevorzugte Verwendung finden.

Als Verfahren der Wahl sehen wir für die obere Extremität die axilläre Plexusblockade an. Nur wenn die Durchführung dieses Verfahrens nicht möglich ist (z. B. die Art der Verletzung verbietet die erforderliche Lagerung oder der chirurgische Eingriff reicht bis in die Region des Schultergürtels) gehen wir auf andere Verfahren, die interskalenäre Plexusblockade (9) oder die klassische supraklavikuläre Plexusblockade (7), über. Beide Verfahren sind jedoch mit höheren Risiken behaftet und erfordern eine größere Erfahrung des Anästhesisten. Wegen der größeren Sicherheit zur Vermeidung eines Pneumothorax bevorzugen wir in der Regel den interskalenären Zugangsweg.

Soweit keine der hinreichend bekannten Kontraindikationen (lokale Infektionen am Injektionsort, Sepsis, manifester, dekompensierter Schock, Störungen der Blutgerinnung, manifeste Erkrankungen des ZNS und der Wirbelsäule, Allergien gegen Lokalanästhetika) vorliegen, ist die Spinalanästhesie als Regionalanästhesieverfahren der Wahl für die unteren Extremitäten anzusehen. Dafür sprechen in erster Linie die relative Einfachheit in der Anwendung und die rasche und sichere Wirkung. Ist nach Lage der Umstände ein gewisser zeitlicher Spielraum gegeben und verfügt der Anästhesist über eine ausreichende Erfahrung, dann können auch die Periduralanästhesie sowie der sogenannte "3-in-1-Block" in Kombination mit einer Ischiadikusblockade zum

Tabelle 1. Indikationen und Verfahren der Regionalanästhesie in der Notfallmedizin

Art der Erkrankung	Notfall	Not-situation	Schmerzen	Op dringlich	REGIONALANÄSTHESIEVERFAHREN: Symp. Block: Stellat.	lumb. Grenzstr.	Plexus brach. Block: ax.	inter-scal.	supra-clav.	Rückenmarksnahe Leit.-Anästh.: spin.	PDA: Kath.	PDA: single shot	"3 in 1" Block + Isch.-Bl.	Inter-costal-block
Frakturen, Luxationen, Weichteilverletzung ob. Extremität	o	++	++	++			++	+ (+)	+					
akute Gefäßverschlüsse ob. Extremität	o	++	++	++	+		+	++	+					
Lungenembolie	++	+	++	o	++									
Rippenserienfrakturen (ohne schwerwiegende Begleitverletzung)	+	++	++	o							++			+
akute Pankreatitis	+	++	++	+							++			
Frakturen, Luxationen, Weichteilverletzung unt. Extremität	o	++	++	++						++	+	+	+ (+)	
akute Gefäßverschlüsse unt. Extremität	o	++	++	++		+				++	+	+	+	
fälschliche intraart. Injektion	o	++	+	o	++									

++ in der Regel, häufig
\+ möglich
o unwahrscheinlich, selten

++ empfehlenswert
\+ möglich

Einsatz kommen. Dabei bietet besonders das letztgenannte Verfahren aufgrund seiner minimalen Komplikationsmöglichkeiten gewisse Vorteile. (Beim "3-in-1-Block" werden analog zum axillären Plexusblock mittels einer einzigen Injektion von mindestens 20 ml des Lokalanästhetikums in die Nervenscheide des Nervus femoralis gleichzeitig durch zentrale Diffusion der Nervus cutaneus femoris lateralis und der Nervus obturatorius ausgeschaltet (10)).

Unter den gegebenen Voraussetzungen sehen wir darüber hinaus keine Indikation für die Anwendung der intravenösen Lokalanästhesie. Das gilt sowohl für die obere wie die untere Extremität. Zwar sind diesem Verfahren aufgrund seiner Einfachheit sowie des schnellen und sicheren Wirkungseintrittes zweifelsohne gewisse Vorzüge bei Wahleingriffen in der Extremitätenchirurgie einzuräumen (6), die jedoch unter Notfallbedingungen nicht genutzt werden können, weil sie die absolute Notwendigkeit einer blutleer gewickelten Extremität und einer für den gesamten Eingriff andauernden Blutleere zur Voraussetzung haben.

Zusammenfassend bleibt festzuhalten, daß das breite Indikationsfeld für den Einsatz von Regionalanästhesieverfahren in der Notfallmedizin zwangsläufig Einschränkungen erfahren muß. In Abhängigkeit von den jeweiligen Umständen und unter Abwägung der zu erwartenden Risiken gegenüber anderen Verfahren der Schmerzbekämpfung bzw. der Allgemeinanästhesie ergeben sich aber auch in diesem speziellen medizinischen Versorgungsbereich genügend

Fälle sinnvoller Anwendung. Zur Gewährleistung einer größtmöglichen Sicherheit wird sie jedoch in erster Linie auf die Klinik begrenzt bleiben.

Literatur

1. AHNEFELD, F. W.: Definition und Ursachen einer akuten Elementargefährdung. In: Notfallmedizin. Klinische Anästhesiologie und Intensivtherapie (eds. F. W. AHNEFELD, H. BERGMANN, C. BURRI, W. DICK, M. HALMAGYI, E. RÜGHEIMER), Bd. 10, p. 1. Berlin-Heidelberg-New York: Springer 1976.

2. BERGMANN, H.: Sofortmaßnahmen bei starken Schmerzzuständen. In: Notfallmedizin. Klinische Anästhesiologie und Intensivtherapie (eds. F. W. AHNEFELD, H. BERGMANN, C. BURRI, W. DICK, M. HALMAGYI, E. RÜGHEIMER), Bd. 10, p. 324. Berlin-Heidelberg-New York: Springer 1976.

3. BERGMANN, H.: Die Spinalanästhesie, Möglichkeiten und Grenzen. Anästh. Inform. 18, 387 (1977).

4. COVINO, B. G., VASSALLO, H. G.: Local Anesthetics. Mechanisms of Action and Clinical Use. New York-San Francisco-London: Grune & Stratton 1976.

5. DITTMANN, M., FERSTL, A., WOLFF, G.: Epidural analgesia for the treatment of multiple ribfractures. Europ. J. Intens. Care Med. 1, 71 (1975).

6. LASSNER, J.: Die Konzentration von Lokalanästhetika bei intravenöser Regionalanästhesie. In: Die peripheren Leitungsanästhesien (eds. H. NOLTE, J. MEYER, J. WURSTER), Stuttgart: Thieme-Verlag 1974.

7. MATTHES, H., LANGER, J.: Die Blockaden des Plexus brachialis supraclaviculär und axillär. In: Die peripheren Leitungsanästhesien (eds. H. NOLTE, J. MEYER, J. WURSTER), Stuttgart: Thieme-Verlag 1974.

8. NOLTE, H.: Die Technik der Lokalanaesthesie. Anaesthesiologie und Wiederbelebung, Bd. 14. Berlin-Heidelberg-New York: Springer 1968.

9. WINNIE, A. P.: Interscalene brachial plexus block. Anesth. Analg. 49, 455 (1970).

10. WINNIE, A. P., RAMAMURTHY, S., DURRANI, Z.: The inguinal paravascular technic of lumbar plexus anesthesia: the "3-in-1 block. Anesth. Analg. 52, 989 (1973).

Regionalanästhesie zur postoperativen und posttraumatischen Schmerzbekämpfung

Von H. C. Niesel

Der Schlaf während einer Allgemeinanästhesie läßt den Patienten, es sei denn, die Narkose ist sehr flach, die Bedeutung einer Operation oft nicht ins Bewußtsein rücken. Beherrscht wird das Erleben eines operativen Eingriffes von den Vorbereitungen, von der Angst und von den postoperativen Schmerzen. Dieser Schmerz besitzt jedoch nicht nur subjektive, sondern darüber hinaus auch wesentliche objektive Komponenten, und jede Therapie hat diese gegen die Begleiterscheinungen therapeutischer Maßnahmen abzuwägen.

Akupunktur und die erst im Beginn der Erprobung befindliche Elektroanästhesie sind zweifelsohne atoxisch, andererseits aber unzuverlässig. Die intravenöse Infusion von Procain oder Alkohol, fraglos effektiv, bedeutet demgegenüber eine Belastung des Stoffwechsels und kann beim Fehlen von Pseudocholinesterase für die Procaininjektion wesentliche Komplikationen auslösen. Der große pflegerische Aufwand schränkt neben dem Problem der Langzeittoxizität die Anwendung einer Lachgasanalgesie ein. Ganz anders ist die Gabe von Analgetika, an erster Stelle Morphin und seinen Abkömmlingen, einfach und im allgemeinen zuverlässig. Den speziellen Problemen der Analgetikagabe muß als Alternative die Lokal- oder Regionalanästhesie gegenübergestellt werden. Daß Infiltrationen im Bereich einer Operationsnarbe keine wesentliche Schmerzerleichterung nach sich ziehen, erklärt sich aus der spezifischen Wirkungsgebundenheit der Langzeitlokalanästhetika, die als Substrat Eiweißstrukturen, wie beispielsweise Nerven, verlangen.

Spezielle Probleme stellen in der postoperativen und posttraumatischen Pflege operative Eingriffe im Thorax, Oberbauch und weniger deutlich im Unterbauch dar. Schmerz läßt den Patienten den Husten unterdrücken, die nachfolgende Sekretverhaltung und die Atelektasenentwicklung bahnen postoperativen Pneumonien den Weg ebenso wie ein paralytischer Darm, der zum Zwerchfellhochstand führt. Die Regionalanästhesie eröffnet für diese speziellen Komplikationen wesentliche therapeutische Möglichkeiten. An dieser Stelle sei an eine 65 Jahre zurückliegende Veröffentlichung LÄWENs (4) erinnert, aus der folgender Satz stammt: "Wären wir in der Lage, eine mehrere Tage anhaltende Daueranästhesie zu erzeugen, so würde wahrscheinlich die Zahl der Bronchitiden und Pneumonien nach Laparotomien stark eingeschränkt werden".

Unter den Regionalanästhesien, die zu einer Schmerzbekämpfung in Frage kommen, stehen Interkostalblockade und kontinuierliche Periduralanästhesie im Vordergrund. Die Periduralanästhesie wird mit üblicher Technik in Abhängigkeit von dem zu analgesierenden Gebiet angelegt, für Thoraxverletzungen und Oberbaucheingriffe in Höhe von Th 8 - 10, bei technischen Schwierigkeiten kann die

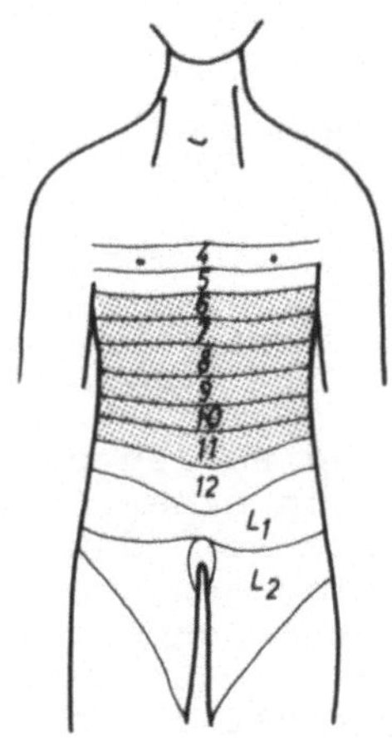

Abb. 1

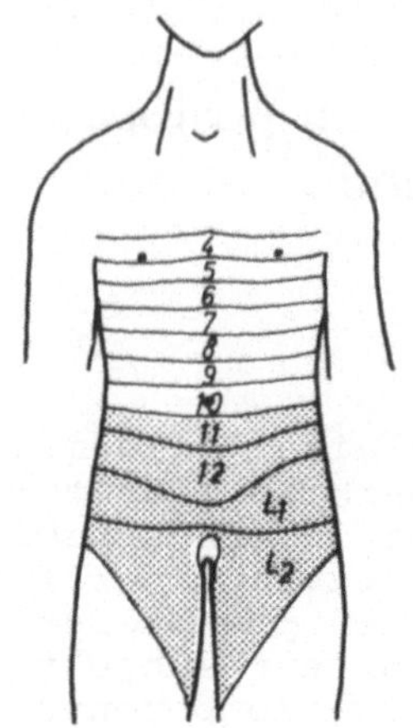

Abb. 2

obere Lumbalregion als Zugang versucht werden. Durch Heraufschieben des Katheters um etwa 3 cm ist im allgemeinen auch ein weiterer Höhengewinn möglich. Unterbaucheingriffe lassen das übliche Einlegen bei L 2/L 3 in derselben Weise zu. Abb. 1 und 2 zeigen die Ausdehnung einer Periduralanästhesie, die thorakal bzw. lumbal injiziert wurde. Im allgemeinen reicht die Ausschaltung von sechs Segmenten.

Tabelle 1. Dosierung

Periduralanästhesie	
1. Lidocain 0,4 - 0,5 % (mit oder ohne Adrenalin)	jeweils 6 - 8 ml
2. Tetracain 0,1 % (mit oder ohne Adrenalin)	
3. Bupivacain 0,25 % (ohne Adrenalin)	
Interkostalblock	
1. Tetracain 0,1 % (mit oder ohne Adrenalin)	jeweils 3 ml/Segment
2. Etidocain 0,5 % (mit oder ohne Adrenalin)	
3. Bupivacain 0,25 - 0,5 % (ohne Adrenalin)	

Tabelle 1 zeigt die klinisch angewandten Dosierungen. Lidocain in 0,4- oder 0,5%iger Lösung wird als Einzelinjektion oder als kontinuierliche Infusion mit der Motorspritze benutzt. Tetracain 0,1 % (oder 0,15 %) wird nur noch zur Diskussion stehen, wenn aus Stoffwechselgründen bei einer schweren Leberinsuffizienz die Gabe von Amiden nicht ratsam ist. Etidocain sollte nur für den operativen Eingriff eingesetzt werden. Die günstigste Wirkung läßt sich unter den genannten Substanzen mit Einzelinjektionen von 6 - 8 ml Bupivacain 0,25 % (ohne Adrenalin) erreichen. Muß aus technischen Gründen ein Periduralkatheter wei-

Tabelle 2. Indikationen

Interkostalblock	Periduralanästhesie
1. Thorakotomien	1. Rippenserienfrakturen
2. Oberbauchlaparotomien (einseitig)	2. Oberbauchlaparotomien
3. Oberbauchlaparotomien (beidseitig)	3. Unterbauchoperationen (thorakale Periduralanästhesien nur unter speziellen Bedingungen!)
4. Rippenserienfrakturen	

ter entfernt vom optimalen Segment eingelegt werden, muß das erforderliche Volumen entsprechend der Entfernung vom Injektionsort erhöht werden. Indikationen für diese Form der Periduralanästhesie, insbesondere als intermittierender Block, stellen Rippenserienfrakturen, Oberbauchlaparotomien und Unterbauchoperationen dar (Tabelle 2). Die Interkostalblockade hat sich an der Anatomie des N. intercostalis zu orientieren. Dieser verläuft subkostal zwischen dem M. intercostalis externus und dem M. intercostalis internus und gibt etwa in Höhe der vorderen Axillarlinie den Ramus cutaneus lateralis ab, der mit zwei Ästen die dorsale und ventrale Thoraxwand versorgt (Abb. 3), der vordere Hautast ist für die Anästhesie nicht von so wesentlicher Bedeutung. Aus diesem Verlauf ergeben sich die verschiedenen Möglichkeiten einer Blockade. Bei A wird die Injektion in Seitenlage seitlich der langen Rückenmuskulatur vorgenommen. In oberen Segmenten wird das Lokalisieren der Rippen durch Ventralziehen der Schulter und damit des Schulterblattes erleichtert. Eine weitere Möglichkeit stellt die Injektion in Höhe der hinteren Axillarlinie (Abb. 3, B) dar. Die Injektion in der vorderen Axillarlinie (in Seitenlage) ist insofern unzuverlässig, als der Abgang des Hautastes nicht sicher miterfaßt werden kann, daher sollte die Injektion, wenn überhaupt, nicht distal der mittleren Axillarlinie erfolgen (Abb. 3, C). Abb. 4 zeigt den unterschiedlichen Zugang, der bei der Injektion notwendig ist. Im Bereich der seitlichen Thoraxwand muß die Injektion mit schräg nach kranial gerichteter Nadel unter die Rippe nach vorherigem Kontakt mit dieser und Vorschieben der Nadel um 3 mm erfolgen. Die Injektion von dorsal läßt wegen der offeneren Lage des N. intercostalis eine horizontalere Richtung zu. Zur Blockade eines Einzelsegmentes benötigt man 3 ml, in der Regel Bupivacain 0,25 % - 0,5 % mit oder ohne Adrenalin oder Etidocain 0,5 % - 1 %, ebenfalls mit oder ohne Adrenalin. Ausnahmsweise kommt Tetracain 0,1 % mit oder ohne Adrenalin in Frage, unter Bedingungen, wie sie für die Periduralanästhesie gelten (Tabelle 1). Erweist sich eine beidseitige Anästhesie der Nn. intercostales als notwendig, wird eine 0,25%ige Bupivacainlösung zweckmäßig sein.

Die Ausdehnung einer einseitigen Interkostalblockade (Abb. 5) verdeutlicht die Indikationen: posttraumatische Schmerzbekämpfung nach Thorakotomien, einseitige Oberbauchlaparotomien, mediane Oberbaucheingriffe und Rippenserienfrakturen. Sprechen

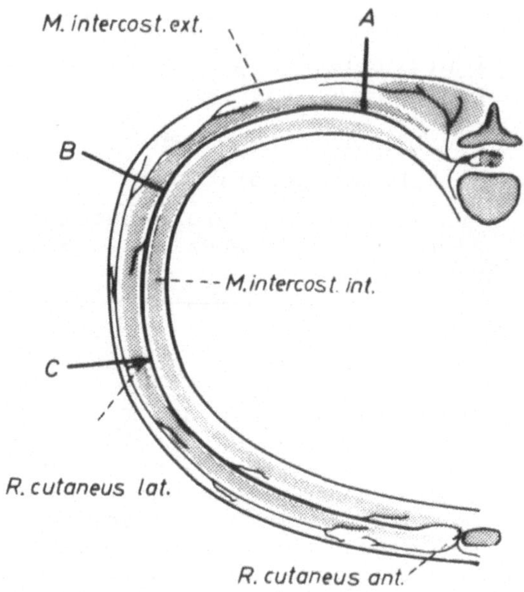

Abb. 3

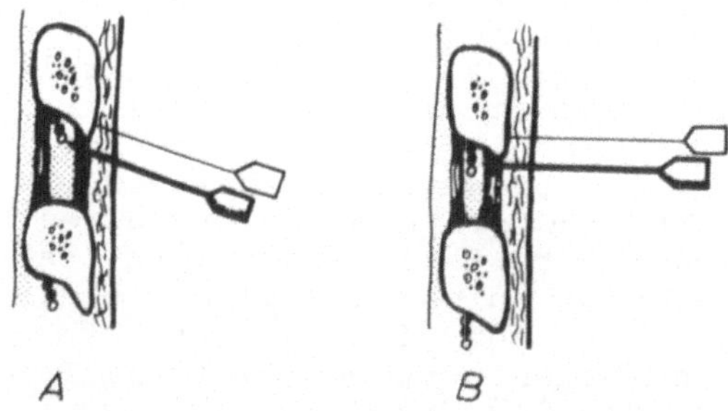

Abb. 4

technische Schwierigkeiten gegen eine Periduralanästhesie oder stellen sich postoperativ bei nicht durch Regionalanästhesie versorgten Patienten infolge Schmerzen pulmonale Komplikationen ein, läßt sich auch eine beidseitige Blockade später durchführen. Periduralanästhesie und Interkostalblockaden lassen sich präoperativ anlegen. Für die bei Oberbaucheingriffen im allgemeinen zusätzlich durchgeführte Allgemeinanästhesie benötigt man danach wesentlich geringere Dosierungen. Für den Patienten angenehmer läßt sich die Regionalanästhesie nach Narkoseeinleitung oder postoperativ durchführen. Interkostalblockaden können am Operationstag und an den folgenden Tagen wiederholt werden.

Der Wirkungseintritt liegt bei der Periduralanästhesie im Durchschnitt bei 8 min, die Latenz bei 15 min. Die Wirkung der Inter-

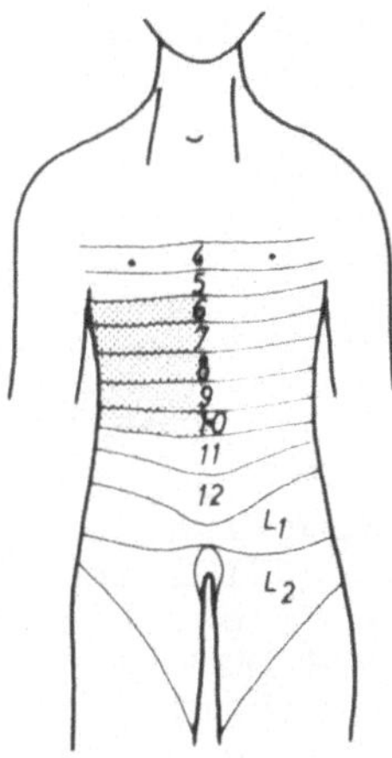

Abb. 5

kostalblockade beginnt nach 2 min und ist nach 5 min komplett. Dieser unmittelbare Effekt wird von den Patienten sehr deutlich empfunden. Die Wirkungsdauer liegt für die intermittierende Injektion über den Periduralkatheter bei 3 - 6 h, nach einer Interkostalblockade um 10 h.

Tabelle 3. Spezielle Komplikationen

A) Periduralanästhesie	B) Interkostalblock
1. Sympathikusblock	1. Pneumothorax
2. Infektion	2. Intoxikation
3. Totale Spinalanästhesie	
4. Motorischer Block	
5. Miktionsbehinderung	

Die Periduralanästhesie wird ausgeschlossen durch alle Kontraindikationen, die für dieses Verfahren bekannt sind. Der Einsatz in der posttraumatischen oder postoperativen Schmerzbekämpfung erfordert jedoch die Beachtung einiger weiterer spezifischer Besonderheiten (Tabelle 3). Auch bei der Nachinjektion kann durch den Sympathikusblock eine Hypotension ausgelöst werden, so daß die Kreislaufüberwachung während des Wirkungseintritts einer Nachinjektion ebenso wie bei der Erstinjektion erforderlich ist. Das Anlegen eines Langzeitperiduralkatheters erfordert die Beachtung einer strengen Asepsis, dies betrifft in erster Linie den Wechsel der Spritzen und den Einsatz von Bakterienfiltern. Auch nach mehreren Nachinjektionen einer unauffällig verlaufenden Periduralanästhesie ist, wahrscheinlich infolge einer sekundären Duraperforation durch den Katheter, eine totale Spinalanästhesie möglich. Ein spezifisches Problem stellt bei häufiger Reinjektion eine motorische Blockade dar. Sie ist insbesondere dann zu beobachten, wenn die Injektion nicht das optimale Segment erfaßt und eine lokale Kumulation durch zu häufiges Nachspritzen der Lokalanästhesielösung provoziert wird. Damit wird die postoperative oder posttraumatische

Aktivierung des Patienten eingeschränkt. Ein weiteres Problem stellt die Miktion dar. Die intermittierende Periduralanästhesie läßt im Gegensatz zur kontinuierlichen Infusion bei Abklingen der Anästhesie und wiederkehrender Sensibilität die Spontanmiktion zu. Anschließend kann die erforderliche Nachinjektion vorgenommen werden. Wegen des höheren Risikos sollten thorakale Periduralanästhesien nur als Alternative zu einer eventuell indizierten postoperativen oder posttraumatischen Beatmung in Frage kommen.

Der Interkostalblock ist demgegenüber gekennzeichnet durch Einfachheit in der Durchführung und damit verbundener Komplikationsarmut. Das Auftreten eines Pneumothorax in 0,07 % der Fälle in der größten Statistik (5) spricht für die Sicherheit dieser Regionalanästhesie. Wir haben ein solches Ereignis bei 4.000 Einzelinjektionen klinisch bisher nicht beobachtet. Intoxikationen wären möglich bei beidseitigen Blockaden über eine Vielzahl von Segmenten, die Reduktion der Bupivacainkonzentration von 0,5 % auf 0,25 % läßt dieses Problem umgehen. Bei intrathorakaler Injektion, also intraoperativ durch den Operateur, wurde ein Fall einer totalen Spinalanästhesie beobachtet. Wird die Interkostalblockade in der oben genannten Form durchgeführt, besteht diese Möglichkeit nicht.

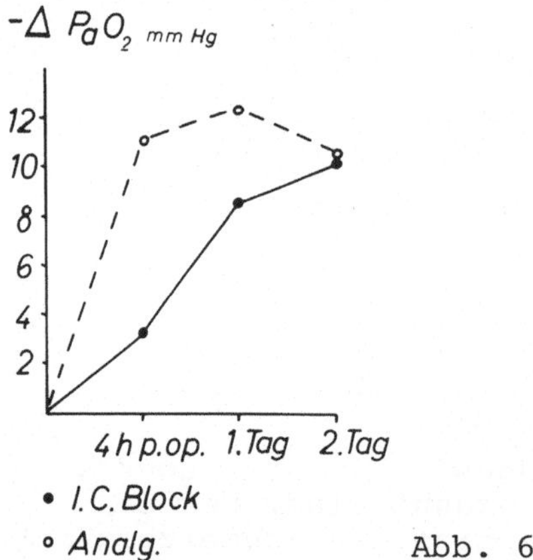

Abb. 6

Die Wirksamkeit der Regionalanästhesien in der postoperativen Schmerzbekämpfung wurde wiederholt nachgewiesen. Der Vergleich der Wirkung der genannten Anästhesien mit der Gabe von Analgetika wird in der Abb. 6 für den Interkostalblock dargestellt. Die Untersuchungen von ENGBERG (2), nach Anlegen einer Interkostalblockade mit Etidocain, weisen einen geringeren Abfall des peak expiratory flow nach, auffälligerweise hält sich dies bis zum zweiten postoperativen Tag. Die Messungen begannen nach präoperativer Kontrolle unmittelbar postoperativ nach 1 bzw. 5 h und wurden an den folgenden Tagen fortgesetzt. Die Analgetikagruppe weist einen im Durchschnitt 10 % niedrigeren Wert gegenüber dem Ausgangsbefund auf. Entsprechend wird der arterielle PO_2 in den ersten postoperativen Stunden unter der Interkostalblockade mit 3 mm Hg wesentlich weniger gesenkt als nach Analgetika, wo er um 11 mm Hg absank. Die Befunde gleichen sich dann im Verlauf von zwei Tagen an (Abb. 6). Die Wirkung der Blockade beruht in erster Linie auf der Schmerzlinderung für den Patienten.

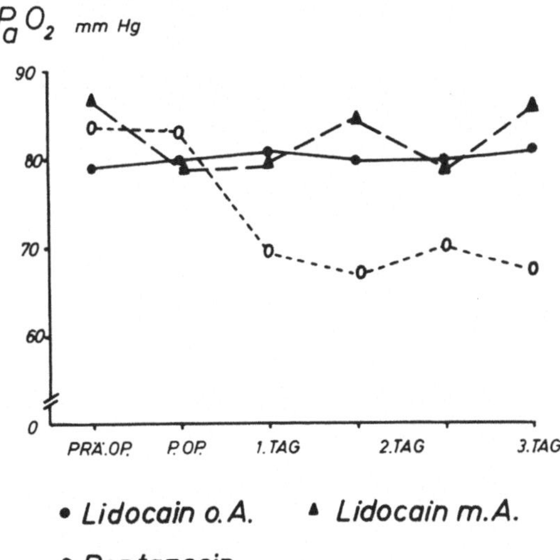

Abb. 7

Bei der Periduralanästhesie sind die Effekte der Sympathikusblockade und der damit ausgelösten Zunahme der Darmperistaltik im Hinblick auf die postoperative Paralyse von wesentlicher Bedeutung. Die Gefahren eines Zwerchfellhochstandes lassen sich dadurch vermeiden. Der Unterschied zwischen der Gruppe mit zentral wirkenden Analgetika und der Gruppe mit Periduralanästhesie ist daher noch deutlicher (Abb. 7). Der arterielle PO_2 fällt gegenüber dem Ausgangswert um 20 mm ab, während er unter der Periduralanästhesie im wesentlichen stabil bleibt. Die Ursache des PO_2-Abfalls ist in erster Linie in der postoperativen Atelektasenbildung zu sehen. Es kommt dies besonders deutlich in der Änderung des Shunt-Volumens bzw. der venösen Zumischung zum Ausdruck (Abb. 8). Diese steigt unter der Gabe von Analgetika etwa auf 20 %, bleibt dagegen unter der Regionalanästhesie im wesentlichen unverändert. Alle aufgeführten Veränderungen sind statistisch signifikant. Aus Gründen der Übersichtlichkeit ist die mittlere Standardabweichung nicht dargestellt. Frühere Untersuchungen scheiterten immer an der zu geringen Fallzahl. Eine vergleichbare deutliche Wirkung konnte für die Periduralanästhesie nach Thoraxtraumen nachgewiesen werden. DITTMANN et al. (1) konnten bei Patienten mit Rippenserienfrakturen unter periduraler Analgesie einen durchschnittlichen Anstieg des arteriellen PO_2 von 63,0 auf 74,7 mm Hg beobachten. Noch ausgeprägter stieg die Vitalkapazität von 10,6 ml/kg KG auf 20,5 ml, das ent-

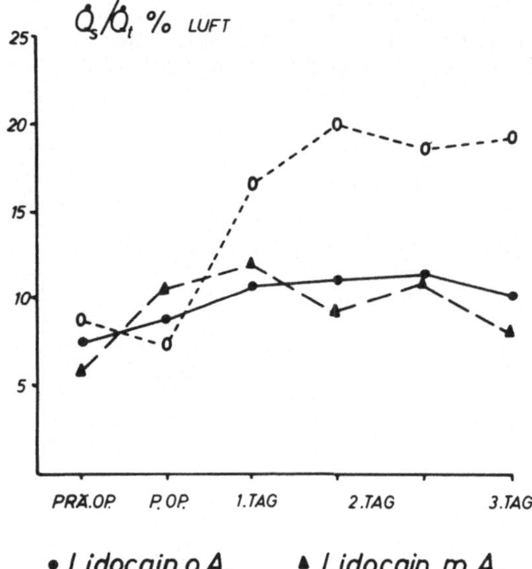

Abb. 8

spricht einer Verbesserung um 93 %. Aber auch die Interkostalblockade als technisch einfache Form bringt bei Thoraxverletzungen eine entscheidende Besserung der Lungenfunktion (6). Die gewonnene Schmerzfreiheit erleichtert postoperativ und posttraumatisch die Anpassung des Patienten an einen Respirator und damit die Effektivität einer Beatmungsinhalation.

Schmerz ist für den Patienten ein elementares Erlebnis, Schmerzbefreiung ein ebenso großes. Der Einsatz der regionalen Anästhesie in der postoperativen Schmerzbehandlung läßt den Patienten oft mehr als eine Narkose den Begriff Anästhesie erleben. Daher stellt neben den objektiven Faktoren die posttraumatische und postoperative Regionalanästhesie einen entscheidenden Schritt in der "Schmerztherapie" dar.

Literatur

1. DITTMANN, M., FERSTL, A., WOLFF, G.: Epidural analgesia for the treatment of multiple ribfractures. Europ. J. Intensive Care Medicine 1, 71 (1975).

2. ENGBERG, G.: Single-dose intercostal nerve blocks with Etidocaine for pain relief after upper abdominal surgery. Acta anaesth. scand., Suppl. 60, 43 (1975).

3. HOLMDAHL, M. H., MODIG, J.: The role of regional block versus parenteral analgesics in patient management with special emphasis on the treatment of postoperative pain. Brit. J. Anaesth. 47, 264 (1975).

4. LÄWEN, A.: Über die Verbindung der Lokalanästhesie mit der Narkose, über hohe Extraduralanästhesie und epidurale Injektionen anästhesierender Lösungen bei tabischen Magenkrisen. Bruns Beitr. klin. Chir. 80, 168 (1912).

5. MOORE, D. C.: Intercostal nerve block for postoperative somatic pain following surgery of thorax and upper abdomen. Brit. J. Anaesth. 47, 284 (1975).

6. NIESEL, H. C., WILSMANN, I.: Kombination von Beatmungsinhalation und Regionalanaesthesie. In: Deutsche Gesellschaft für Anaesthesie und Wiederbelebung. Jahrestagung vom 23. bis 26. November 1972 in Hamburg, p. 542. Berlin-Heidelberg-New York: Springer 1974.

Komplikationen der Lokalanästhesie und ihre Behandlung

Von P. Milewski

Bei der Durchsicht der Literatur zu dem gestellten Thema fällt auf, daß nahezu jeder Autor zu einer eigenen Form der Nomenklatur in seiner Aufteilung von Komplikationen gelangt. Es wird unterschieden in Früh- und Spätkomplikationen, in neurologische und Kreislaufreaktionen, örtliche und allgemeine, verfahrensbedingte und nicht verfahrensbedingte, direkte und indirekte, technik- und wirkungsbedingte Komplikationen. Jede dieser Aufteilungen kann für sich eine gewisse Berechtigung beanspruchen, andererseits kennzeichnet die Vielfalt der verbalen Bemühungen das Problem, die möglichen Komplikationen in einer gewissen Systematik zu erfassen. Ich werde mich an die Einteilung von KILLIAN (6) in spezifische und unspezifische Reaktionen halten, wobei sich die Spezifität auf die direkte Wirkung der Lokalanästhetika bezieht. Die weitere Aufgliederung erfolgt dann allerdings auch nach eigenem Gutdünken (Tabelle 1).

Tabelle 1. Komplikationen

Spezifisch:	Intoxikationen durch Lokalanästhetika Allergische Reaktionen Reaktionen auf Adrenalinzusatz
Unspezifisch:	Verfahrensbedingte Komplikationen Psychogene Reaktionen

Ursachen toxischer Reaktionen

Lassen Sie mich zunächst auf die eigentlichen Intoxikationen durch Lokalanästhetika eingehen. Ihre Ursachen können nur vordergründig allein in einer mengenmäßigen Überdosierung des Anästhetikums gesehen werden (Tabelle 2). Neben der absoluten Dosis spielen auch die verabfolgte Konzentration und der Ort der Injektion eine Rolle. Eine höhere Konzentration diffundiert und erreicht die Blutbahn rascher. Die Resorption ist an Stellen mit guter Durchblutung verstärkt, z. B. im Bereich des Rachens, der Luftwege und der Perinealregion. Des weiteren wird sie gesteigert bei Fieber, Hyperthyreose und bei chronischer Niereninsuffizienz. Klinisch relevant wird in den meisten Fällen jedoch die versehentliche intravasale Injektion. MOORE (14) beschreibt bei einem Patientengut von 9.287 Fällen acht Fälle (0,09 %) mit systemischen Intoxikationserscheinungen durch Lokalanästhetika. In keinem Fall kam diese Reaktion durch Absorption zustande; jedes Mal hatte es sich, wie nachträgliche Aspiration zeigte, um unbeabsichtigte intravaskuläre Injektionen gehandelt. LUND (10) teilt gleichfalls die Erfahrung mit, daß

Tabelle 2. Überdosierung

Absolut:	Menge zu groß
	Konzentration zu hoch
	Resorption zu schnell
	Intravasale Injektion
	Abbaurate reduziert
Relativ:	Toleranzgrenze erniedrigt

systemische toxische Reaktionen insgesamt selten sind. Bei 2.206 Blockaden zeigten sich zweimal toxische Erscheinungen mit Krämpfen (0,1 %), denen ebenfalls intravasale Injektionen zugrunde lagen.

Eine reduzierte Abbaurate für Lokalanästhetika wirkt sich ebenfalls auf den Plasmaspiegel aus, jedoch sind für toxische Reaktionen in erster Linie die Anflutungsgeschwindigkeit, also der Zeitraum bis zum Anstieg auf den höchsten Wert des Plasmaspiegels und weniger sein absoluter Wert bedeutsam. Auch die Dauer toxischer Wirkungen ist zumindest beim Amidtyp in erster Linie ein Verteilungsproblem und erst sekundär eine Funktion des Abbaus in der Leber.

Anders ist es, wenn in seltenen Einzelfällen eine erhöhte Empfindlichkeit gegenüber Lokalanästhetika vorliegt, die bereits bei Dosen und Plasmaspiegeln, die normalerweise toleriert werden, toxische Reaktionen hervorrufen.

Bis auf diese Ausnahmen sind systemische Vergiftungsreaktionen in aller Regel das Resultat zu hoher Blutspiegel bzw. zu hoher aktueller Blut-Hirn-Differenzen, also einer zu raschen Anflutung von Lokalanästhetika (1). Zum Zusammenhang zwischen der applizierten Dosis, vor allem in Hinblick auf empfohlene Höchstdosen, und der Höhe der Plasmaspiegel liegen mehrere interessante Untersuchungen und Mitteilungen vor. Auch andere Faktoren wurden in diese Untersuchungen mit einbezogen, von denen angenommen wurde, daß sie die Höhe der Blutspiegel und damit der zu verwendenden Dosen beeinflussen, z. B. der körperliche Status des Patienten (gemäß der Einteilung der American Society of Anesthesiologists), das Alter, das Geschlecht, das Körpergewicht, die Körpergröße und die Grundkrankheit. Es stellte sich anhand von arteriellen und venösen Plasmaspiegelbestimmungen von Bupivacain bei 50 Patienten heraus, daß keinerlei Korrelation gegeben war zwischen dem höchsten Plasmaspiegel und der Anstiegszeit bis zu diesem Wert auf der einen Seite und vorgegebenen Faktoren, wie der applizierten Dosis, Alter, Geschlecht, Größe, Gewicht und körperlichem Status des Patienten auf der anderen Seite (12, 13). Auch in einer anderen Studie an 70 Patienten ergab sich kein Zusammenhang zwischen arteriellen und venösen Plasmaspiegeln von Mepivacain und der verabfolgten Dosis oder dem Körpergewicht (16). Über 9.000 Lokalanästhesien wurden einer Multiregressionsanalyse unterworfen, um zu prüfen, ob die zu den unterschiedlichen Regionalanästhesietechniken verwendeten Dosen in einer Beziehung zum körperlichen Zustand des Patienten standen (14). Es ergab sich auch hier kein Zusammenhang. Hinzu kam, daß die systemischen toxischen Reaktionen jedesmal Folge einer intravasalen Injektion waren in Dosen, die unter den angegebenen Höchstdosierungen lagen. Eine üblicherweise empfohlene Dosisberechnung nach dem Körpergewicht ist nach den erwähnten Untersuchungen offenbar nicht gerechtfertigt. Weiterhin berücksichtigt die Angabe einer einzigen Höchstdosis pro Lokalanästhetikum nicht die jeweiligen lokalen Absorptionsgegebenheiten bei den unterschiedlichen Blockaden. Zudem sind systemische Reaktionen ohnehin meist die Folge versehentlicher intravaskulärer Injektionen (5) und hier bietet eine dann ohnehin viel zu hohe Maximaldosis keinen Schutz. Andererseits wird durch solche Pauschalangaben im Einzelfall die Möglichkeit einer adäquaten Blockade (z. B. bei ausgedehnten Rippenserienfrakturen) unnötigerweise beschnitten. MOORE (14) empfiehlt daher aufgrund seiner Erfahrung bei Erwachsenen unabhängig von Alter, Geschlecht, Körpergewicht, Körpergröße und Grundkrankheit Dosierungen, die z. B. bei Periduralanästhesien für Bupivacain um 50 % über den üblichen Dosierungsgrenzen liegen.

Aus den erwähnten Überlegungen und Untersuchungen sollte man zumindest die Forderung nach einer kritischen Einstellung gegenüber den sogenannten Maximaldosen ableiten. Wenn ihre Notwendigkeit auch unbestritten ist, müssen sie jedoch als relativ willkürlich gesetzte Grenzen erkannt werden. Toxische Reaktionen sind auch in niedrigeren Bereichen möglich, andererseits werden bei Berücksichtigung des Zeitfaktors erforderlichenfalls auch höhere Dosen gut vertragen.

Häufigkeit toxischer Reaktionen

Ich möchte nochmals auf die Zahlen von MOORE (14) und LUND (10) zurückkommen mit der Frage, wie häufig derartige Zwischenfälle bei Regionalanästhesien auftreten. Beide gaben systemische Reaktionen bei knapp 0,1 % an. DHUNER (3) beschreibt toxische Reaktionen bei 74 Fällen von 30.885 Regionalanästhesien, das sind ca. 0,24 %. WURSTER (17) berichtet über eine ernsthafte Komplikation bei 3.273 Regionalanästhesien (0,03 %). KILLIAN (6) stellte einige größere Statistiken aus den 50er und frühen 60er Jahren über die Letalität bei Lokalanästhesien zusammen mit einer Gesamtzahl von nahezu 300.000 Blockaden. Die Letalität lag zwischen 1:5.611 und 1:21.125, bei den meisten Autoren jedoch über 1:10.000. Ein Vergleichswert zum Risiko der Allgemeinnarkose aus dieser Zeit nennt das Verhältnis von 1:2.500, was die größere Sicherheit lokaler Anästhesieverfahren unterstreichen soll. Andere Autoren beziffern das letale Risiko einer Lokalanästhesie bei Berücksichtigung aller nur möglichen Formen, also auch bei Wundversorgungen und zahnärztlichen Eingriffen, wo keine Allgemeinnarkosen in Frage kommen, auf 1:100.000 bis 1:1 Million. Die diesbezüglichen Mitteilungen in der Literatur sind jedoch zu inhomogen und lassen in den meisten Fällen keine vergleichende Wertung der Vielzahl möglicher Komplikationen zu.

Symptomatik toxischer Reaktionen

Im Ablauf der Symptomatik toxischer Reaktionen folgt in der Regel einer Phase initialer zentraler und kardiovaskulärer Stimulierung die Depression dieser Systeme (6, 11, 17) (Tabelle 3).

Tabelle 3. Intoxikation

Zentralnervensystem		Kardiovaskuläres System
Unruhe, Tremor Verwirrung Brechreiz Krämpfe Atemzentrum ↑ Vasomotorenzentrum ↑	1. Phase Stimulation	Tachykardie Hypertension Hautrötung
Bewußtlosigkeit Atemzentrum ↓ Vasomotorenzentrum ↓	2. Phase Depression	Bradykardie Blutdruckabfall Asystolie (negativ inotrop, chronotrop, dromotrop, bathmotrop)

In Wirklichkeit ist natürlich die Erregungsphase auch nur Folge einer dissoziierten Depression zentralnervöser Strukturen, bei der initial vorwiegend inhibitorische Zentren betroffen sind. Im Einzelfall variiert der skizzierte Ablauf. So wird z. B. bei intravenöser Injektion die anfängliche Stimulationsphase übersprungen und es resultiert bereits primär die Depression. Bei langsamerer Anflutung kommt die Erregungsphase am Zentralnervensystem voll zum Tragen, während die kardiovaskulären Effekte zum großen Teil auch über die zentrale Erregung und kaum durch direkte Einwirkung auf das Myokard erklärt werden können. Letztlich überwiegt die negativ inotrope, chronotrope, bathmotrope und dromotrope Wirkung der Lokalanästhetika am Herzen.

Allergische Reaktionen

Als weitere Gruppe spezifischer Komplikationen auf Lokalanästhetika sind die allergischen Reaktionen zu nennen, die entweder als anlagebedingte Idiosynkrasie oder als erworbene Hypersensibilität des Organismus in Erscheinung treten. Eine Sensibilisierung erfolgt häufiger durch Lokalanästhetika vom Estertyp als durch solche mit Amidstruktur. Verläßliche Zahlenangaben über die Häufigkeit des Auftretens allergischer Reaktionen sind nicht zu finden. Es dürfte jedoch feststehen, daß ihre zahlenmäßige Bedeutung früher überschätzt wurde und seit Einführung der Amidanästhetika deutlich zurückgegangen ist. KILLIAN (6) hält einen Anteil von 1 % echter allergischer Phänomene an allen Früh- und Spätkomplikationen noch für zu hoch angesetzt.

Die schwerste Form allergischer Reaktionen, der anaphylaktische Schock mit Bronchospastik und kardiovaskulären Komplikationen, bereitet unter Umständen differentialdiagnostische Schwierigkeiten gegenüber der Intoxikation durch Lokalanästhetika. In der Regel fehlen jedoch hier die Zeichen einer Krampfneigung.

Adrenalinzusatz

Der Zusatz von Vasokonstriktoren zum Lokalanästhetikum verfolgt die Absicht, über eine Minderdurchblutung eine bessere Fixierung und Wirkungsverlängerung und über die verzögerte Anflutung eine Toxizitätsabschwächung zu erzielen. Es soll jedoch Gefäßgebiete geben, die sich adrenalinrefraktär verhalten, auch eine Inversion der Adrenalinwirkung mit Vasodilatation wird diskutiert (6). Der Dosierung des Adrenalinanteils sind verständlicherweise enge Grenzen gesetzt. Der Zusatz soll eine Konzentration von 1:200.000 und eine Gesamtmenge von 0,25 mg nicht überschreiten. Bei Überdosierung und vor allem bei versehentlicher intravasaler Injektion kommt es zu plötzlicher Blässe, kaltem Schweißausbruch, Unruhe, Erregung, zu starkem Puls- und Blutdruckanstieg mit der Gefahr heterotoper Reizbildung, der Ausbildung eines Lungenödems, einer Apoplexie usw.. Ein Adrenalinzusatz bei Schleimhautanästhesien im Tracheobronchialbereich wird außerordentlich rasch resorbiert. Die mangelnde Durchmischung, der kurze Weg zum linken Herzen und zum Zentralnervensystem bringen hier ein besonders großes Risiko mit sich. Die Gefahren einer Adrenalinbeimischung für Anästhesien im Bereich von Endarterien (also an Akren, Fingern, Zehen, äußerem Genitale etc.) sind bekannt. Auch bei Injektionen im Bereich des harten Gaumens wurden schwere Nekrosen beobachtet. Vor dem Hintergrund der möglichen Schäden stellt sich immer wieder die Frage nach der Notwendigkeit sogenannter Sperrkörperzusätze.

Unspezifische, verfahrensbedingte Komplikationen

Neben diesen spezifischen, durch das Lokalanästhetikum bzw. durch mögliche Zusätze hervorgerufenen Komplikationen gibt es eine ganze Reihe unspezifische, in der Regel verfahrensbedingte Komplikationsmöglichkeiten (Tabelle 4). Hier sind einmal direkte Traumatisierungen durch das Anlegen einer Lokalanästhesie zu nennen: Blutungen und Hämatome als Folge von Gefäßverletzungen oder bei Nichtbeachten vorbestehender Gerinnungsstörungen. Mechanische Nervenläsionen durch intraneurale Injektion, forcierte Aspiration, durch Blutungen oder Hämatomdruck (Orbita, Spinalkanal) sind ebenso möglich wie durch das Einbringen toxischer, ätzender oder neurolytischer Substanzen (z. B. aufgrund von Verwechslungen). Bakterielle und blande Entzündungen können akut oder im chronischen Verlauf besonders bei rückenmarksnahen Anästhesien schwere Schädigungen hervorrufen. Glücklicherweise sind infektiöse Komplikationen bei sterilem Arbeiten extrem selten und auch die chronisch adhäsive Arachnoiditis ist eine ausgesprochene Rarität. In der Literatur gibt es hierzu nur Einzelmitteilungen. Bei einer Durchsicht von 350 Arbeiten der Weltliteratur mit insgesamt 32.000 Periduralanästhesien

Tabelle 4. Verfahrensbedingte Komplikationen

Gefäßverletzungen
Blutungen, Hämatome, Thrombosen, Nekrosen
Nervenläsionen (mechanisch, toxisch)
Infektionen (bakteriell, abakteriell - Meningitis, Arachnoiditis)
Höhlenverletzungen (Pneumothorax)
Liquorverlustsyndrom (Kopfschmerzen, Abduzensparese)
Rückenschmerzen
Nadel-, Katheterbrüche
Systemische Wirkungen

fand DAWKINS (3) 1969 sieben Berichte über permanente Lähmungen. LUND (9) fand bei einer Zusammenstellung von 13 Autoren mit insgesamt 582.190 Spinalanästhesien keinen Fall neurologischer Läsionen.

Häufiger werden Verletzungen von Körperhöhlen, insbesondere des Pleuraraumes registriert. In einer Zusammenstellung von 14 Autoren wurde bei insgesamt 13.606 beschriebenen unterschiedlichen Blockaden im Thoraxbereich in 89 Fällen (0,73 %) ein Pneumothorax mitgeteilt (6). Der Anteil an dieser Komplikationsrate war beim supraklavikulären Plexus brachialis-Block mit 0,77 % am größten, gefolgt von der Paravertebral- und der Stellatumblockade. Die thorakale Interkostalanästhesie erwies sich mit einem Pneumothorax bei 2.938 Blockaden als bemerkenswert risikoarmes Verfahren, obwohl aparterweise ein Autor zitiert wird, der die Komplikationsrate hierbei auf 19 % schätzte. Wo es angebracht ist, helfen der axilläre Zugang zum Plexus brachialis und die Verwendung eines elektrischen Nervenstimulators, diese Komplikationen zu vermeiden.

Liquorverlustsyndrom

Das Liquorverlustsyndrom als Folge beabsichtigter oder versehentlicher Durapunktion ist ein weiteres typisches Beispiel verfahrensbedingter Komplikationen. Je nach Größe des gesetzten Lecks in der Dura kommt es zum Verlust von Liquor in den Periduralraum, was Lageveränderungen des Gehirns mit Spannungen und Zerrungen an Gefäßen und Hirnnerven mit sich bringt. Die Folgen können Kopfschmerzen und in selteneren Fällen Paresen vor allem des Nervus abducens sein. Aus Gründen der Elastizität der Gewebe sind hiervon vermehrt jüngere Menschen betroffen. KRÜGER (8) fand 1953 bei Patienten, die jünger als 20 Jahre alt waren, in 11,5 % Kopfschmerzen nach Spinalanästhesien. Im Alter zwischen 20 und 35 Jahren waren es 12,6 %, zwischen 35 und 50 Jahren 9,2 % und über 50 Jahren nur noch 2,4 %. Die Einführung feinerer Kanülen hat die Häufigkeitsrate postspinaler Kopfschmerzen mittlerweile auf ca. 1 % gesenkt (6). Paresen des Nervus abducens treten nach einem Intervall von mehreren Tagen auf und sind in etwa 90 % passagerer Natur (2). Die Prophylaxe erfordert exakte Lokalisationstechniken des Periduralraumes bzw. dünne Kanülen und Punktion der Dura in Faserrichtung bei der Spinalanästhesie. Bei versehentlicher Duraperforation mit einer dicken PDA-Kanüle sollte ein Katheter in den Periduralraum eingelegt werden, über den eine physiologische Kochsalzlösung infundiert wird.

Rückenschmerzen werden in einem gewissen Prozentsatz (19 %) (6) registriert als Folge wiederholter traumatisierender Punktionsversuche, teilweise sind sie auch bedingt durch länger dauernde extreme Lagerungen zur Operation. Kanülen- und Katheterbrüche sind ebenfalls mögliche Komplikationen. Es setzt sich in neuerer Zeit immer mehr die Tendenz durch, Katheterfragmente im Periduralraum nicht mehr sofort operativ zu entfernen, sondern sie unter entsprechender Nachkontrolle zu belassen, weil mittlerweile die Erfahrung zeigt, daß in der Regel reiz- und komplikationslose Verläufe erwartet werden können.

Sympathikusblockade

Systemische Wirkungen können nicht nur als Folge direkter Einwirkung des Lokalanästhetikums, wie es bei den spezifischen Intoxikationen der Fall ist, zustandekommen, sondern auch als Nebeneffekt der erzielten lokalen Nervenblockade (Tabelle 5). Im Vordergrund steht hierbei die Lähmung des Sympathikus. Vom verfahrensbedingten Umfang der Blockade her sind hier in erster Linie die rückenmarksnahen Anästhesien angesprochen. Die Nebenwirkungen stehen in einem engen Zusammenhang mit der Höhe der Blockade. Der häufigste Befund ist ein Abfall des Blutdruckes, zu massiven Kollapszuständen kommt es jedoch lediglich in 1 - 2 %. Für den Blutdruckabfall lassen sich einige Ursachen anführen. In den Hohlvenen und im rechten Herzen sind Barorezeptoren des Bainbridge-Reflexes lokalisiert, die auf Änderungen des venösen Reflux und damit des Füllungszustandes reagieren mit einer Änderung der Pulsfrequenz und der Auswurfleistung des Herzens. So gehen die meisten Spinalanästhesien aufgrund eines verminderten venösen Rückflusses mit einer mehr oder weniger ausgeprägten Abnahme der Pulsfrequenz einher (4, 15). Erreicht die Ausdehnung einer rückenmarksnahen Anästhesie die oberen Thorakalsegmente im Bereich von Th 1 - 4, besteht die Gefahr einer Blockierung der Nervi accelerantes, die das Herz sympathisch versorgen, mit Überwiegen des vagalen Einflusses. Die Musculi intercostales sind dann ebenfalls gelähmt, was Störungen der Atmung verursachen kann. Im Abdomen überwiegt der Vagus mit den möglichen Nebenwirkungen. Harnentleerungsstörungen sind eine weitere Folge der vegetativen Blockade. Bei länger dauernder Behandlung (z. B. Katheter-PDA) muß daher eine Harnretention einkalkuliert werden.

Psychogene Reaktionen

Psychogene Reaktionen (Tabelle 6) können provoziert werden aufgrund eines Schmerzerlebnisses, eines Traumas oder durch die Erwartungsangst vor dem bevorstehenden operativen Eingriff. Neurogene Synkopen, Hyperventilationssyndrom, kardiale Komplikationen usw. sind möglich. Diese Reaktionen lassen sich durch eine ent-

Tabelle 5. Systemische Wirkungen rückenmarksnaher Anästhesien

Blutdruckabfall
Fortfall akzessorischer Pumpen im Niederdrucksystem (Muskeltonus↓, Bauchpresse↓, ruhige Atmung)
Sympathikusblockade - postarterioläre Vasodilatation
Blockade präganglionärer sympathischer Fasern des Nebennierenmarks - Katecholaminausschüttung↓
Bainbridge-Reflex, Blockade der Nervi accelerantes → Bradykardie
Respirationsstörungen
Lähmung der Musculi intercostales
Blockierung von Chemorezeptoren der Medulla oblongata
Darmmotilitätssteigerung
(Nausea, Erbrechen)
Harnentleerungsstörung

Tabelle 6. Psychogene Reaktionen

Angst, Schmerz Unzureichende Sedierung Aufrechte Lagerung
→ Vasovagale Reaktion Hyperventilationstetanie Stenokardien etc.

sprechende Prämedikation mindern oder verhüten. Für eine ausreichende Sedierung sollte vor und besonders auch während operativer Eingriffe Sorge getragen werden. Es ist kaum vertretbar, den Patienten diese Erleichterung ihrer Situation vorzuenthalten. Anders ist es bei therapeutischen oder diagnostischen Blockaden, wo der Kranke einer anderen Motivation unterliegt und seine Kooperation von Bedeutung ist.

Verhütung von Komplikationen

Aus diesem Überblick über mögliche Komplikationen im Zusammenhang mit Lokalanästhesien begründen sich die bekannten Kontraindikationen, deren Beachtung bereits die wesentliche Voraussetzung für ihre Verhütung darstellt. Es wird darüber hinaus aber auch klar, daß es eine Reihe von Verhaltens- und Vorkehrungsmaßnahmen gibt, deren Beachtung den Patienten vor vermeid-

Tabelle 7. Prophylaxe

Vorgeschichte, Voruntersuchung, Vorbehandlung
Gute Indikationsstellung
Nahrungs- und Flüssigkeitskarenz
Prämedikation (Atropin, Sedierung)
Venöser Zugang
Technische, medikamentöse, personelle Voraussetzungen zur Behandlung von Zwischenfällen
Sterile Kautelen, Einmalartikel
Aspiration in mehreren Ebenen
Niedrigste erforderliche Dosis, Dosierungsgrenzen
Exakte Überwachung
Verhaltensmaßregeln für den Patienten (Verkehrstüchtigkeit, Aufstehverbot etc.)

baren Schäden bewahrt (Tabelle 7). Hierzu gehört die mit gleicher Sorgfalt wie zur Allgemeinanästhesie erhobene Vorgeschichte und Voruntersuchung. Die jeweilige Indikationsstellung zur Lokalanästhesie muß stimmen und mit dem Patienten abgesprochen sein und die üblichen Kautelen einer Nahrungs- und Flüssigkeitskarenz sollten erfüllt sein. Die Notwendigkeit einer Vorgabe von Atropin ist nach verbreiteter Ansicht nicht unbedingt erforderlich. Die Anwendung sollte unter gezielter Indikation erfolgen (hohe rückenmarksnahe Anästhesien, Bradykardie, Brechreiz usw.).

Ein venöser Zugang sollte schon aus Sicherheitsgründen aufgesucht werden, ebenso wie vor jeder Durchführung einer Lokalanästhesie die Voraussetzungen zur Behandlung von Zwischenfällen erfüllt sein müssen (siehe Beitrag H. NOLTE).

Die Gefahr von Infektionen dürfte bei der Einhaltung steriler Bedingungen und bei der Verwendung von Einmalartikeln kaum mehr gegeben sein. Nervenläsionen lassen sich mit Hilfe von elektrischen Stimulatoren, die eine genaue Lokalisation erlauben, weitgehend vermeiden.

Bei der Spinalanästhesie kann der Liquorverlust durch die Verwendung möglichst dünner Kanülen und durch die Perforation der Dura mit dem Nadelschliff in Längsfaserrichtung begrenzt werden. Durch die sorgfältige und behutsame Aspiration in mehreren Ebenen muß eine versehentliche intravasale Lage der Kanüle oder der Katheterspitze ausgeschlossen werden.

Die Beachtung pauschaler Dosierungsgrenzen kann keinen hinreichenden Schutz vor Intoxikationen bieten. Grundsätzlich sollte die niedrigste erforderliche Dosis und Konzentration des Lokalanästhetikums verwendet werden. Die Durchblutungsverhältnisse am Ort der Blockade müssen Berücksichtigung finden. Es empfiehlt sich weiterhin, während des Eingriffes dem Patienten über eine Nasensonde Sauerstoff zuzuführen. Solange die Lokalanästhetikumwirkung anhält, ist eine Überwachung des Patienten erforderlich, danach müssen klare Anweisungen für das weitere Verhalten gegeben werden; z. B. ist es notwendig, ambulante Patienten auf die eingeschränkte Verkehrstauglichkeit hinzuweisen.

Behandlung von Komplikationen

Die Behandlung der spezifischen Komplikationen von Lokalanästhetika muß sich an dem klinischen Erscheinungsbild orientieren (Tabelle 8). Stehen die Zeichen der zentralen Erregung im Vordergrund, werden Antikonvulsiva wie Thiopental (50 - 100 mg) oder Diazepam (5 - 10 mg) in wiederholten kleinen Dosen intravenös injiziert. Dieses Regime wird erforderlichenfalls ergänzt durch eine Relaxierung. Man sollte sich jedoch hüten, in die zweite Phase der Depression des Zentralnervensystems hinein derartige Mittel zu verabfolgen. Die Wirkungen der Intoxikation würden hierdurch weiter verstärkt werden. Es erscheint uns jedoch nicht sehr sinnvoll, wenn aus diesen Bedenken heraus Autoren (z. B. MOORE (11)) von vornherein die Verwendung von Antikonvulsiva und Sedativa ablehnen und lediglich eine Relaxierung mit Succinylcholin empfehlen. Hiermit wird lediglich der zentrale Erregungszustand maskiert, der dennoch unverändert fortbesteht.

Tabelle 8. Therapie

Zentralnervensystem:	Sauerstoff, Thiopental, Diazepam (kleine, wiederholte Dosen) Relaxierung
Atmung:	Sauerstoff, freie Atemwege, assistierte, kontrollierte Beatmung
Herz/Kreislauf:	Schocklagerung, Volumenersatz Vasopressoren (Akrinor, Adrenalin) Pufferung, Herzmassage
Anaphylaxie:	Adrenalin, Kortikosteroide

Die weiteren Maßnahmen müssen die Versorgung des Gehirns sicherstellen, d. h. neben der obligatorischen Gabe von Sauerstoff müssen alle eventuell erforderlichen kardiopulmonalen Behandlungsmöglichkeiten zum Einsatz kommen.

Abschließend soll noch einmal betont werden, wie wichtig eine gewissenhafte Überwachung der Patienten besonders in der Anfangsphase einer Lokalanästhesie ist. Im klinischen Routinebetrieb sind echte Komplikationen selten, was die Gefahr nachlassender Wachsamkeit mit sich bringt. Vor deren Folgen können den Patienten und auch uns nur klare, schematische Anweisungen zum Überwachungsmodus von Kreislauf, Atmung und Bewußtseinslage schützen. Nur auf diese Weise läßt sich das notwendige, aber auch erreichbare Maß an Sicherheit bei Lokalanästhesien gewährleisten.

Literatur

1. AUBERGER, H. G.: Praktische Lokalanästhesie. Stuttgart: Thieme-Verlag 1974.

2. BERGMANN, H.: Die Komplikationen, Fehler und Gefahren der Spinalanästhesie. In: Die rückenmarksnahen Anästhesien (eds. H. NOLTE, J. MEYER). Stuttgart: Thieme-Verlag 1972.

3. DHUNER, K. G.: Mepivacaine and vasokonstrictors in regional anaesthesia. Acta anaesth. scand., Suppl. 48, 1972.

4. Editorial: Neurological complications following epidural blockade. Anaesthesia 29, 527 (1974).

5. GREENE, N. M.: Physiology of Spinal Anesthesia. Baltimore: William and Wilkins 1969.

6. HENSCHEL, W. F.: Risiken der Regionalanästhesie. Anästh. Inform. 17, 330 (1976).

7. KILLIAN, H.: Lokalanästhesie und Lokalanästhetika. Stuttgart: Thieme-Verlag 1973.

8. KILLIAN, H.: Komplikationen bei peripheren Nervenblockaden. In: Die peripheren Leitungsanästhesien (eds. H. NOLTE, J. MEYER, J. WURSTER). Stuttgart: Thieme-Verlag 1974.

9. KRUEGER, J. E.: Etiology and treatment of postspinal headaches. Anesth. Analg. 32, 190 (1953).

10. LUND, P. C.: Principles and Practice of Spinal Anesthesia. Springfield: Ch. C. Thomas 1971.

11. LUND, P. C., CWIK, J. C., GANNON, R. T.: Etidocaine (Duranest): A clinical and laboratory evaluation. Acta anaesth. scand. 18, 176 (1974).

12. MOORE, D. C.: Complications of Regional Anesthesia. Springfield: Ch. C. Thomas 1955.

13. MOORE, D. C., MATHER, L. E., BRIDENBAUGH, P. O.: Arterial and venous plasma levels of Bupivacain following epidural and bilateral intercostal nerve blocks. Anesthesiology 45, 39 (1976).

14. MOORE, D. C., MATHER, L, E., BRIDENBAUGH, P. O.: Arterial and venous levels of Bupivacaine following peripheral nerve blocks. Anesth. Analg. (Clevel.) 55, 763 (1976).

15. MOORE, D. C., BRIDENBAUGH, L. D., THOMPSON, G. E., BALFOUR, R. I., HORTON, W. G.: Factors determinating dosages of amid-type local anesthetic drugs. Anesthesiology 47, 263 (1977).

16. RUPIEPER, N., GHODSI, M.: Spinalanästhesie und Blutdruck-verhalten. Anästh. Inform. 16, 342 (1975).

17. TUCKER, G. T., MOORE, D. C., BRIDENBAUGH, P. O.: Systemic absorption of Mepivacain in commonly used regional block procedures. Anesthesiology 37, 277 (1972).

18. WURSTER, J.: Möglichkeiten und Komplikationen der rückenmarksnahen Anästhesien. In: Die rückenmarksnahen Anästhesien (eds. H. NOLTE, J. MEYER). Stuttgart: Thieme-Verlag 1972.

Zusammenfassung der Diskussion zum Thema: „Klinik der Lokalanästhesie"

A. ALLGEMEINES

Zur Geschichte der Lokalanästhesie (LASSNER): Gaston LABAT hat vor mehr als 50 Jahren in Frankreich die Technik der Lokalanästhesie entwickelt, die aber damals nur die Chirurgen interessierte. Er wurde erst berühmt nach seiner Emigration nach Amerika, wo er an der Mayo-Klinik wirkte. Sein Lehrbuch aus dem Jahre 1922 (Philadelphia: Saunders Comp.) wurde 1967 von ADRIANI neu herausgegeben (Philadelphia: Saunders Comp.).

FRAGE:
Welche Informationen müssen dem Patienten über das beabsichtigte Lokalanästhesieverfahren gegeben werden?

ANTWORT:
Grundsätzlich ist ein Patient darüber aufzukären, daß ein Eingriff in Lokalanästhesie durchgeführt wird. Darüber hinaus ist in allgemein verständlicher Form über das Verfahren und die damit in Zusammenhang stehenden Handlungen des Anästhesisten in ausreichender Weise zu informieren. Es sollte auch erwähnt werden, daß bei nicht ausreichender Wirkung unter Umständen eine Allgemeinnarkose erforderlich werden kann.

FRAGE:
Muß ein Patient für die Regionalanästhesie unbedingt nüchtern sein?

ANTWORT:
Für den Wahleingriff gelten die generellen Nüchternheitsgrenzen in gleicher Weise wie für eine Allgemeinanästhesie; Notfälle bilden eine Ausnahme, hier ist ganz besonderer Wert auf die übrigen Vorbereitungen zur Vermeidung und Beherrschung von Komplikationen zu legen.

FRAGE:
Von juristischer Seite geht heute die Tendenz immer mehr dahin, vom behandelnden Arzt eine schonungslose Aufklärung des Patienten zu verlangen. Wie weit wird eine solche Aufklärung unsererseits überhaupt für ärztlich vertretbar gehalten? Und ist es nicht dringend erforderlich, mit den Juristen eine Einigung über dieses Problem zu erzielen?

ANTWORT:
Es ist grundsätzlich völlig unrealistisch, eine totale Aufklärung zu betreiben. Der Patient sollte auf jeden Fall über die Art der Anästhesie und mögliche Nebenwirkungen aufgeklärt werden. Die Aufklärungspflicht hinsichtlich möglicher Komplikationen - auch anhand von Prozentzahlen - erscheint äußerst fragwürdig.

Von seiten des Berufsverbandes wird zur Zeit der Versuch unternommen, zu einem Konsens über den Umfang der erforderlichen Aufklärung zu gelangen. Ungeachtet dieser Bemühungen sollte der Patient bereits jetzt im Revers etwa folgenden Wortlaut unterschreiben: "Ich bin mit der vorgeschlagenen Anästhesie einverstanden, über Komplikationen aufgeklärt und hatte Gelegenheit, Fragen zu stellen" (HUTSCHENREUTER).

FRAGE:
Welcher der heute gebräuchlichen Begriffe (z. B. empfohlene Höchstdosis, Maximaldosis, Grenzdosis) sollte im Hinblick auf die klinische Anwendung Verwendung finden?

ANTWORT:
Als Orientierung sollten die in der Pharmakopoe festgelegten Dosierungen gelten. Darüber hinaus empfiehlt sich die Angabe der Normaldosis in mg/kg KG, die Angabe der empfohlenen Höchstdosis in Abhängigkeit vom Vasokonstriktorzusatz in mg. Bei wiederholter Applikation (z. B. kontinuierliche PDA) sollte die Dosis in mg/Zeiteinheit angegeben werden.

FRAGE:
Welche Sterilitätsforderungen müssen bei der Durchführung einer Lokalanästhesie erfüllt werden?

ANTWORT:
Allgemein wurde anerkannt, daß sämtliche Regionalanästhesien unter sterilen Kautelen vorgenommen werden müssen, d. h. eine ausreichende Händedesinfektion, Anziehen steriler Handschuhe, Tragen von Mundschutz und Kopfhaube. Besonders wichtig ist eine ausreichende breitflächige Hautdesinfektion. Es ist darauf hinzuweisen, daß die Mittel zur Hautdesinfektion eine gewisse Zeit einwirken müssen, um ausreichend zu wirken (mindestens 2 - 3 min, auf jeden Fall bis zum Trocknen). Schwierigkeiten bereitet häufig das sterile Abdecken, da die Tücher nicht richtig befestigt werden können, immer wieder verrutschen und damit eine ausreichende Sterilität nicht gewährleistet ist. Ein ideales Abdecktuch scheint noch nicht gefunden zu sein. Es sollte in jeder Abteilung großer Wert darauf gelegt werden, daß diese Mindestanforderungen an die Sterilität eingehalten und davon keinerlei Abstriche gemacht werden.

B. Periphere Methoden

FRAGE:
Wie ist der Wert einer Schleimhautapplikation eines Lokalanästhetikums, z. B. eines Xylocainsprays, vor der Intubation zu beurteilen? In welchem Intervall nach dem Sprayen kann man mit einem wirksamen reflektorischen Schutz und einer antiarrhythmischen Prophylaxe für die Intubation rechnen?

ANTWORT:
Die Oberflächenanästhesie der Schleimhaut mit einem Lokalanästhetikum ist praktisch einer intravenösen Injektion gleichzusetzen. Die Anwendung eines Xylocainsprays auf die Trachealschleimhaut kann daher als wirksame prophylaktische Maßnahme zur Verhinderung von Extrasystolen bei der Intubation angesehen werden. Darüber hinaus wird die Toleranz des Tubus verbessert.

Bis zum Eintritt einer solchen Schutzwirkung sind mehrere Minuten erforderlich. Dabei ist zu differenzieren: Der antiarrhythmische Schutz besteht sofort, der reflektorische Schutz aber erst sehr viel später. In der praktischen Anwendung wird diese Wirkungslatenz im allgemeinen aber nicht eingehalten.

Darüber hinaus ist z. B. bei vorangegangener Periduralanästhesie durchaus die empfohlene Höchstdosis des Lokalanästhetikums zu beachten. Außerdem ist aus der klinischen Anwendung bekannt, daß nach Anwendung eines Lokalanästhetikumsprays zwar ein gewisser Arrhythmieschutz für den Intubationsvorgang besteht, daß die Arrhythmien jedoch lediglich zeitverschoben bereits während des Sprayens auftreten.

Der Lokalanästhetikumspray bringt also keinen grundsätzlichen Vorteil für die Intubation. Zur Vermeidung von Arrhythmien ist es viel wichtiger, vor der Intubation ausreichend zu ventilieren bzw. sogar zu hyperventilieren, um eine Hyperkapnie zu vermeiden.

FRAGE:
In welcher Form sollte ein Lokalanästhetikum zur Anästhesie der Urethra appliziert werden?

ANTWORT:
Zur Urethrainstillation ist das Lokalanästhetikum wegen der Gefahr der venösen Resorption grundsätzlich nur als Gel und nicht in wäßriger Lösung zu verwenden.

FRAGE:
Welche Mittel sind aus heutiger Sicht für die Oberflächen- und welche für die Infiltrationsanästhesie zu empfehlen?

ANTWORT:
Zur Oberflächenanästhesie sind Tetracain, Lidocain und Prilocain geeignet, zur Infiltrationsanästhesie Procain, Mepivacain und Prilocain.

Bei einigen Lokalanästhetika (z. B. Bupivacain) kann bei der Injektion ein Brennen auftreten. Bei der Infiltrationsanästhesie ist die Wirkzeit der mittellang und der lang wirkenden Präparate weitgehend identisch.

FRAGE:
Darf man bei Applikation am Skalp die empfohlene Höchstdosis eines Lokalanästhetikums erreichen?

ANTWORT:
Für die Anwendung am Skalp sollten maximal zwei Drittel dieser empfohlenen Höchstdosis appliziert werden, außerdem sollte an die Möglichkeit peripherer Leitungsblockaden auch in diesem Bereich gedacht werden.

Darüber hinaus ist bei Verwendung eines Vasokonstriktorzusatzes die Einhaltung einer zulässigen Adrenalindosis zu beachten.

FRAGE:
Nach welchen Gesichtspunkten sollte die Auswahl der Mittel für periphere Leitungsblockaden getroffen werden?

ANTWORT:
Für ambulante Patienten sollten kurz wirkende Präparate wie Carticain oder Lidocain verwendet werden. Bei stationären Patienten sind länger wirkende Mittel wie das Mepivacain oder das Prilocain empfehlenswert. Bei der supraklavikulären Plexusblockade ist der Einsatz einer 1- oder 2%igen Lösung, bei der axillären Plexusblockade wegen des erforderlichen Volumens nur eine 1%ige Lösung anzuraten.

FRAGE:
Wie lange muß ein Patient nach einer peripheren Lokalanästhesie in der Klinik überwacht werden?

ANTWORT:
Patienten mit peripheren Leitungsblockaden sollten grundsätzlich 2 h lang überwacht werden. Sie können dann mit einer Begleitperson nach Hause entlassen werden; sie sind besonders über mögliche Nervendruckschäden bei noch anhaltender postoperativer Analgesie aufzuklären.

Nach einer intravenösen Lokalanästhesie sollten die Patienten mindestens 1 h lang nach Öffnen der Staumanschette überwacht werden. Auch sie sollten nur mit einer Begleitperson nach Hause entlassen werden, da sie zwar straßenfähig, aber nicht verkehrstüchtig sind. Die Patienten sind darauf hinzuweisen, daß sie am Operationstag nicht aktiv am Straßenverkehr teilnehmen dürfen.

FRAGE:
Ist eine Antikoagulanzientherapie eine Kontraindikation für periphere Leitungsblockaden?

ANTWORT:
Für eine periphere Blockade stellt eine Vorbehandlung mit Antikoagulanzien im Prinzip keine Kontraindikation dar; dies gilt jedoch nicht für die Blockade knochenumschlossener Nervenbahnen, d. h. z. B. für die rückenmarksnahen Leitungsanästhesien.

FRAGE:
Besteht die Gefahr von Nervenschäden, wenn das Lokalanästhetikum beim Auftreten deutlicher Parästhesien injiziert wird?

ANTWORT:
In einer umfangreichen Studie hat MOORE (19) keine Läsionen festgestellt, wenn das Lokalanästhetikum beim Auftreten deutlicher Parästhesien gespritzt wurde. Es ist offensichtlich schwierig, tatsächlich direkt in einen Nerven hineinzuspritzen.

Nach Untersuchungen von PIZZOLATO und MANNHEIMER (21) sind jedoch histopathologische Veränderungen nach peri- und endoneuraler Applikation im Tierversuch beschrieben, die sich nach Tagen bis Wochen zurückbildeten. Sie werden besonders auf eine endoneurale Injektion bezogen. Deshalb sollte aus Sicherheitsgründen eine Korrektur der Nadelspitze vorgenommen werden, wenn es beim langsamen Spritzen zu vermehrten Parästhesien kommt, die auf eine endoneurale Lage hinweisen. Die beobachteten postanästhetischen Schäden können auch auf eine mechanische Nervenschädigung durch die Injektionsnadel zurückgeführt werden (18) und bis zu drei Monaten nachweisbar sein. Die klinischen Erscheinungen erfordern eine zusätzliche Therapie und können juristische Fragestellungen auslösen.

FRAGE:
Wie ist der Einsatz eines Nervenstimulators bei der Anwendung von Lokalanästhesien zu beurteilen?

ANTWORT:
Auf das Auslösen von Parästhesien zur Auffindung der zu blockierenden Nervenbahnen kann verzichtet und dafür der Nervenstimulator angewendet werden. Der Einsatz eines Nervenstimulators ist zwar nicht generell für alle Blockadeformen erforderlich, dennoch stellt er auf jeden Fall eine geeignete Hilfe zur Vermeidung mechanischer Nervenläsionen dar und ist darüber hinaus aus Demonstrationsgründen für Lehr- und Lernzwecke sehr geeignet.

FRAGE:
Welche Nadeln werden für die Stimulation verwendet?

ANTWORT:
GERBERSHAGEN nimmt sehr dünne, teflonbeschichtete Einmalkanülen, die etwa 10- bis 15mal gassterilisiert werden können, bevor der Kontaktdraht kaputtgeht. NOLTE sieht einen Vorteil in der isolierten Nadel, da man näher an den Nerven heran muß, um eine Stimulation zu erreichen. Man kann dadurch gezielt mit etwas höheren Stromstärken anfangen und sie oft schon während der Injektion reduzieren. Je weiter man die Stromstärke vermindern kann, um eine Reaktion auszulösen, um so sicherer ist man wirklich am Plexus.

FRAGE:
Ist eine kontinuierliche Blockade des Plexus brachialis durch Liegenlassen einer Plastikkanüle möglich?

ANTWORT:
Vor dem Liegenlassen von Plastikkanülen ist zu warnen, da sie unter Umständen Nervenschäden hervorrufen können.

FRAGE:
Muß beim Interskalenusblock nach WINNIE (26) mit Komplikationen gerechnet werden?

ANTWORT:
Der Interskalenusblock ist sicher nicht ganz gefahrlos. Es sind Zwischenfälle bekannt geworden, bei denen aufgrund einer versehentlichen Durapunktion eine totale Spinalanästhesie aufgetreten war.

LASSNER weist darauf hin, daß der interskalenäre Zugang zum Plexus brachialis zum erstenmal nicht von WINNIE im Jahre 1970, sondern bereits 1925 von ETIENNE und 1929 von PAUCHET in Paris angegeben worden ist (25).

FRAGE:
Ist unter Berücksichtigung der Komplikationsmöglichkeiten die Anwendung der hohen Plexus brachialis-Blockaden (interskalenär, supraklavikulär, infraklavikulär) noch zu empfehlen?

ANTWORT:
Grundsätzlich ist die axilläre Blockade wegen der geringeren Komplikationsmöglichkeiten vorzuziehen. Dennoch gibt es spezielle Indikationen, die für die hohen Blockadeformen sprechen: Verletzungen, die eine Lagerung zum Anlegen einer axillären Blockade verbieten, Eingriffe am proximalen Oberarm und im Bereich des Schultergelenks. Trotz gewisser Bedenken sollten deshalb auch

die hohen Plexus brachialis-Blockaden aus dem Repertoire des Anästhesisten nicht verbannt, aber unter sorgfältiger Indikation angewendet werden.

Von seiten der anatomischen Strukturen und Nervenverläufe sind gewisse Differenzierungen vorzunehmen: Beim interskalenären Zugang können auch die Nervi postscapularis und axillaris erreicht und beim supraklavikulären Zugang bei korrekter Technik (R. R. MACINTOSH) alle Faszikel erfaßt werden. Beim axillären Zugang ist es möglich, die Nervi musculocutaneus und radialis zu verfehlen. Aus diesen anatomischen Gegebenheiten lassen sich gewisse Differentialindikationen ableiten: Für die Reposition von Schulterluxationen ist die interskalenäre Blockade mit 10 - 20 ml einer 1%igen Lokalanästhetikumlösung ausreichend und als Methode der Wahl anzusehen; soll der Schulterbereich blockiert und gleichzeitig sicher die Nervi radialis und musculocutaneus ausgeschaltet werden, ist die supraklavikuläre Blockade geeignet. Für alle Eingriffe von der Mitte des Oberarmes bis zu den Fingern bietet sich in erster Linie die axilläre Blockade an.

FRAGE:
Sollten bei der axillären Blockade sowie bei der Kombination 3-in-1-Block plus Ischiadikusblock Lokalanästhetika mit Adrenalinzusatz verwendet werden, um wegen der erforderlichen hohen Volumina die jeweilige empfohlene Höchstdosis des Lokalanästhetikums nicht zu überschreiten?

ANTWORT:
Die Frage nach der empfohlenen Höchstdosis kann bei den genannten Blockadeformen durchaus relevant werden; vasokonstriktorhaltige Lösungen - entweder Adrenalin 1:200.000 oder POR 8 Sandoz 0,1 Einheiten pro ml Anästhesielösung - sind deshalb empfehlenswert.

FRAGE:
Welcher Stellenwert ist den peripheren Leitungsblockaden im lumbosakralen Bereich für Eingriffe an der unteren Extremität im Vergleich zu den rückenmarksnahen Leitungsanästhesien einzuräumen?

ANTWORT:
Der sogenannte 3-in-1-Block am Nervus femoralis in der Leistenbeuge und die Blockade des Nervus ischiadicus (26) - gegebenenfalls eine Kombination beider Verfahren - sind sehr brauchbare Blockadeformen, die besonders bei ausgedehnten Verletzungen der unteren Extremität einer rückenmarksnahen Leitungsanästhesie vorzuziehen sind, da es keine Lagerungsprobleme gibt, wenn ein vorderer Zugangsweg für die Ischiadikusblockade gewählt wird. Auch das Anlegen einer Blutleere am Oberschenkel bereitet durch die 3-in-1-Blockade am Nervus femoralis keine Probleme. Dennoch stellt dieses Verfahren technisch eine relativ aufwendige Methode dar.

FRAGE:
Welche Lokalanästhetika sind für die intravenöse Lokalanästhesie zu empfehlen?

ANTWORT:
Geeignet sind in erster Linie die mittellang wirkenden Präparate wie Lidocain, Prilocain, Mepivacain. Das länger wirksame Bupivacain bringt keinen Vorteil, weil nach Öffnen der Blutleere die Analgesie genauso schnell verschwindet; Etidocain ist eher nachteilig, da postanästhetisch noch über viele Stunden motorische Störungen beobachtet werden können.

Grundsätzlich ist zu beachten, daß nach einer gewissen Latenzzeit unter Umständen nicht unerhebliche psychische Effekte wie Ohrensausen, Schwindel, Sehstörungen, Sprachschwierigkeiten auftreten können, die durch eine erneute Einschwemmung des Lokalanästhetikums in den Kreislauf infolge zunehmender Muskeltätigkeit erklärt werden.

FRAGE:
Welches Zeitintervall nach der intravenösen Injektion des Lokalanästhetikums sollte bis zum Aufblasen der distalen Manschette eingehalten werden?

ANTWORT:
Die Anschlagzeit für eine intravenöse Lokalanästhesie wird in der Regel mit 7 - 8 min angegeben. Nach diesem Zeitraum kann die distale Manschette aufgeblasen werden.

FRAGE:
Wie ist es zu erklären, daß die intravenöse Lokalanästhesie bei peripheren Entzündungen, z. B. Paronychie, nicht funktioniert?

ANTWORT:
Aus der Literatur ist eine erhöhte Versagerquote bei Infektionen bekannt. Ein möglicher Grund für die verminderte bzw. nicht vorhandene Wirksamkeit des Lokalanästhetikums könnte die infektionsbedingte lokale Gewebsazidose sein.

Demgegenüber wird in einer umfangreichen Untersuchung aus Südafrika über sehr gute Erfolge der intravenösen Lokalanästhesie auch bei derartigen peripheren Infektionen berichtet, wenn der Arm 5 min hochgehalten wird (GERBERSHAGEN).

FRAGE:
Spielt die Lokalisation der Injektionsstelle für die Wirkweise der intravenösen Lokalanästhesie eine Rolle?

ANTWORT:
Der Wahl der Injektionsstelle kommt keine wesentliche Bedeutung zu. Es gibt jedoch Beobachtungen, daß die Anästhesie zunächst in der Umgebung der Kanülenspitze auftritt und dort auch am längsten anhält.

FRAGE:
Wie ist der rasche Wirkverlust der Lokalanästhesie nach Öffnen der Blutleere zu erklären?

ANTWORT:
Ein großer Teil des applizierten Lokalanästhetikums befindet sich noch im Kapillargebiet und wird daher nach Freigabe der Blutleere rasch auf intravasalem Wege herausgespült, so daß die Anästhesie dann nach ca. 3 - 5 min nachläßt.

FRAGE:
Soll das Tourniquet nach einer intravenösen Lokalanästhesie sofort oder intermittierend freigegeben werden?

ANTWORT:
Aus Sicherheitsgründen sollte die Blutleere grundsätzlich mindestens 30 min nach der intravenösen Injektion des Lokalanästhetikums bestehen bleiben. Zur Methode des Öffnens der Blutleere ist keine sichere Aussage in der einen oder anderen Richtung möglich. Vielleicht bietet die intermittierende Öffnung einen gewissen Schutz gegen mögliche toxische Komplikationen; bei diesem Vorgehen muß jedoch beachtet werden, daß das Wiederaufblasen der Manschette innerhalb von längstens 30 s nach dem ersten Öffnen zu erfolgen hat, da es sonst bereits initial zu maximalen Blutspiegeln kommt.

C. Rückenmarksnahe Methoden

FRAGE:
Finden sich anatomische oder funktionelle Unterschiede zwischen den beiden Begriffen "peridural" und "epidural"?

ANTWORT:
Der Terminus "extradural" ist der übergeordnete Begriff. Er umfaßt sowohl epidural (sakral, kaudal) wie auch peridural. Im deutschen Sprachraum ist der Ausdruck "peridural" für den lumbalen Zugang üblich. CATHELIN bezeichnete 1901 den sakralen Zugang als epidural. Dieser Terminus ist weiterhin dafür in Frankreich üblich.

FRAGE:
Welche Position sollte der Patient beim Anlegen der rückenmarksnahen Anästhesie einnehmen?

ANTWORT:
Die sitzende Position des Patienten ist zu bevorzugen. Die Wirbelsäule kann dabei maximal gekrümmt werden. Aber auch der Anfänger sollte trotz der größeren Schwierigkeit schon lernen, am liegenden Patienten zu punktieren. Beim sitzenden Patienten können kardiovaskuläre Nebenwirkungen auftreten, besonders wenn die Patienten unter einer ausreichenden Prämedikation stehen. Die Frequenz der echten Kollapszustände beträgt 1 - 2 %, wobei sicherlich nicht nur die sitzende Position verantwortlich zu machen ist, sondern auch das rasche Umlagern und der erste Nadelstich. Wenn wir keine Hilfsperson zur Verfügung haben, die Anreichungen macht (streng genommen ist noch eine zweite Hilfsperson notwendig), ist nur die liegende Position des Patienten zu verantworten.

FRAGE:
Welche Einstichhöhe sollte man wählen?

ANTWORT:
Einstichhöhen höher als L 2/L 3 sollten in der klinischen Routine vermieden werden, wenn sie nicht aus ganz speziellen therapeutischen Gründen oder bei segmentalen Periduralanästhesien notwendig sind. Das Zentralnervensystem hört normalerweise bei L 2 auf. Bleibt man unter L 2, ist zumindest die Gefahr der direkten Verletzung des Zentralnervensystems gering.

FRAGE:
Wie erklärt man sich die Wirkungsweise der Periduralanästhesie?

ANTWORT:
Im Grunde genommen ist es eine Spinalanästhesie (NOLTE). Alle Lösungen, die wir zur Periduralanästhesie nehmen, liegen mit ihrem spezifischen Gewicht zwischen 1.003 und 1.007 bei 37°C, was - verglichen mit der Zerebrospinalflüssigkeit - eigentlich isobar ist. Sie diffundieren am Ort der Injektion durch die Dura und wirken damit segmental. Dabei ist nicht auszuschließen, daß es dabei auch eine paravertebrale Anästhesie geben kann, und zwar durch Penetration durch die Foramina intervertebralia.
Nach periduraler Applikation des Anästhetikums ist bereits nach 5 min der höchste Zerebrospinalflüssigkeitsspiegel zu messen (NOLTE). Seine Konzentration liegt jedoch niedriger als bei der Spinalanästhesie. Die Maximalkonzentration des Anästhetikums fand sich im Bereich der Injektion bei etwa L 2 - 3 oder L 3 - 4; sie fällt kranial und kaudal wie eine Parabel ab. Die Blockade betrifft die präganglionären Fasern im Subduralraum, wenn sie das ZNS verlassen haben. Die Wirkung auf das Zentralnervensystem ist bisher noch nicht klar bewiesen. Da die Spinalnerven bis L 2

das ZNS verlassen, kann man unterhalb von L 2, wenn die PDA angelegt ist, keinen segmentalen Block mehr erwarten. Es gibt auch eine segmentale Spinalanästhesie, man macht sich das zunutze bei den therapeutischen Spinalanästhesien, z. B. mit Alkohol und Phenol.

FRAGE:
Gibt es bei der Periduralanästhesie genauso wie bei der Spinalanästhesie eine Differentialblockade zwischen sympathisch-sensorischem und motorischem Block?

ANTWORT:
Sowohl bei der PDA als auch bei der Spinalanästhesie ist eine sympathisch-sensorische Differentialblockade vorhanden. Der sensorische Block ist bei der PDA größer als bei der Spinalanästhesie (9). Zur motorisch-sensorischen Differentialblockade bei der PDA ist noch nicht Stellung zu nehmen, da bisher keine Methoden zu ihrer Kontrolle gefunden wurden.

FRAGE:
Welche Methoden sind zum Auffinden des Periduralraumes zu empfehlen?

ANTWORT:
Viele Methoden und Techniken bedienen sich der Tatsache, daß normalerweise im Periduralraum ein Unterdruck herrscht. Es muß jedoch beachtet werden, daß dieser negative Druck in etwa 20 % der Fälle nicht gefunden wird. Es reicht daher nicht aus, sich nur auf den Widerstandsverlust im Periduralraum zu verlassen. Man sollte sich den Umstand zunutze machen, daß das Ligamentum flavum dem Einführen der Nadel einen Widerstand entgegensetzt und den Moment erfassen, wo dieser Widerstand nachläßt. Dafür gibt es zwei Methoden, die visuelle und die taktile.

Visuell gibt es verschiedene Methoden:
- der aufgeblasene Ballon (nach MACINTOSH),
- der hängende Tropfen (nach DAWKINS),
- der manuelle Stempeldruck (nach FORESTIER).

Bei der taktilen Methode wird der Druckabfall gespürt; bei den visuellen am hängenden Tropfen beobachtet. Es ist zu empfehlen, in die mit Kochsalzlösung gefüllte Spritze eine Luftblase einzuschließen.

Das Federn des Stempels läßt das Eintreten der Nadel in das Ligamentum flavum fühlen. Übereinstimmung herrscht darüber, daß selbst der Erfahrene nicht immer sicher ist, ob sich die Nadelspitze im Periduralraum befindet. Als dritte Methode empfiehlt ECKSTEIN, einfach einen Katheter durch die Nadel zu schieben, wenn man nicht ganz sicher ist, ob man sich im Periduralraum befindet. Läßt sich der Katheter leicht vorschieben, kann man ziemlich sicher sein, den Periduralraum erreicht zu haben. Ein großer Nachteil ist jedoch, daß man auch zur single shot-Methode eine scharf angeschliffene Tuohy-Nadel nehmen muß und damit Verletzungen setzen kann. Manchmal ist das Aufsuchen des Periduralraumes deswegen erschwert, weil von Anfang an kein Widerstand zu spüren ist. In diesem Falle bietet sich an, den lateralen Weg zu wählen, da man hier eine ganz genaue knöcherne Leitlinie hat. Für Anfänger ist diese Methode etwas schwerer, weil das Ligamentum flavum hier sehr dünn ist und damit der Nadel ein geringerer Widerstand entgegengebracht wird.

FRAGE:
Welche Spritzen sind für das Stempeldruckverfahren zu empfehlen?

ANTWORT:
Wegen der geringen Eigenreibung empfiehlt sich die Verwendung von Glasspritzen. Ist man Plastikspritzen gewöhnt, lassen sie sich ebenfalls verwenden, wenn die Qualität des Kunststoffes gleichbleibend ist. Bei Schwierigkeiten empfiehlt es sich, 2 ml-Spritzen zu nehmen und nicht 5 ml- oder größere Spritzen, da man zunächst praktisch ohne jeden Widerstand vorgeht und bereits einen ganz geringen Widerstandsabfall registrieren kann.

FRAGE:
Womit soll die Spritze zum Auffinden des Periduralraumes gefüllt werden?

ANTWORT:
Es gibt drei Möglichkeiten: Destilliertes Wasser, Luft oder Kochsalzlösung. Destilliertes Wasser ist weniger empfehlenswert, da der Patient bei der Injektion in den Periduralraum Schmerzen empfindet. Füllt man Luft ein, bedeutet ein Flüssigkeitsrückstrom, daß man sicher im Liquorraum ist. Es sprechen jedoch zwei Gründe gegen das Einspritzen von Luft:

1. Wird der Periduralraum nach einer Luftinjektion röntgenologisch dargestellt, sieht man Luftblasen, die sich über den ganzen Periduralraum verteilen; es muß dann damit gerechnet werden, daß es Nerven gibt, die von einer Luftblase umschlossen sind und somit nicht entsprechend von der anästhetischen Flüssigkeit erreicht werden.

2. In der Literatur finden sich verschiedene Beobachtungen, daß nach sachgerechtem Einlegen eines PDA-Katheters die erste und auch die zweite oder dritte Injektion normal wirkten, bei einer späteren Injektion jedoch eine subarachnoidale Blockade erfolgte. Die Katheterspitze muß also spät durch die Dura durchgetreten sein.

   LASSNER hat dafür folgende Erklärung: Solange die Dura nur von einem virtuellen Raum oder von Flüssigkeit umschlossen wird, wird die arterielle Druckwelle zwar weitergegeben, es kommt aber zu keinem Pulsieren der Dura. Wurde aber Luft eingespritzt und ein etwas steifer Katheter verwendet, so pulsiert die Dura gegen den Katheter und dessen Spitze kann eventuell die Dura perforieren. Deswegen empfiehlt es sich, auf das Einspritzen von Luft zu verzichten und Kochsalzlösung zu verwenden.

Nach Eindringen in den Periduralraum kommen meist ein paar Tropfen zurück. Um sicher zu sein, ob es sich um Liquor handelt, kann man einen Tropfen auf einen Teststreifen für Glukose geben, um auf eine positive Reaktion zu überprüfen. Ist die zurücklaufende Flüssigkeit blutig, versagt dieser Test. Bereits eine geringe Blutbeimischung ergibt eine positive Glukosereaktion. ECKSTEIN betont, daß zur Identifikation des Ligamentum flavum bereits geringste Mengen Luft nützlich, aber auch ausreichend sind.

FRAGE:
Welche Methoden gibt es zum Erlernen der Periduralanästhesie?

ANTWORT:
An großen Krankenhäusern mit einer eigenen Prosektur ist das Üben an der Leiche durchaus zu diskutieren. Hier ist am ehesten das Gefühl für die Perforation des Ligamentum flavum zu bekommen. Erst dann kommt der Anfänger in den Operationssaal. Hier hat es sich bewährt, die ersten Punktionen am anästhesierten Patienten durchzuführen, und zwar für die postoperative Analgesie. Da der Übende nicht unter Zeitdruck steht und neben sich einen Erfahrenen stehen hat, laufen die Punktionen unter günstigen psychologischen Umständen ab. Der nächste Schritt ist dann, daß der Anfänger diese Methode auch bei operativen Eingriffen einsetzt. Diese Methode ist sicher optimal, nur ist sie in praxi nicht überall durchführbar. Vielleicht kann hier der Einsatz eines Trainers helfen, der kürzlich in der Literatur beschrieben worden ist (1).

FRAGE:
Welche Gründe können vorliegen, wenn sich bei der Katheter-PDA trotz Widerstandsverlust der Katheter nicht vorschieben läßt?

ANTWORT:
Es kann sein, daß sich nur ein Teil der Nadelöffnung im Periduralraum befindet oder daß die Nadelöffnung in der Tiefe kurz vor dem Ligamentum flavum lateral in Richtung Ligamentum interspinosum abweicht. Eine Aspiration in allen vier Richtungen wird wegen der unnötigen Gewebstraumatisierung abgelehnt. Die Angaben in der Literatur über den Abstand des Ligamentum flavum von der Haut schwanken zwischen 2 und 7 cm mit einem Mittelwert um 4 cm (2). Um das Aufsuchen des Ligamentum flavum zu erleichtern, empfiehlt LASSNER, bis zum Ligamentum flavum eine 2 ml-Spritze mit einer Luftblase zu nehmen und dann erst eine 5 ml-Spritze mit Kochsalz zu verwenden.

FRAGE:
Ist bei der Periduralanästhesie die Verwendung von Bakterienfiltern notwendig?

ANTWORT:
Es gibt keine Arbeit, die die Effektivität des Bakterienfilters in bezug auf die Zahl der Infektionen nachweist. Zu diskutieren ist lediglich, ob man nicht aus juristischen Gründen zu ihrer Verwendung raten soll. Unabhängig davon wird aber ein Bakterienfilter Infektionen durch schlechte Katheterpflege auch nicht verhindern können.

FRAGE:
Ist bei der Periduralanästhesie die Vorgabe einer Testdosis vor der Injektion der definitiven Dosis erforderlich?

ANTWORT:
Allgemein ist die Gabe einer Testdosis (2 - 3 ml) verbreitet. BROMAGE lehnt sie dagegen sowohl bei der single shot-Methode als auch bei der PDA ab (2). SCHULTE-STEINBERG hält sie sogar für wertlos, da auch sie nicht zuverlässig vor einer versehentlichen totalen Spinalanästhesie schützt.

FRAGE:
Liegt der Liquordruck bei alten Patienten niedriger als bei jüngeren?

ANTWORT:
Der Liquordruck scheint im Alter nicht signifikant abzusinken; daß bei der Punktion mit einer 25 G-Nadel häufig kein Liquor abtropft, könnte durch die erhöhte Viskosität des Liquors bedingt sein. Die Beurteilung des Liquorabflusses als Kontrollmethode ist im Sitzen leichter als in Seitenlage.

FRAGE:
Hat die single shot-Methode bei der PDA heute überhaupt noch eine Berechtigung?

ANTWORT:
Die Periduralanästhesie hat der Spinalanästhesie gegenüber zwei Vorteile, einmal die Möglichkeit der fraktionierten Applikation des Lokalanästhetikums und zum anderen die Möglichkeit der postoperativen Analgesie. Da diese beiden Vorteile nur bei der Katheterperiduralanästhesie gegeben sind, hat nach Ansicht einiger Teilnehmer die single shot-Methode überhaupt keine Berechtigung mehr. Andere führen dagegen an, daß sie auch einige Vorteile bietet. Das Ausmaß der möglichen Kopfschmerzen bei versehentlicher Durapunktion sei geringer, da man dünnere PDA-Nadeln nehmen kann als bei der Katheter-PDA. Außerdem sei die single

shot-Methode schneller anzulegen als die Katheter-PDA; in manchen Fällen sei eine postoperative Analgesie gar nicht notwendig, z. B. Varizenoperationen. Die Dauer einer Operation spricht nicht zugunsten des Katheterverfahrens, da es genug lang wirkende Anästhetika gibt, die - mit einem Vasokonstringens versetzt - auch eine Anästhesiezeit über viele Stunden garantieren.

Bei der Katheter-PDA haben wir die Möglichkeit, primär nur eine Minimaldosis einspritzen zu können, im Gegensatz zu der single shot-Methode, wo wir in jedem Fall die Maximaldosis geben müssen, um sicherzugehen, daß das gesamte Territorium abgedeckt ist. Damit ist natürlich die Möglichkeit eventueller kardiovaskulärer Nebenwirkungen und die Gefahr toxischer Nebenreaktionen größer.

FRAGE:
Was ist unter postspinalen Kopfschmerzen zu verstehen?

ANTWORT:
Die Kopfschmerzen nehmen im Liegen ab und sind beim Aufsetzen oder Aufstehen stärker. Dies gilt als Kriterium, daß ein Duraleck besteht. Hat der Patient auch beim Flachliegen Kopfschmerzen, rät man ihm, sich auf den Bauch zu legen, da sich dann die Periduralvenen füllen und damit der Kopfschmerz behoben ist.

FRAGE:
Bestehen Einwände gegen eine Frühmobilisierung nach rückenmarksnahen Lokalanästhesien?

ANTWORT:
Bei der Frühmobilisierung sollte man auf jeden Fall daran denken, daß eine Kollapsgefahr besteht, da - besonders bei Verwendung lang wirkender Lokalanästhetika wie Bupivacain - nicht genau bekannt ist, wann der Sympathikotonus wieder voll gegeben ist. In der Literatur ist beschrieben, daß diese Reaktion viel häufiger nach der Peridural- als nach der Spinalanästhesie zu erwarten ist.

FRAGE:
Wie soll man sich verhalten, wenn mit einer dicken PDA-Kanüle perforiert wurde?

ANTWORT:
Selbst wenn mit einer dicken Kanüle perforiert wurde, müssen nicht immer Kopfschmerzen auftreten. Übereinstimmend sagen LASSNER und BERGMANN, daß sie darauf keine Rücksicht nehmen und die Patienten dennoch aufstehen lassen (17).

Andere Teilnehmer berichten jedoch, daß trotz 24-Stunden-Flachlagerung der Patienten, Infusionstherapie und 20 - 25 ml/h Kochsalzlösung in den PDA-Katheter nach Duraperforation immer Kopfschmerzen aufgetreten seien, wenn auch in abgeschwächter Form.

Besondere Verhältnisse liegen bei Kreißenden vor: Ist es hier zu einer versehentlichen Duraperforation gekommen, ist immer unter dem Einfluß der Wehen und des Pressens mit einem durch Liquorverlust bedingten Kopfschmerz zu rechnen.

FRAGE:
Darf man Patienten mit Spinalanästhesie noch am selben Nachmittag aufstehen lassen?

ANTWORT:
Soll der Patient aus bestimmten Gründen früh mobilisiert werden, kann er bei voller Rückbildung der motorischen und sensorischen Blockade noch am Nachmittag aufstehen. Die Dauer der Flachlagerung nach einer Spinalanästhesie scheint keinen direkten Einfluß auf die Häufigkeit des Auftretens von Kopfschmerzen zu haben (LASSNER, BERGMANN). Die übrigen Diskussionsteilnehmer tendierten eher dazu, die Patienten nach Spinalanästhesie prinzipiell 24 h Bettruhe einhalten zu lassen.

Von Bedeutung ist die Stärke der verwendeten Nadel. DRIPPS et al. fanden bei Verwendung von 24 G-Nadeln in 6 %, bei Verwendung einer 20 G-Nadel jedoch in 14 % Kopfschmerzen (7).

Wahrscheinlich läßt sich die Rate der Kopfschmerzen auch dadurch vermindern, daß die Durapunktion mit Kanülen durchgeführt wird, die einen seitlich gestellten Schliff aufweisen, so daß die längsgerichteten Durafasern minimal traumatisiert werden.

FRAGE:
Ist bei der Anwendung der Katheter-PDA sowohl zur Anästhesie als auch zur postoperativen Analgesie nicht damit zu rechnen, daß toxische Blutspiegel erreicht werden?

ANTWORT:
Berichte darüber existieren nicht, die Möglichkeit kann jedoch nicht von der Hand gewiesen werden.

Soll eine Katheter-PDA zur Schmerzbekämpfung im postoperativen Verlauf eingesetzt werden, so empfiehlt es sich, diese nach Einleitung einer normalen Vollnarkose anzulegen, die Injektion von Lokalanästhetika jedoch erst postoperativ zu beginnen. Auf diese Weise können eventuell toxische Blutspiegel in jedem Falle vermieden werden.

FRAGE:
Wie hoch ist das Infektionsrisiko bei der Durchführung von Katheterperiduralanästhesien?

ANTWORT:
Die Rate von Infektionen ist bei sorgfältiger Verbandtechnik

sehr niedrig. Bei der Mehrzahl der beobachteten Abszesse konnte eine hämatogene Ausstreuung nachgewiesen werden (12).

DAWKINS (6) berichtete nur über eine sehr geringe Infektionshäufigkeit. Keinesfalls darf dies jedoch dazu verleiten, die Infektionsgefahr zu unterschätzen. So sollten z. B. bereits bei der Hautinfiltration vor Anlegen einer rückenmarksnahen Anästhesie die Regeln des aseptischen Arbeitens auch entsprechend beachtet werden (z. B. steriler Dermojet).

FRAGE:
Ist bei der Periduralanästhesie über die Schmerzfreiheit hinaus noch mit anderen Wirkungen zu rechnen?

ANTWORT:
Ohne Zweifel wird die Darmperistaltik angeregt. Eine Gefährdung von Darmanastomosen ist dadurch jedoch nicht zu erwarten. Abgesehen davon ist in der postoperativen Phase allgemein mit einer Darmatonie zu rechnen, eine peristaltikfördernde Maßnahme ist in jedem Falle also positiv zu beurteilen. Die Dauer dieser Peristaltikanregung kann mit ca. 30 - 35 min veranschlagt werden. Negativ zu werten ist sie lediglich bei Vorliegen einer Stenoseperistaltik. Untersuchungen rumänischer Autoren ergaben, daß bei einer Periduralanästhesie die Magenperistaltik nach komplizierten Abdominaleingriffen direkt postoperativ eingesetzt hatte (24). Dagegen hielt die Magenatonie bei Patienten, die eine Vollnarkose erhalten hatten, für 24 - 36 h an.

FRAGE:
Ist die Verwendung von Infusionspumpen zur kontinuierlichen Zufuhr des Lokalanästhetikums bei Katheter-PDA möglich und sinnvoll?

ANTWORT:
Wegen einer möglichen Perforation der Dura durch die Katheterspitze, die bei einer kontinuierlichen Flüssigkeitszufuhr eventuell unbemerkt bleibt, sollte diese Form der Applikation unterbleiben.

FRAGE:
Gibt es Hinweise, daß die Tachyphylaxie bei der Katheter-PDA gehäuft auftritt?

ANTWORT:
Die Erfahrungen darüber sind noch zu gering, um endgültige Aussagen machen zu können. Es liegen jedoch Einzelbeobachtungen vor, daß bei Karzinompatienten die Zeitintervalle zwischen den einzelnen Injektionen zunehmend kürzer gewählt werden müssen, um die gewünschten analgetischen Effekte zu erreichen. Auffällig war dabei, daß auch ein Wechseln des Lokalanästhetikums sowohl

innerhalb der Amidreihe als auch auf ein Lokalanästhetikum vom Estertyp keine Besserung brachte. Über die Ursachen läßt sich zur Zeit nur spekulieren.

FRAGE:
Ist eine Aussage möglich, welche Anästhesiemethode für die Geburtshilfe am meisten zu empfehlen ist?

ANTWORT:
Zur Durchführung einer schmerzlosen Geburt im Kreißsaal ist die Katheterperiduralanästhesie für den Erfahrenen sicher die empfehlenswerteste Methode, da sie sich dem Geburtsverlauf gut anpassen kann. Über die beste Methode bei der Sectio caesarea gehen die Meinungen jedoch weit auseinander. BERGMANN bevorzugt die Spinalanästhesie gegenüber der Allgemeinanästhesie einmal aus mütterlicher Indikation wegen der fehlenden Aspirationsgefahr, zum anderen aus kindlicher Indikation, da nach seiner Erfahrung die gefährdeten Feten bei der Regionalanästhesie in einem deutlich besseren Zustand auf die Welt kommen als bei einer Vollnarkose.

Erwähnt werden sollten hier jedoch die Erfahrungen der CRAWFORD-Gruppe (13), wonach zwar in der PDA-Gruppe die 1-Minuten-Apgar (minus Farbe)-Werte höher und das Zeitintervall bis zum Erreichen einer regelmäßigen Atmung kürzer waren, in der Allgemeinanästhesiegruppe jedoch die umbilikalvenösen und -arteriellen pH-Werte besser waren als in der PDA-Gruppe. Die Autoren kamen zum Schluß, daß keines der beiden Verfahren Vorteile vom Standpunkt des Neugeborenen gegenüber dem anderen bietet.

Nachteilig bei der Regionalanästhesie sind die Blutdruckabfälle, da sie sich negativ auf die Plazentadurchblutung auswirken; dies kann zu einer fetalen Bradykardie führen. In der Literatur werden als kritische systolische Blutdruckwerte 70 - 100 mm Hg angegeben. Nach MOORE führt ein Blutdruckabfall von über 25 % des Ausgangswertes zu einer plazentaren Minderdurchblutung. DICK wendet ein, daß man bei der Allgemeinanästhesie den Vorteil hat, über die kontrollierte Ventilation gerade bei Risikofeten den kindlichen pH-Wert über den PCO_2 des Feten etwas steuern zu können. Das sei ein zusätzlicher Sicherheitsfaktor, der speziell bei Risikofällen für die Allgemeinanästhesie spreche. Die kontrollierte Ventilation ist eine Hilfe, die man bei der Spinal- und Periduralanästhesie eben nicht zur Verfügung hat. LASSNER bringt noch den Zeitfaktor in die Diskussion ein. In dringenden Fällen muß wegen der fehlenden Zeit die Allgemeinanästhesie der Regionalanästhesie vorgezogen werden, insbesondere dann, wenn Hilfspersonen nicht zur Verfügung stehen. Besonders in Notsituationen kann eine nicht voll wirksame Regionalanästhesie zusätzlich Komplikationen bringen.

Außerdem sollte die psychische Verfassung der werdenden Mutter auf jeden Fall berücksichtigt werden. Manche wollen die Geburt bewußt miterleben, für jene ist die Katheter-PDA oder Regionalanästhesie die Methode der Wahl. Andere wollen dabei schlafen, bei denen sollte man eine Allgemeinanästhesie durchführen. Allgemein kann gelten, daß in den verschiedenen Zentren mit der Methode die größten Erfolge erzielt werden, mit der man die meiste Erfahrung hat.

FRAGE:
Besteht bei einer normalen Geburt überhaupt eine Indikation für eine Spinal- oder Periduralanästhesie?

ANTWORT:
Es kann kein Zweifel darüber bestehen, daß der Geburtsschmerz eine Indikation zur Schmerzbekämpfung darstellt, daß wir aber bei einer normalen Geburt keine zwingende Indikation für eine PDA oder eine Spinalanästhesie haben; es gibt auch andere Methoden, deren prinzipielle Wirkung unumstritten und erprobt ist, z. B. die Inhalationsanalgesie mit Methoxyfluran oder auch die Analgesie mit Dolantin, deren klinische Wirkung aber oft nicht zufriedenstellt.

FRAGE:
Können wir anhand klinischer Ergebnisse die Regionalanästhesie als Verfahren unter der Geburt empfehlen?

ANTWORT:
Die Entscheidung muß der Geburtshelfer gemeinsam mit der Schwangeren und dem Anästhesisten treffen. Unsere Aufgabe ist es, der Schwangeren die bestehenden Möglichkeiten darzulegen. Dies erfordert eine frühzeitige Beteiligung des Anästhesisten an den Geburtsvorbereitungen. Bereits hier kann die Information in der nötigen Ausführlichkeit und Ruhe erfolgen.

Es liegen Befunde aus der Literatur vor (5, 11), wonach das postpartale Verhalten der Neugeborenen nach PDA der Mütter besser und die perinatale Mortalität von Früh- und Mangelgeburten geringer zu sein scheint als nach anderen herkömmlichen Analgesieverfahren.

Die Untersuchungen von DATTA und BROWN ergaben dagegen, daß Neugeborene diabetischer Mütter bei einer Spinalanästhesie der Mutter in einem signifikant schlechteren Zustand waren als bei einer Allgemeinnarkose (4). Zur endgültigen Beurteilung sind sicher jedoch noch weitere klinische Untersuchungen notwendig.

FRAGE:
Sind Interaktionen mit anderen Medikamenten, insbesondere zwischen Partusisten und Lokalanästhetika bekannt?

ANTWORT:
Es gibt Untersuchungen, daß man mit Oxytocin alleine in 26,8 % und bei PDA alleine in 24,4 % der Fälle späte Dezelerationen im

Kardiotokogramm bekommt. Wird Oxytocin nach Anlegen einer PDA gegeben, treten jedoch in 40 % späte Dezelerationen auf (23).

Die Folgen einer Kombination von Partusisten und Lokalanästhetika sind nicht bekannt. Es muß aber darauf hingewiesen werden, daß schwerste Zwischenfälle allein mit Partusisten bekannt geworden sind, die sich ziemlich plötzlich in akuter Herzinsuffizienz und interstitiellem Lungenödem äußern, das bis zum manifesten Lungenödem gehen kann und zur Beatmung zwingt (14).

FRAGE:
Darf man nach früherer Sectio eine PDA empfehlen?

ANTWORT:
Im Prinzip spricht nichts gegen eine Periduralanästhesie bei bereits vorausgegangener Sectio. Wegen der Gefahr einer von der Schwangeren nicht bemerkten Uterusruptur (8) ist jedoch Voraussetzung die kontinuierliche und lückenlose kardiotokographische Überwachung der Schwangeren und des Feten.

FRAGE:
Soll man bei rückenmarksnahen Anästhesien Adrenalin zusetzen?

ANTWORT:
Ganz allgemein hat das Adrenalin bei einer Katheter-PDA keine Berechtigung. Speziell in der Geburtshilfe sollte man es nicht verwenden, da über Querschnittslähmungen berichtet worden ist (16).

Die Wirkungsverlängerung der Lokalanästhetika ist proportional der Menge Adrenalin, die man zusetzt. BERGMANN setzt in etwa 40 % der Fälle mit Spinalanästhesie bei Verwendung mittellang wirkender Lokalanästhetika 0,2 mg, das sind 0,2 ml der üblichen Handelslösung 1:1.000 Adrenalin, dem Lokalanästhetikum zu. Dabei hat er nie Komplikationen gesehen.

Department für Anästhesiologie
der Universität Ulm
Klinikbereich Michelsberg
Prof. Dr. W. Dick

Einverständniserklärung

Name: ____

Ich bestätige durch meine Unterschrift, daß ich mit der vorgeschlagenen Entbindung in Periduralanästhesie einverstanden bin. Über die Durchführung der Periduralanästhesie und über das geringe Ausmaß möglicher Nebenwirkungen bin ich aufgeklärt worden. Ich hatte Gelegenheit, dem behandelnden Arzt nähere Fragen nach Art und Umfang des Risikos bei der Periduralanästhesie zu stellen.

Unterschrift der Patientin ____

Unterschrift des Arztes ____

Department für Anästhesiologie
der Universität Ulm
Klinikbereich Michelsberg
Prof. Dr. W. Dick

Informationsblatt zur Periduralanästhesie in der Geburtshilfe

Liebe Patientin!

Bei Ihnen soll die Geburt in Periduralanästhesie erfolgen. Die Periduralanästhesie führt zu schmerzarmen Wehen und ermöglicht meistens auch eine schmerzlose bzw. schmerzarme und beschleunigte Entbindung. Vor allem wird die Eröffnung des Muttermundes erleichtert.

Mögliche Nebenwirkungen:

a) Bei der Mutter:

Bei der Periduralanästhesie wird die Anästhesielösung zwischen die harte und weiche Rückenmarkshaut gespritzt. Der Bereich der Rückenmarksflüssigkeit wird also nicht erreicht. Verletzungen des Rückenmarks treten damit nicht auf. Kopf- und Rückenschmerzen sind nicht wesentlich häufigerals sonst im Wochenbett. Gelegentlich kann die weiche Rückenmarkshaut einmal unvermeidbar punktiert werden. Dieses Ereignis kommt in etwa 0,1% der Fälle vor. In diesem Fall können für einige Tage nach der Geburt Kopfschmerzen auftreten; Bettruhe ist hierfür die wichtigste Behandlungsmaßnahme.

Nebenwirkungen sind also bei der Mutter sehr selten.

b) Beim Kind:

Bei sachkundiger Anwendung der Methode sind für das Kind **keine** Nachteile bekannt. Da am Ende der Geburt der Preßdrang ausbleiben kann, muß gelegentlich zum Pressen aufgefordert und die Geburt häufiger als sonst durch eine leichte Beckenausgangszange oder Saugglockenanwendung beendet werden.
Diese operative Entbindung bringt nach vielfältigen Untersuchungen **keine Nachteile für das Kind.**

D. Aktuelles in der Lokalanästhesie

FRAGE:
Bietet das Carticain Vorteile gegenüber den herkömmlichen Lokalanästhetika?

ANTWORT:
Untersuchungen an Probanden ergaben hinsichtlich der Latenz- und Anschlagzeit keine signifikante Verkürzung gegenüber den herkömmlichen Lokalanästhetika.

Für die Zahnheilkunde und den mittleren Interneuralblock bietet die hochprozentige, 3- bis 4%ige Lösung Vorteile. Der Block ist schneller, intensiver und das Mittel diffundiert sehr gut. SCHULTE-STEINBERG hat Carticain beim kaudalen Periduralblock angewendet, hat es jedoch wieder aufgegeben, weil bei fünf Blocks fünf Versager auftraten. Das Carticain könnte in der Geburtshilfe von einigem Interesse sein, da es eine ähnlich hohe Proteinbindung wie das Bupivacain hat; damit liegt der fetomaternale Blutspiegelquotient, der von der Proteinbindung abhängig ist, in der Größenordnung anderer Lokalanästhetika, z. B. des Bupivacain, oder eventuell sogar niedriger. Als Resümee eines Carticain-Symposions 1977 in Düsseldorf kann man sagen, daß das Carticain gegenüber den herkömmlichen, mittellang wirkenden Lokalanästhetika mit Ausnahme der oben angegebenen Fakten keinerlei Vorteile bringt.

FRAGE:
Was sind die wesentlichen Vorteile des CO_2-Bupivacain gegenüber den herkömmlichen, mittellang wirkenden Lokalanästhetika?

ANTWORT:
Die Anschlagzeit wird aufgrund der besseren Penetration durch Hinzufügen von CO_2 wesentlich verkürzt; auffällig ist auch, daß das Segment S 1 häufiger als üblich mit anästhesiert wird; eine relative Einsparung an Bupivacain ist möglich, soweit es die Menge betrifft.

Eine Verkürzung der Anschlagzeit spielt eine wichtige Rolle bei Notfallsituationen, z. B. im Kreißsaal (siehe Beitrag TRAUB) und in einigen Bereichen sicherlich auch in der Notfallmedizin. Als Beispiel sei genannt, daß bei einer begonnenen Katheter-PDA plötzlich eine Sectio gemacht werden muß. Mit dem üblichen Bupivacain lag die Anschlagzeit bei etwa 15 min; das war oft zu lang, so daß eine Vollnarkose nötig wurde. Mit dem CO_2-Bupivacain besteht jetzt die Möglichkeit, auch eine Notfallsectio in Lokalanästhesie durchzuführen. SCHULTE-STEINBERG konnte bei seinen peripheren Nervenblockaden die Anschlagzeit von 23 min bei den üblichen Bupivacainhydrochloridlösungen auf 4 min durch CO_2-Bupivacain herabsetzen.

Es hat sich gezeigt, daß bei Auftreten eines einseitigen Blocks durch die Verwendung des CO_2-Bupivacain sehr rasch wieder eine komplette Analgesie zu erreichen ist. Die verkürzte Anschlagzeit bietet natürlich auch in Notsituationen, besonders im Kreißsaal, Vorteile. Eine Nachinjektion führt innerhalb von 2 min zu einer ausreichenden Analgesie, so daß z. B. eine Zangenentbindung möglich ist. Aufgrund der besseren Verteilung ist auch die Lagerung in der Regel nicht nötig.

FRAGE:
BROMAGE hat sich schon 1965 erstmals mit dem CO_2-Lidocain beschäftigt. Warum sind über 12 Jahre ins Land gegangen, bis dieses anscheinend bessere Verfahren eine weitere Verbreitung gefunden hat?

ANTWORT:
Hier sind vordergründig Herstellungsschwierigkeiten und Stabilisierungsprobleme anzuführen, die inzwischen gelöst sind.

FRAGE:
Muß der sofortige Verbrauch des CO_2-Bupivacain nach Öffnen der Ampulle nicht als Nachteil bezeichnet werden?

ANTWORT:
Anfangs war das CO_2-Bupivacain mit einem relativ niedrigen CO_2-Gehalt ausgestattet. Heute liegt es in einer gesättigten kohlensäurehaltigen Lösung vor, die etwa 30 min nach Öffnen der Ampulle anhält. Um Bupivacain als Base in Lösung zu halten, braucht man einen CO_2-Partialdruck von etwa 200 mm Hg. In den jetzt in den Handel kommenden Ampullen herrscht ein CO_2-Partialdruck von 400 mm Hg. Wegen des dabei entstehenden Überdruckes werden besondere Ampullen verwendet, die 12 atü aushalten.

FRAGE:
Ist die beim Bupivacain bekannte Tachyphylaxie auch beim CO_2-Bupivacain zu erwarten?

ANTWORT:
Beim CO_2-Lidocain hat BROMAGE häufig eine Tachyphylaxie gesehen, für das CO_2-Bupivacain ist dies bis jetzt nicht bekannt.

FRAGE:
Ergeben sich aus der Sicht der Teilnehmer spezielle Indikationen für das Etidocain?

ANTWORT:
Die klassische Indikation für das Etidocain ist die Periduralanästhesie wegen der ausgeprägten Muskelrelaxation. Für Eingriffe

im unteren und oberen Abdomen ist es das Mittel der Wahl, wenn überhaupt eine Lokalanästhesie angewendet werden soll. Für die Spinalanästhesie sollte man das Etidocain nicht anwenden, da in vitro bei einer Mischung von Spinalflüssigkeit mit Etidocain deutliche Ausfällungen gesehen wurden (NOLTE). Es kann sein, daß diese Ausfälle konzentrationsbedingt sind und daß sie in vivo nicht auftreten. Bis zur endgültigen Abklärung empfiehlt sich Zurückhaltung bei dieser Applikationsform.

E. Lokalanästhesie bei Notsituationen

FRAGE:
Hat die Lokalanästhesie für den Notfall prinzipiell Bedeutung?

ANTWORT:
Primär sollte unterschieden werden zwischen außer- und innerklinischer Anwendung von Lokalanästhesieverfahren. Im außerklinischen Bereich, d. h. sowohl am Notfallort als auch auf dem Transport in die Klinik, sollen die Verfahren der Lokalanästhesie nur ausnahmsweise angewendet werden.

Speziell bei Katastrophensituationen scheint sich die Lokalanästhesie deswegen nicht zu bewähren, weil zu ihrer Anlage spezifische Techniken notwendig sind, die nur der Spezialist beherrscht, die somit nur durch ihn ausgeführt werden können.

Dagegen können und sollen die Lokalanästhesieverfahren im Bereich der definitiven Versorgung, d. h. in der Klinik, gerade bei einem größeren Anfall von Verletzten eingesetzt werden. Es ist dadurch möglich, gleichzeitig mehrere Patienten durch einen Anästhesisten zu versorgen.

Eine Regionalanästhesie sollte nur dort angewendet werden, wo eine lückenlose Asepsis gewährleistet ist.

FRAGE:
Bei Auftreten einer Lungenembolie wird die Stellatumblockade empfohlen. Ist ihre Wirksamkeit bewiesen?

ANTWORT:
Eine Effektivität dieser Blockade ist nur zu erwarten, wenn sie beidseits durchgeführt wird. Die besonderen Schwierigkeiten des Verfahrens bestehen weniger in der Methodik als in der Indikationsstellung. Soll die Blockade wirken, muß sie sehr rasch nach dem Ereignis angelegt werden. Dazu ist jedoch eine exakte Diagnosestellung notwendig, da sie z. B. beim Herzinfakt keine Wirkung hat. Die beidseitige Blockade ist notwendig, da normalerweise nicht bekannt ist, welche Pulmonalarterie betroffen ist.

Außerdem muß damit gerechnet werden, daß die einseitige Embolie zu einer reaktiven Vasokonstriktion auch auf der anderen Seite führt. Zur Sicherung der Diagnose ist eine Gefäßdarstellung unabdingbar. Weder Blutgasanalyse noch EKG oder Röntgenbild lassen eine eindeutige Aussage zu.

Die Ausschaltung des Reflexbogens kann keine entscheidende Rolle spielen, da die Neurotransmittorenwirkung ausfällt. Zusammenfassend kann die Stellatumblockade zwar als therapeutisches Prinzip bei der Lungenembolie diskutiert werden, sie kann jedoch nicht als Routineverfahren empfohlen werden.

FRAGE:
Bei Blockaden der großen Nervenstränge sowie Periduralanästhesien ergeben sich zum Teil lange Latenzzeiten bis zum Wirkungseintritt, die gerade bei Notfällen und Notsituationen diese Methoden als nur beschränkt tauglich ansehen lassen. Ergeben sich aus den bisherigen Erfahrungen Hinweise darauf, daß mit CO_2-haltigen Lokalanästhetika die Wirkungslatenz verkürzt werden kann, so wäre eine Grundforderung der Schmezbekämpfung in Notfällen - die rasche Wirksamkeit - erfüllt.

ANTWORT:
Soweit die bisherigen Erfahrungen auf diesem Gebiet eine Beurteilung zulassen, scheint dies tatsächlich der Fall zu sein.

FRAGE:
Gibt es Verfahren der Lokal- bzw. Regionalanästhesie, die dem Praktiker bei Notsituationen (z. B. Koliken, Migräne) empfohlen werden können?

ANTWORT:
Jede therapeutische Maßnahme muß darauf untersucht werden, ob sie sinnvoll und gefahrlos angewendet werden kann. Dies wird nur gegeben sein, wenn auf der einen Seite die entsprechenden Verfahren technisch beherrscht werden und auf der anderen Seite alle Möglichkeiten vorhanden sind, um auftretende Komplikationen zu erkennen und sie sofort behandeln zu können. Dies beschränkt die Anwendung der Lokalanästhesiemethoden auf die Praxis, eine Schmerzbekämpfung außerhalb der Praxis sollte weiterhin mit allgemein analgetischen Maßnahmen erfolgen.

F. Postoperative Schmerzbekämpfung

FRAGE:
Lassen sich Vorteile der Lokalanästhesie in der postoperativen Schmerzbekämpfung gegenüber der systemischen Analgetikagabe erkennen?

ANTWORT:
Die Ergebnisse schwedischer Autoren (siehe Beitrag NIESEL) haben solche Unterschiede gebracht. Dies gilt vor allem in bezug auf die Atemgrößen und Blutgasanalysen. Ungeachtet dessen steht jedoch noch der Beweis aus, daß es durch diese Verfahren zu einer Verringerung der postoperativen Lungenkomplikationen gekommen ist. Von mehreren Autoren wird betont, daß keine Unterschiede in der Frequenz und dem Ausmaß der postoperativen Lungenkomplikationen zu finden sind, obwohl signifikante Unterschiede bestimmter Parameter nachgewiesen worden waren (BERGMANN). Es ist zu vermuten, daß an Kliniken, bei denen die pulmonale Nachsorge nicht optimal ist, sich der positive Effekt der angesprochenen Blockaden besser auswirkt als an Kliniken mit optimaler pulmonaler Nachsorge.

Gerade im postoperativen Bereich muß bei einem Vergleich auch der technische Aufwand und die Komplikationsmöglichkeiten, die sich aus den angewandten Verfahren ergeben, Beachtung finden. Die beste Methode wird immer die sein, die kritisch und unter optimalen Bedingungen angewendet wird.

Die Messung der venösen Zumischung ergibt neue Aspekte in der vergleichenden Beurteilung der beiden Verfahren. Einschränkend muß jedoch gesagt werden, daß die schwedischen Untersuchungen an pulmonal gesunden Patienten vorgenommen wurden, also keine Aussage erlauben über die Auswirkungen bei respiratorisch eingeschränkten Patienten. Gerade die Indikationsstellung zur Schmerzblockade wird sich in diesen Fällen sehr schwierig gestalten, da im direkt postoperativen Verlauf viele Komponenten zusammenkommen (z. B. Überhang von Narkotika, Muskelrelaxanzien), die unabhängig von der Schmerzsituation die respiratorische Funktion mit einschränken. Diese Größen können durch die beiden genannten Alternativen jedoch nicht beseitigt werden, sondern verstärken eventuell noch die Schwere der Ausfälle.

Das Verfahren der thorakalen Periduralanästhesie zur Schmerzausschaltung z. B. bei Rippenserienfrakturen kann als Methode durchaus wirksam sein, es darf jedoch nicht außer acht gelassen werden, daß ihre Durchführung auch durch den Geübten mit der Gefahr schwerer Komplikationen verbunden ist. Es ist daher sehr sorgfältig abzuwägen, ob diese Methodik Vorteile bringt im Vergleich zu der bisher üblichen "inneren Schienung" durch Intubation und Beatmung. Keinesfalls kann die thorakale Periduralanästhesie als Routineverfahren empfohlen werden.

Sollte eine Atemtherapie wegen der dabei auftretenden Schmerzen nicht ausreichend möglich sein, so bietet sich als Alternative mit weniger Komplikationen die Interkostalnervenblockade an. Dieses Verfahren ist für die Praxis unbedingt in den Vordergrund zu stellen.

FRAGE:
Bei der Anlage von Lokalanästhesien muß strenge Asepsis eingehalten werden. Welche Möglichkeiten und Notwendigkeiten ergeben sich, um diese aseptischen Bedingungen auch bei einer kontinuierlichen Lokalanästhesie auf Station zu gewährleisten?

ANTWORT:
Praktische Schwierigkeiten ergeben sich ohne Zweifel aus der Tatsache, daß es nur in den seltensten Fällen möglich sein wird, die Patienten über einen längeren Zeitraum kontinuierlich von entsprechend ausgebildetem Personal überwachen zu lassen. Eine Verlegung dieser Patienten auf Normalstationen wird also die Regel sein. Damit ist die Betreuung durch den Anästhesisten nur mehr punktuell möglich.

Das Verlegen von Patienten mit einem liegenden Periduralkatheter setzt voraus, daß das Pflegepersonal der betreffenden Station voll über die Notwendigkeit der aseptischen Pflege informiert ist und Komplikationen sofort erkennt. Insgesamt wird die Indikation zur Fortführung einer Katheter-PDA auf Normalstationen jedoch äußerst streng und sorgfältig zu stellen sein. Eine Nachinjektion des Lokalanästhetikums sollte nur durch den verantwortlichen Arzt erfolgen. Als Routineverfahren bei Oberbaucheingriffen gilt in diesen Fällen weiterhin die Interkostalnervenblockade. Nur bei großer Routine in den rückenmarksnahen Anästhesieverfahren sollte überhaupt die kontinuierliche PDA zur Anwendung kommen. Die thorakale Katheter-PDA muß weiterhin als die absolute Ausnahme gelten und kann in keinem Fall als Routinemaßnahme empfohlen werden.

Auch auf Stationen, wo eine kontinuierliche Überwachung des Patienten gewährleistet ist, z. B. Intensivtherapiestationen, verbietet sich dieses Verfahren aus einem anderen Grund häufig: Bei den Zeichen einer hämatogenen bakteriellen Aussaat muß der Periduralkatheter entfernt werden.

FRAGE:
Mit welcher Häufigkeit kommt die lumbale Katheter-PDA im postoperativen Verlauf zu Anwendung?

ANTWORT:
Die Zahlen liegen zwischen 1 % (NIESEL) und um 10 % (SCHULTE-STEINBERG). NOLTE bevorzugt zur Schmerzbekämpfung die Interkostalnervenblockade gegenüber der lumbalen Katheter-PDA. Es hat sich gezeigt, daß es im Gefolge von Periduralanästhesien zu Miktionsbeschwerden kommen kann, die ein wiederholtes Kathete-

risieren notwendig machen. Bei der segmentalen PDA ist nicht so häufig damit zu rechnen wie bei der Spinalanästhesie. Allgemein sollte im Zusammenhang mit einer PDA darauf geachtet werden, daß keine Harnverhaltung entsteht.

FRAGE:
Bei welchen Patienten ergibt sich die Indikation für eine Katheterperiduralanästhesie im postoperativen Verlauf?

ANTWORT:
Bewährt hat sich dieses Verfahren bei Patienten, die sich einem großen Oberbaucheingriff unterziehen mußten und bei denen präoperativ bereits eine pulmonale Gefährdung festgestellt wurde. Bei allen Eingriffen, die eine seitlich von der Mittellinie liegende Schnittführung bedingen, ist zur postoperativen Schmerzbekämpfung die Interkostalblockade die Methode der Wahl, da sie technisch weniger aufwendig ist und praktisch dieselbe Effektivität aufweist.

Dieses Verfahren eignet sich besonders dann, wenn eine eingeschränkte Lungenfunktion und die postoperativen Schmerzen zu einer weiteren Beeinträchtigung der Atmung führen. Wird die Schmerzkomponente ausgeschaltet, ohne daß es zu einer Atemdepression kommt, läßt sich die sonst notwendige künstliche Beatmung in vielen Fällen verhindern.

Beachtet werden sollte, daß die exakte Lagerung des Patienten zur Katheterperiduralanästhesie in der postoperativen Phase häufig wegen der dabei entstehenden Schmerzen Schwierigkeiten bereitet. Wurde der operative Eingriff bereits mit Hilfe einer Katheterperiduralanästhesie durchgeführt, kann die Schmerzbekämpfung im postoperativen Verlauf auf diesem Wege fortgeführt werden. Schwierigkeiten bereitet es jedoch, eine Anästhesie höher gelegener Segmente zu erreichen. Hierfür sind meist große Dosen des Lokalanästhetikums und häufigere Nachinjektionen erforderlich. Damit steigt natürlich auch die Gefahr von medikamentenbedingten Nebenwirkungen.

FRAGE:
Gibt es Indikationen für die Verwendung von Lokalanästhetika mit Adrenalinzusatz im postoperativen Verlauf?

ANTWORT:
Wegen der potentiell negativen Wirkungen bei wiederholten Injektionen sollte Adrenalin in jedem Falle weggelassen werden. Außerdem ist durch die Verwendung des lang wirkenden Bupivacain eine Wirkungsverlängerung durch Adrenalin nicht mehr notwendig.

FRAGE:
Welche Indikationen bestehen zur Anwendung der Regionalanästhesie bei Kindern in der postoperativen Phase?

ANTWORT:
Für diese Altersgruppe gibt es keine spezielle Indikation für die Anwendung von Regionalanästhesien im postoperativen Verlauf.

FRAGE:
Ergeben sich noch andere Indikationen für die Katheterperiduralanästhesie?

ANTWORT:
Eine spezielle Indikation zeigt sich bei Patienten mit Nierentumoren, bei denen präoperativ intraarteriell sklerosierende Substanzen in den Tumor injiziert werden. Hier bietet die Katheterperiduralanästhesie über einige Tage eine sehr gute Möglichkeit, Schmerzfreiheit und volle Kooperation des Patienten zu erreichen.

Ebenfalls zu erwähnen sind die Anwendungen bei der Pankreatitis und der Arteriitis der unteren Extremität.

G. Komplikationen der Lokalanästhesie

FRAGE:
Kann durch eine prophylaktische Sauerstoffgabe bei der Durchführung von Lokalanästhesien die Schwere eventuell auftretender Komplikationen gesenkt werden?

ANTWORT:
Die Untersuchungen von VIRTUE (3) zeigen, daß der frühzeitigen Sauerstoffzufuhr eine entscheidende Bedeutung in der Behandlung von Komplikationen durch Lokalanästhetika zukommt. Die Verabreichung von Sauerstoff muß daher mit zu den ersten Maßnahmen bei Komplikationen gezählt werden. Es bietet sich an, Sauerstoff bereits prophylaktisch allen Patienten bei der Anlage einer Lokalanästhesie zuzuführen. In jedem Falle gehört die Bereitstellung von Sauerstoff mit zu den Erstmaßnahmen, die beim Auftreten von Komplikationen ergiffen werden müssen.

FRAGE:
Wie erklärt man sich die Exzitation bei Überdosierung eines Lokalanästhetikums?

ANTWORT:
Die Exzitation entsteht durch die Hemmung inhibitorischer Neurone. Barbiturate bei der Behandlung von Überdosierungen von Lokalanästhetika haben nur dann Sinn, wenn die Exzitation im Vordergrund steht. Es werden dabei die exzitatorischen Neurone in ihrer Aktivität vermindert.

FRAGE:
Kann durch den Adrenalinzusatz die Häufigkeit anaphylaktoider Reaktionen bei der Verwendung von Lokalanästhetika gesenkt werden?

ANTWORT:
Diese Beobachtung konnte bisher nirgends gemacht werden, wahrscheinlich liegen die Adrenalindosen in Kombination mit dem Lokalanästhetikum dafür auch zu niedrig. Dagegen ist bekannt, daß durch den Adrenalinzusatz die Zahl der toxischen Reaktionen bei versehentlicher intravasaler Gabe des Lokalanästhetikums wesentlich höher liegt.

Literatur

1. AUBERGER, H.: Spinal Injection-Simulator. Prakt. Anästh. 10, 304 (1975).

2. BROMAGE, R. P.: Spinal Epidural Analgesia. Edinburgh-London: Livingstone 1954.

3. DAOS, F. G., LOPEZ, L., VIRTUE, R. W.: Local anesthetic toxicity modified by oxygen and by combination of agents. Anesthesiology 23, 755 (1962).

4. DATTA, S., BROWN, W. U.: Acid-base status in diabetic mothers and their infants following general or spinal anesthesia for cesarean section. Anesthesiology 47, 272 (1977).

5. DAVID, H., ROSEN, M.: Perinatal mortality after epidural analgesia. Anaesthesia 31, 1054 (1976).

6. DAWKINS, C. J. M.: An analysis of the complications of extradural and caudal block. Anaesthesia 24, 554 (1969).

7. DRIPPS, R. D., ECKENHOFF, J. E., VANDAM, L. D.: Introduction to Anesthesia, p. 245. Philadelphia-London-Toronto: Saunders Comp. 1972.

8. ECKSTEIN, K.-L., OBERLANDER, S. G., MARX, G. F.: Uterine rupture during extradural blockade. Canad. Anaesth. Soc. J. 20, 566 (1973).

9. GREENE, N. M.: Physiology of Spinal Anesthesia. Baltimore: Williams & Wilkins Co. 1969.

10. HICKL, E.-J., AUBERGER, H.: Zur Anwendung der Periduralanästhesie als Routinemaßnahme in der Geburtshilfe. Prakt. Anästh. 13, 28 (1978).

11. HODGKINSON, R., MARX, G. F., KIM, S. S., MICLAT, N. M.: Neonatal neurobehavioral tests following vaginal delivery under ketamine, thiopental, and extradural anesthesia. Anesth. Analg. 56, 548 (1977).

12. HULME, A., DOTT, N. M.: Spinal epidural abscess. Brit. med. J. 1, 64 (1954).

13. JAMES, F. M., CRAWFORD, J. S., HOPKINSON, R., DAVIES, P., NAIEM, H.: A comparison of general anesthesia and lumbar epidural analgesia for elective cesarian section. Anesth. Analg. 56, 228 (1977).

14. JONATHA, W., TRAUB, E., GOESSENS, L., DICK, W.: Lungenödeme unter Partusisten-Behandlung. 2. Kongreßband Partusisten (im Druck).

15. KILLIAN, H.: Lokalanästhesie und Lokalanästhetika, 2. Aufl.. Stuttgart: Thieme-Verlag 1973.

16. KLIEMANN, F. A. D.: Paraplegia and intracranial hypertension following epidural-anaesthesia. Arq. Neuro-Psiquiat. 33, 217 (1975).

17. LASSNER, J.: Céphalées aprés rachianesthésie. Cahiers d'Anesthésiologie 21, 1045 (1973).

18. LÖFSTRÖM, B., WENNBERG, A., WIDEN, L.: Late disturbances in nerve function after block with local anaesthetic agents. An electroneurographic study. Acta anaesth. scand. 10, 111 (1966).

19. MOORE, D. C.: Complications of Regional Anesthesia, p. 113. Springfield/Ill.: Ch. Thomas 1967.

20. NOLTE, H., HAGELSTEN, J.: Einzeitige doppelseitige Stellatumblockade in der Therapie der Lungenembolie. Anaesthesist 13, 263 (1964).

21. PIZZOLATO, P. H., MANNHEIMER, W.: Histopathologic Effects of Local Anesthetic Drugs and Related Substances. Springfield/Ill.: Ch. Thomas 1961.

22. RAJ, P. P., MONTGOMERY, S. J., NETTLES, D., JENKINS, M. T.: Infraclavicular brachial plexus block - A new approach. Anesth. Analg. 52, 897 (1973).

23. SCHIFFRIN, B. S.: Fetal heart rate patterns following epidural anaesthesia and oxytocin infusion during labor. J. Obst. Gynaec. Brit. Commonw. 79, 332 (1972).

24. TOADER, C., ACALOVSCHI, I., BADEA, G.: The prevention of postoperative ileus by continuous epidural anaesthesia. In: Abstracts IV. Europ. Congr. Anaesth. Madrid, Amsterdam: Excerpta Medica 1974, Nr. 330, p. 192.

25. VIDAL-LOPEZ, F.: Brachial plexus anesthesia using the omotrapezoid route. Anesth. Analg. 56, 486 (1977).

26. WINNIE, A. P.: Interscalene brachial plexus block. Anesth. Analg. (Cleve.) 49, 455 (1970).

27. WINNIE, A. P., RAMAMURTHY, S., DURRANI, Z.: The inguinal paravascular technic of lumbar plexus anesthesia: the "3-in-1 block". Anesth. Analg. 52, 989 (1973).

Organisatorische Grundlagen zur Behandlung chronisch Schmerzkranker

Von H. U. Gerbershagen und Ch. Panhans

An verschiedenen deutschsprachigen Kliniken und Krankenhäusern haben sich Schmerzarbeitsgruppen formiert. Sie sind entweder zusammengesetzt aus Ärzten einer medizinischen Disziplin (derzeit etwa je zur Hälfte Anästhesisten und Psychiater bzw. Neuropsychiater) oder aus mehreren Fachgebieten. Gemeinsam erscheint dem Außenstehenden bei der Mehrzahl der Gruppen zu sein, daß ihre Mitarbeiter, anfänglich überschwenglich an der Schmerzproblematik interessiert, die organisatorischen Fragen, die deutlich zum Erfolg oder Mißerfolg beitragen, zurückstellen. In einigen Fällen führte dieses Nichtvorausplanen, dieses nicht der Problematik angepaßte Denken zur persönlichen Enttäuschung des einzelnen oder zur Schließung von Schmerzambulanzen und Schmerzstationen. Sicher sollte heute jeder Arzt vor der Organisation einer Schmerzbehandlungseinheit zwei Grundvoraussetzungen beachten:

1. Die Mehrzahl der chronischen Schmerzsyndrome können aus der Sicht nur eines Fachgebietes und mit den Methoden nur einer Disziplin nicht erfolgreich behandelt werden. Monotherapieformen - gleichgültig, ob invasive oder nichtinvasive Verfahren angewandt werden - werden nur in etwa 45 - 50 % günstige Dauerresultate erzielen. Multifaktorielle und multidisziplinäre Therapie dürften in 65 - 70 % der chronischen Schmerzzustände erfolgreich sein.

2. Das Ziel jeglicher Schmerzbehandlung muß die Linderung der Schmerzen auf ein erträgliches Maß und nicht die Schmerzfreiheit sein. Durch eine falsche Zielsetzung entstehen z. B. bei der medikamentösen Schmerztherapie Medikamentenmißbrauch und -abhängigkeit.

Eine der wichtigsten Voraussetzungen in der Schmerztherapie ist eine klare Vorstellung darüber, wieviel Zeit täglich bzw. wöchentlich für die Schmerzbehandlung eingeplant werden kann. Der Zeitfaktor limitiert nicht nur die Anzahl der Patienten, die behandelt werden können, er beinhaltet auch, ob ein weiteres Spektrum der Schmerzsyndrome oder nur einige wenige untersucht werden können. Nach unseren Erfahrungen mit der therapeutischen Regionalanästhesie hängt vom Zeitfaktor nicht selten auch das Behandlungsergebnis mit ab. Kann nur einmal wöchentlich - wie in vielen englischen Pain clinics - eine Regionalanästhesie, z. B. beim reflexdystrophischen Syndrom, gesetzt werden, so sind die Resultate weniger gut als bei zwei- oder mehrmaliger Behandlung pro Woche.

Grundvoraussetzung für eine erfolgreiche Schmerzdiagnostik - und diese ist im allgemeinen bedeutungsvoller als die Therapie - ist, daß der Arzt, der Schmerzen behandeln will, ausführlich mit Kollegen mehrerer Fachgebiete über die Möglichkeit sorgfältiger konsiliarischer Untersuchungen in diesen Disziplinen spricht. Idealerweise wird eine Absprache getroffen, in der festgelegt wird, was der einzelne Kollege bei den Konsiliaruntersuchungen berücksichtigt. Ist dies nicht möglich, so ist der Bericht "ohne pathologischen Befund" in seiner Wertigkeit zumindest eingeschränkt. Die Erfahrung zeigt, daß zumeist zwei bis drei Konsiliarleistungen pro Schmerzpatient erforderlich sind. Angesprochen werden sollten auf jeden Fall Ärzte der Hals-Nasen-Ohren-Heilkunde, der Orthopädie, der Neurologie und der Psychiatrie bzw. Psychotherapie. Die Diagnostik des Radiologen bei Schmerzpatienten ist nur so gut wie der Kontakt des Schmerztherapeuten mit dem Radiologen.

Bei der derzeitigen Situation muß der Schmerztherapeut ebenfalls davon ausgehen, daß er selbst bei jedem Schmerzpatienten eine Allgemeinanamnese erhebt und eine ausführliche Schmerzanalyse durchführt. Die nicht standardisierte Schmerzanalyse von anderen Kollegen ist kaum verwertbar, da sie selten vollständig ist. Die Schmerzqualität, um nur ein Beispiel zu nennen, wird selbst von in der Schmerztherapie erfahrenen Neurologen und Neurochirurgen selten angegeben, obgleich im therapeutischen Prozedere große Differenzen bestehen. Mit Hilfe einer standardisierten Informationsschmerzanalyse, dem Schmerzfragebogen, hat man ein gutes Hilfsmittel für die Einzelpatientenanalyse und gleichzeitig eine Möglichkeit der späteren statistischen Auswertung.

Auch die Untersuchung des Patienten muß vom Arzt selbst durchgeführt werden, da immer noch keine einheitlichen Definitionen über pathologische Befunde vorliegen. So betrachten z. B. zahlreiche Neurologen eine Hyperpathie als normalen Befund. In der Schmerzdiagnostik ist die Hyperpathie aber ein wesentlicher Befund. Zusätzlich muß betont werden, daß zumindest eine eigene grob orientierende neurologische Untersuchung notwendig ist, da sich neurologische Befunde täglich ändern können. Die Untersuchungsergebnisse müssen daher notiert werden. Da nur wenige Neurologen und andere Ärzte die wichtigen peripheren Effekte des Sympathikotonus erfassen, wird der Schmerztherapeut selbst oder Hilfspersonal Untersuchungen wie Schweißtests, Temperaturmessung, Oszillogramm etc. durchführen müssen. Die Schweißtests differenzieren z. B., ob eine periphere Nervenläsion oder eine Wurzelläsion vorliegt.

Da die Angaben der Patienten über vorausgegangene Untersuchungen und Therapieversuche oft unzulänglich sind, sollte der Arzt, um Zeit zu sparen und um bessere Informationen zu erhalten, stets vor der Erstuntersuchung des Patienten die Unterlagen des oder der vorbehandelnden Ärzte anfordern. In der Mehrzahl der Fälle kann man diese Aufgabe dem Patienten übertragen.

Bei uns hat sich auch das Screening mit psychometrischen Tests bewährt, die wesentliche Aussagen über Persönlichkeitsstruktur, psychische Situation und Verhalten des Patienten erlauben. Die von uns angewandten Tests können von nichtärztlichem Hilfspersonal ausgewertet werden. Die Resultate erleichtern dem Arzt die Einordnung des Patienten. Hier soll nur ein Faktor, die Depression, die bei fast allen Schmerzpatienten eine Rolle spielt, erwähnt werden.

Die täglichen Aktivitäten des Patienten sollten ebenfalls mit Fragebogen erfaßt werden. Um Zeit zu sparen und auch um einen aktuellen Überblick über die Problematik des Einzelpatienten zu erhalten, sollte stets angestrebt werden, die eigene und die Konsiliaruntersuchungen so einzuplanen, daß sie in einem optimalen Zeitraum von drei Tagen abgeschlossen sind. Da jeder hierbei Zeit spart, gehen Kollegen auf diesen Vorschlag im allgemeinen schnell ein.

Arbeitet man an einem Krankenhaus mit dort angestellten Konsiliarien zusammen, so sollte der Versuch unternommen werden, wirkliche Problempatienten (die Erfahrung zeigt, daß die Anzahl solcher Patienten mit dem Anwachsen der eigenen Erfahrung seltener wird) in einer Konferenz, wir nennen sie Schmerzkonferenz, gemeinsam zu besprechen, eventuell erneut zu untersuchen, gemeinsam Behandlungspläne zu erstellen oder neue diagnostische Schritte zu diskutieren. Die Erfahrung zeigt hierbei, daß dann aus einer lockeren Konsiliartätigkeit ohne zu großes Drängen ein Team entsteht.

Für eine Schmerzambulanz sollten vorzugsweise Patienten aus dem eigenen Krankenhaus und/oder der näheren Umgebung ausgewählt werden. Patienten aus Orten, die über 50 Kilometer entfernt sind, sollten nur in Ausnahmefällen angenommen werden, da der Arzt über diese Patienten keine Kontrolle hat.

In der Schmerzdiagnostik und -therapie sollte der Arzt, der den Patienten zuerst sorgfältig untersucht hat, stets der "Bezugsarzt", der "persönliche Arzt" oder, wie die Amerikaner sagen, der "patient's manager" bleiben, so daß auch der Patient weiß, an wen er sich mit seinen Fragen und Problemen wenden kann.

In einer aufzubauenden Schmerzambulanz sollten anfangs folgende Patientengruppen von der Untersuchung ausgeschlossen werden:

Medikamentenabhängige (die Screeningmethoden erfassen zumeist diese Patienten),

Patienten mit Rentenbegehren oder laufendem Rentenverfahren (Screeningverfahren),

Patienten, die sich multipler Operationen wegen ihrer Schmerzen unterzogen haben (Screeningtests),

Patienten mit deutlicher neurotischer Persönlichkeitsstruktur (psychometrische Verfahren),

Patienten, die über Schmerzen im gesamten Körper klagen (Schmerzfragebogen).

Der wesentlichste Beitrag, den der Anästhesist mit den Methoden der Regionalanästhesie leisten kann, liegt auf dem Gebiet der Diagnostik. Die diagnostische Regionalanästhesie kann in der

Mehrzahl der Fälle Schmerzursprung, Schmerzleitung und Schmerzmechanismen aufklären. Betrachtet man nur den Kreuzschmerzpatienten, so könnten mit Hilfe der diagnostischen Regionalanästhesie nach vorsichtigen Schätzungen zumindest 30 % aller Operationen bei Kreuzschmerzen als nicht indiziert abgelehnt werden.

Für die Entwicklung einer Schmerzambulanz ist es vorteilhaft, wenn anfangs Patienten mit Schmerzsyndromen untersucht werden, deren Therapie in der Mehrzahl der Fälle erfolgreich ist:

Patienten mit reflexdystrophischen Syndromen,
Patienten mit pseudoradikulären Schmerzsyndromen,
Patienten mit Nackenkopfschmerzen,
Patienten mit isolierten Schmerzen des muskuloskelettalen Systems (Schulter-Arm-Syndrome, Kreuzschmerzen),
Patienten mit Angioneuropathien.

Auch der Karzinomschmerzpatient sollte hier erwähnt werden, da die Therapie der Karzinomschmerzen erfolgreich ist und man über diese Schmerzpatienten schneller die notwendigen Erfahrungen in der klinischen Psychologie bekommt.

Unsere Ergebnisse mit der Regionalanästhesie sind als auffallend gut zu bezeichnen, da wir sie zuerst als diagnostische Regionalanästhesie verstehen und einsetzen und sich daraus oft neue Therapieansätze ergeben. Für die Schmerztherapie mit Regionalanästhesie gilt, wie für alle einzeln angewandten Behandlungsverfahren, daß durchschnittlich nur 45 % gute Langzeitresultate zu erwarten sind. In der Behandlung des reflexdystrophischen Syndroms und der soeben aufgezählten Syndrome sollte die Erfolgsquote bei ca. 80 % liegen. Der Erfolg des Anästhesisten und die daraus resultierende Zufriedenheit liegen nach vielen Jahren Erfahrung besonders in der oft schwierigen Schmerzdiagnostik. Es ist erstaunlich, bei wie wenigen Patienten der Schmerzmechanismus untersucht wird. Die Globaldiagnose bzw. - besser ausgedrückt - die Scheindiagnosen wie Gesichtsschmerzen, Brustschmerz, Kreuzschmerz und ähnliches, machen diesen Gesichtspunkt deutlich.

Wir haben wiederholt betont, daß übertriebener Optimismus in der Schmerztherapie - auch mit den Methoden der Regionalanästhesie - nicht angebracht und unrealistisch ist. Andererseits sehen wir dennoch die dringende Notwendigkeit der Ausbildung des Anästhesisten in der Schmerzdiagnose und -therapie.

Literatur

1. ALEXANDER, F. A. D.: The control of pain. In: Anesthesiology (ed. D. E. HALE). Philadelphia: Davis 1954.

2. BAAR, H. A., GERBERSHAGEN, H. U.: Schmerz, Schmerzkrankheit, Schmerzklinik. Berlin-Heidelberg-New York: Springer 1974.

3. BONICA, J. J.: Management of Pain. Philadelphia: Lea & Febiger 1953.

4. BONICA, J. J.: Current status of pain clinics. In: Interdisziplinäre Schmerzbehandlung (eds. R. FREY, J. J. BONICA, H. U. GERBERSHAGEN, D. GROSS), p. 83. Berlin-Heidelberg-New York: Springer 1974.

5. BONICA, J. J., AKAMATSU, T. J., BRENA, S.: The anesthesiologist and nerve blocks: contribution to management of pain. Z. prakt. Anästh. 3, 40 (1968).

6. ECKENHOFF, J. E.: The anesthesiologist and the management of pain. J. Chron. Dis. 4, 96 (1956).

7. GERBERSHAGEN, H. U., MAGIN, F., SCHOLL, W.: Die Schmerzklinik als neuer Aufgabenbereich für den Anästhesisten. Anästh. Inform. 16, 41 (1975).

8. KILLIAN, H. et al.: Lokalanästhesie und Lokalanästhetika zu operativen, diagnostischen und therapeutischen Zwecken. Stuttgart: Thieme 1973.

9. PAPPER, E. M.: Regional anesthesia. A critical assessment of its place in therapeutics. Anesthesiology 28, 1074, 1967.

Möglichkeiten therapeutischer Nervenblockaden

Von Ch. Panhans, H. U. Gerbershagen und R. Schwarz

Abgesehen von der schwer nachweisbaren Beeinflussung höherer kortikaler Funktionen, wirkt die Regionalanästhesie im wesentlichen auf die Impulsleitung im ersten Neuron. Die Regionalanästhesie wird in der Schmerzdiagnostik und -therapie angewandt,

1. um die Schmerzrezeptoren, die sogenannten Nozizeptoren auszuschalten; die Impulstransformation und Kodierung in diesen spezialisierten Nervenendigungen können beeinflußt werden,

2. um die afferente nozizeptive Impulsleitung (A-delta-, C-Fasern) zu hemmen; die Schmerzbahnen in den spinalen und extraspinalen Systemen und in Spinal- bzw. Hirnnerven können bestimmt werden,

3. um die Motoneuronen zu beeinflussen; die reflektorisch vermehrte motorische Aktivität im Zusammenhang mit Schmerzzuständen kann reduziert bzw. ausgeschaltet werden,

4. um die Sympathikusbahnen (stets efferent) zu unterbrechen; die sympathischen Reflexvorgänge bei Schmerzen können ausgelöscht werden.

Die Schmerzfreiheit nach einer Regionalanästhesie überdauert oft deutlich die pharmakologische Wirkungsdauer des Lokalanästhetikums. Dieser Effekt dürfte auf die Unterbrechung von positiven feed back-Mechanismen zurückzuführen sein, da nach Ausschaltung der sympathischen Hyperaktivität eine Rückkehr zum normalen Gewebestoffwechsel (Homöostase) ermöglicht wird.

I. Medikamente

Alle Lokalanästhetika können angewandt werden. Wir bevorzugen das Langzeitanästhetikum Bupivacain in Konzentrationen von 0,125 % - 0,25 %. In der Schmerztherapie ist die Ausschaltung der dünnen Nervenfasern (A-delta- und C-Fasern) gewünscht. Sensibilität und Motorik sollten nur selten beeinflußt werden. Bei Verwendung des Bupivacain sind deutlich weniger Behandlungen notwendig als z. B. mit Lidocain, Mepivacain, Carticain und anderen.

Eine einmalige Regionalanästhesie führt nur in etwa 15 % der Fälle zu einer anhaltenden Schmerzlinderung. Nach unseren Erfahrungen muß eine Blockadeserie (sechs bis acht Einzelblockaden in ein- bis zweitägigen Intervallen) durchgeführt werden. Mehr Blockaden sind selten indiziert.

Glukokortikosteroide sollten bei der Infiltrationsanästhesie von Bändern und Muskeln und bei der intraartikulären Injektion erst angewandt werden, wenn eine dreimalige Lokalanästhetikumapplikation nicht zur Schmerzlinderung oder -freiheit führte.

Neurolytische Substanzen (Äthanol, Phenol, Ammoniumchlorid) sollten nur selten benutzt werden. Wir setzen sie bevorzugt bei Karzinompatienten im Terminalstadium ein (8, 9). Blockadeserien mit Lokalanästhetika führen zu ähnlich guten Langzeitergebnissen wie mit neurolytischen Substanzen, ohne zusätzliche, faßbare Gewebeschäden hervorzurufen.

1. Infiltrationsanästhesie

Die Infiltrationsanästhesie stellt im allgemeinen die einfachste und komplikationsärmste Regionalanästhesieform dar. Bei allen nicht segmental begrenzten Schmerzzuständen (15) sollte zunächst die diagnostische Infiltration von Muskeln, Bändern und Gelenken erfolgen. Nach unserer Erfahrung sind zumindest 40 % aller Schmerzsyndrome pseudoradikulärer Art und können mit der Infiltrationsanästhesie adäquat diagnostiziert und behandelt werden.

Typische pseudoradikuläre Syndrome sind:

1. Triggerpunktsyndrome oder myofasziale Schmerzsyndrome (16),
2. ligamentär induzierte Schmerzzustände (3, 5, 6),
3. Arthralgien (Schmerzzustände bei Gelenkreizung),
4. das sternale Syndrom (6).

Triggerpunktsyndrome oder myofasziale Schmerzsyndrome

Schmerz, Muskelhartspann, Druckempfindlichkeit, Bewegungseinschränkung und gelegentlich autonome Dysregulation sind Kennzeichen der Triggerpunktsyndrome. Der Triggerpunkt liegt dabei immer in räumlicher Entfernung von dem schmerzhaften Areal der Referenzzone. Ätiologisch dürften akut und chronisch einwirkende Mikrotraumen für die pathophysiologischen Veränderungen verantwortlich sein. Heute wird auch die Freisetzung von Schmerzstoffen (z. B. Kinine) als Ursache der noziferen Reizentstehung diskutiert. Das Skapulokostalsyndrom möge als Beispiel dienen:

Ein Patient klagt über Armschmerzen: Bei der sorgfältigen Durchuntersuchung des Patienten findet man nur einen intensiv druckdolenten Punkt am oberen medialen Schulterblattwinkel. Die Stimulation dieses Triggerpunktes, über dessen Schmerzhaftigkeit nie geklagt wurde, erzeugt durch Druck oder Dehnung sofort ausstrahlende Schmerzen und Muskelkrämpfe im ulnaren Bereich des Armes und im gleichseitigen Okzipitalbereich, im Schultergürtel und gelegentlich in der Brustwand im Bereich des 4. und 5. ICR. Das Verteilungsmuster des ausstrahlenden Schmerzes ist weitgehend konstant und vorhersagbar, so daß relativ fixierte Bahnen für die noziferen Impulse angenommen werden können.

Die gezielte Injektion eines Lokalanästhetikums in druckdolente Muskelpartien (stets schmerzhafte Injektion!) führt zu einer deutlichen Schmerzlinderung oder -freiheit, reduziert oder hebt die gesteigerte Grundinnervation auf, beseitigt die Irritation von Reflex- bzw. Gammaafferenzen und reduziert die zirkulatorische Störung.

2. Ligamentär induzierte Schmerzzustände

Eine Irritation der Ligamenta supra- et interspinalia sowie des lumbosakroiliakalen Bandapparates ist wesentliche Ursache von Rücken- und Kreuzschmerzen. So wird eine Überdehnung und Reizung dieser Bänder bei Hypermobilität oder Störungen im Sakroiliakalgelenk beobachtet. Andererseits täuscht eine Irritation der supra- und interspinalen Ligamente nicht selten eine Interkostalneuralgie vor. Daher ist stets auf Druckschmerzhaftigkeit dieser Ligamente zu untersuchen. Die wenig bekannte Injektionstechnik des lumboileosakralen Bandapparates sei kurz beschrieben (nach BARBOR (1)):

Technik der Injektion des lumboileosakralen Bandapparates

Es wird über dem Ligamentum supraspinale bei L 5 eine Hautquaddel mit einem Lokalanästhetikum gesetzt (durch sie erfolgen alle Kanüleneinführungen). Das Lokalanästhetikum wird sodann mit einer 8 - 10 cm langen Kanüle in die Ligamenta supra- et interspinalia L 4/L 5 und L 5/S 1 injiziert. Die Ansätze des Ligamentum ileolumbale am Knochen werden sowohl am lateralen Rand des Processus transversus des 5. Lendenwirbels als auch an der Crista iliaca mit je 1 ml Lokalanästhetikum beiderseits infiltriert. Zur Infiltration des Ligamentum ileosacrale posterior wird die Kanüle etwa 30° kaudal-lateral gerichtet und bei Knochenkontakt mit der Crista werden mehrmals 1 ml Lokalanästhetikum injiziert. Die interossären Bänder zwischen Ileum und Sakrum erreicht man durch Angulieren der Kanüle nach kaudal-lateral.

Zur Differentialdiagnose von Schmerzen, die vom Rücken bis zur Kniekehle oder zur Ferse ausstrahlen, müssen auch die sakrotuberalen und sakrospinalen Bänder an den Rändern des Os sacrum injiziert werden.

3. Arthralgien (Schmerzen bei Gelenkreizung)

Die intraartikuläre Injektion eines Lokalanästhetikums ist unseres Erachtens einer Kortisoninjektion vorzuziehen. Die Ausschaltung der zahlreichen polymodalen Rezeptoren in den Gelenken (Reaktion auf Druck und chronische Reize) führt oft in kürzester Zeit zu lang anhaltender Schmerzfreiheit. Ist eine intraartikuläre Injektion kontraindiziert (z. B. Infektion), so werden Nervenblockaden durchgeführt. Gute Erfolge erzielt man bei Schultergelenkschmerzen mit der Supraskapularisblockade und bei den Hüftgelenkschmerzen mit dem 3-in-1-Block.

4. Sternales Syndrom

Bei dem sternalen Syndrom handelt es sich wahrscheinlich um Zustände von Körperfehlhaltungen, die zu einem Reizzustand des Sternoklavikulargelenkes führen. Dieser Reizzustand induziert oft Schmerzen und Tendomyosen im Schulter-Arm-Bereich. Man sollte also stets auf eine Druckdolenz des Sternoklavikulargelenkes prüfen. Zur Therapie wird ein Lokalanästhetikum, selten ein Glukokortikoid in das Gelenk injiziert.

II. Somatische Nervenblockaden

Somatische Nervenblockaden und Hirnnervenblockaden (z. B. die Paravertebral- und Supraskapularisblockade, die Ischiadikus-, Femoralis- und Obturatoriusblockade) sollten nur durchgeführt werden, wenn folgende Verdachtsdiagnosen gestellt worden sind:

1. idiopathische Neuralgie,
2. virusbedingte Neuropathie,
3. Einklemmungsneuropathien (12),
4. postoperative und posttraumatische Neuropathien,
5. tumorbedingte Neuropathien,
6. Phantomschmerzen (außer Brennschmerzen).

Höhere Konzentrationen als einleitend angeführt für sensible und motorische Nervenblockaden sind gelegentlich erforderlich, damit eine effektive physikalische Therapie bei Gelenk- und Gliederschmerzen sowie bei Kontrakturen möglich ist.

III. Sympathikusblockaden

Sympathikus- und C-Faser-Blockaden werden bewußt oder unbewußt häufig angewandt, weil diese Fasern weitverteilt in der menschlichen Haut und Muskulatur vorhanden sind. Sie begleiten Blutgefäße, versorgen Gelenke und Ligamente und sind ein wesentlicher Bestandteil des gemischten Nerven. Es führen also paravaskuläre, intramuskuläre, intraartikuläre Injektionen von Lokalanästhetika und die Durchführung von Nervenblockaden stets zur Unterbrechung der sympathischen Efferenzen und der nozizeptiven C-Faser-Afferenzen, d. h. also, daß bei Injektionsbehandlung mit einem Lokalanästhetikum gleichzeitig die nozizeptiven Afferenzen und die sympathischen Efferenzen ausgeschaltet werden.

Die bekanntesten Blockaden des Sympathikus betreffen:

1. das Ganglion stellatum,
2. den zervikothorakalen Grenzstrang,
3. die Nn. splanchnici,
4. den Plexus solaris und
5. den lumbalen Grenzstrang.

Die Blockaden 1, 2 und 5 werden am häufigsten durchgeführt (13).

Auf der steten Suche nach einfachen, praxisnahen Blockaden verwenden wir seit 1973 anstelle der Stellatum- bzw. zervikothorakalen Grenzstrangblockade zur Behandlung von Schmerzzuständen und funktionellen Störungen der oberen Extremität fast ausschließlich die Axillarisblockade (7). Wir haben die lumbale Grenzstrangblockade zur Therapie von Schmerzzuständen im Becken und den unteren Extremitäten zugunsten der Sakralblockade fast vollständig verlassen. Die von uns durchgeführten Untersuchungen an Probanden und an mehreren hundert Patienten ergaben, daß das Ausmaß der sympathischen Denervierung jeweils vergleichbar ist.

Indikationen für Sympathikusblockaden

1. Reflektorische Sympathikusdystrophien,
2. Störungen in der Gefäßzone,
3. Eingeweideschmerzen,
4. Schmerzen bei vaskulären Störungen,
5. Tumorschmerzen.

Die reflektorischen Sympathikusdystrophien stellen das klassische Anwendungsgebiet für Sympathikusblockaden dar. Unter dem Sammelbegriff des reflexdystrophischen Syndroms werden zahlreiche Krankheitsbilder zusammengefaßt, um anzudeuten, welche ätiologischen Faktoren und therapeutischen Möglichkeiten eine wesentliche Rolle spielen.

Die ersten Anzeichen der Causalgia maior und damit der reflektorischen Sympathikusdystrophien sind:
Schmerz,
Hyperalgesie,
Hyperästhesie,
vasomotorische (Vasokonstriktion und Vasodilatation),
sudomotorische (Hyperhidrose und Hypohidrose) und piloarektorische Störungen und
schließlich verminderter Muskeltonus und Dystrophie.

Die Schmerzqualität ist brennend, klopfend, dumpf, ziehend, nur gelegentlich stechend. Dieser anhaltende Schmerz wird zumeist durch Streßsituationen und/oder Bewegung oder Berührung ins Extreme aggraviert. Röntgenologisch findet sich in zahlreichen Fällen eine Demineralisation des Knochens (Sudecksche Atrophie).

Die Reflexdystrophien geben häufig Anlaß zu Fehldiagnosen, da im Anfangsstadium objektiv nachweisbare Zeichen fehlen und auch später keine Beziehung zur segmentalen Innervation oder dem Ausbreitungsgebiet eines peripheren Nervens erkennbar ist.

Schmerzmechanismus:

Die durch Mikrotraumen, Knochenfrakturen, operative Traumen oder ähnliche Mechanismen hervorgerufenen Schmerzreize werden über die nozizeptiven Afferenzen zu Neuronen im Hinterhorn des Rückenmarks geleitet. In den Hinterhornneuronen erfolgt eine Umschaltung auf das zweite Neuron, d. h. auf die kontralateral aufsteigenden Vorderseitenstrangbahnen. Zur gleichen Zeit sind diese Hinterhornneuronen Verbindungsglieder zu sympathischen und motorischen Reflexen. Die primären segmentalen motorischen und sympathischen Reflexmechanismen (Vasokonstriktion, Hypohidrose u. a.) sind als gegenregulatorische Maßnahmen aufzufassen. Diese Vorgänge stehen am Anfang eines jeden normalen Heilungsablaufes. Die restitutio ad integrum bleibt jedoch ohne erkennbare Ursache bei einigen Patienten aus, und der erwähnte pathophysiologische Prozeß wird verstärkt und weitet sich auf mehrere benachbarte Segmente aus.

Die Kausalzusammenhänge sind bei Erkrankungen des reflexdystrophischen Formenkreises selten klar und eindeutig: Die Symptomatologie steht für den Therapeuten fast immer im Vordergrund. An das Vorliegen einer Reflexdystrophie muß bei allen unklaren Schmerzzuständen nach Nerven- und Weichteilverletzungen, nach Knochenbrüchen, Gelenkveränderungen, Operationen und Bestrahlungstherapie gedacht werden. Unter die Reflexdystrophien einzuordnen sind ebenfalls
die Causalgia minor,
die Sudecksche Atrophie,
das Schulter-Hand-Syndrom,
die posttraumatische Osteoporose,
das posttraumatische Schmerzsyndrom,
das posttraumatische Ödem,
die posttraumatischen Gefäßspasmen und viele andere (3, 4).

Die Sympathikusblockade ist die derzeit effektivste, schnellstwirksame Therapieform für alle Reflexdystrophien.

Reflexdystrophische Syndrome nach Erkrankungen sind ebenfalls nicht selten, man sollte stets differentialdiagnostisch an sie denken.

2. Schmerzen bei Störungen in der Gefäßzone

Eine weitere Gruppe von Schmerzzuständen, die ebenfalls den reflektorischen Sympathikusdystrophien zugeordnet werden sollten und damit mit Sympathikusblockaden behandelbar sind, sind die Quadranten- oder Gefäßzonenstörungen:

Patienten, die unter diesen Störungen leiden, klagen über dumpfe, brennende, glühende Schmerzen, deren Ausbreitungsgebiet keine Zuordnung zur segmentalen oder dermatomalen Innervation besitzt. Auffällig bei diesen Patienten sind die besondere Schmerzqualität, atypische Sensibilitätsstörungen, Störungen der Vaso- und Sudomotorik und der Trophik (11).

Die besondere Qualität des Schmerzgefühls wird zumeist erst bei der Untersuchung deutlich. Die Patienten geben in der Regel kurze Verzögerungen (Latenz) der Perzeption zwischen dem Beginn des Schmerzreizes und der Schmerzempfindung an, oder sie empfinden einen sofortigen hellen und einen später einsetzenden dumpfen, glühenden Schmerz. Die atypischen Sensibilitätsstörungen lassen sich einer vasalen Topographie zuordnen. Benachbarte Gefäßgebiete, z. B. die der A. carotis und die der A. subclavia, werden über die perivasalen Sympathikusbahnen und den Grenzstrang des Sympathikus innervatorisch verbunden und bilden den sogenannten oberen Quadranten, der in bezug auf seine sympathische Innervation zum Truncus sympathicus cervicalis gehört.

Die Verschiebung der sensiblen Reizschwelle zur Hyperalgesie oder auch Hypalgesie haben wir oft sowohl im oberen und unteren Quadranten als auch in Teilgebieten der einzelnen Gefäßzonen, wie z. B. der A. axillaris, beobachtet. Bei allen unklaren Schmerzzuständen mit hyper- oder hypalgetischen Hautarealen ohne segmentale Zuordnung sollte man die wenig bekannten und wenig publizierten Störungen der Gefäßzone differentialdiagnostisch einberechnen.

3. Viszeralschmerzen

Die schlecht lokalisierbaren, dumpfen, quälenden, in der Intensität oft wechselnden, häufig auch kolikartigen viszeralen Schmerzen mit ihrer vegetativen Begleitsymptomatik sind aufgrund ihres Innervierungsschemas besonders der Therapie mit Sympathikusblockaden zugänglich (10).

4. Schmerzen bei vaskulären Störungen

Akute vaskuläre Störungen und die damit verbundenen Schmerzen bei embolischen Geschehen in den Extremitäten und in der Lungenstrombahn können durch Sympathikusblockaden behandelt werden. Dabei werden durch Periduralblockaden (Katheterperiduralblockaden) die zervikothorakale Grenzstrangblockade, die Plexus solaris- und die lumbale Grenzstrangblockade durchgeführt (Cave: Antikoagulanzientherapie). Neben der Schmerzlinderung tritt eine Vasodilatation der spastisch verengten proximalen Kollateralgefäße ein. Die Frage einer Vasodilatation der embolisierten Gefäße ist nicht geklärt. Unserer Meinung nach ist aber die Weitstellung dieses Gefäßabschnittes therapeutisch unbedeutend. Sollte aber z. B. bei einer Periduralblockade mit resultierender besserer Durchblutung eine Embolektomie durchgeführt werden, so sind die besten Voraussetzungen für die operative Anästhesie und anhaltende postoperative Gefäßerweiterung geschaffen.

Die Behandlung der Schmerzen bei chronischen peripheren Gefäßerkrankungen mit Sympathikusblockaden dürfte auf LERICHE zurückgehen. Die Vielzahl der erschienenen Arbeiten auf diesem Gebiet beweisen ihren Wert.

Bei jüngeren Patienten haben die Sympathikusblockaden in der Mehrzahl der Fälle nur eine diagnostische und differentialdiagnostische Bedeutung, da die endgültige Therapie zumeist die Sympathektomie ist. Zur Beurteilung des Wertes einer Sympathektomie darf nicht eine kurzfristige Unterbrechung der sympathischen Innervation durchgeführt werden, sondern zumindest eine mehrere Tage anhaltende Blockade, entweder in Form von Blockadeserien bei ambulanten Patienten oder als Katheterblockaden des lumbalen Grenzstranges (2) bei stationären Patienten. Der therapeutische Wert wird häufig erst nach längerer Zeit sichtbar, das gilt besonders für die Arteriosclerosis obliterans.

Oft sind Patienten mit Angioneuropathien (Raynaudsche Krankheit, Raynaudsches Syndrom) und Angioorganopathien (Thrombangiitis obliterans, Arteriosclerosis obliterans, trophische Ulzera) in einem schlechten Allgemeinzustand. Bei solchen Patienten ist die chemische Sympathektomie mit wäßrigem Phenol (6 %) oder Alkohol (50 %) indiziert und ebenso erfolgreich wie die chirurgische Intervention. In den letzten Jahren sind besonders die Patienten in reduziertem Allgemeinzustand häufig vernachlässigt worden, da man von dem Wert der chirurgischen Sympathektomie überzeugt, mit der lange anhaltenden chemischen Unterbrechung der sympathischen Impulsleitung jedoch nicht vertraut war. Aufgrund eigener hoher Erfolgsquoten sind wir vom Wert der neurolytischen Sympathikusblockade, besonders auch nach "unvollständigem" chirurgischem Eingriff bzw. nach der Rückkehr der Schmerzen und atrophischen Störungen ca. ein bis sechs Monate nach Sympathikusresektion, überzeugt. Zwei- bis dreimalige Injektion von lang wirkenden Lokalanästhetika oder eine einzige Phenolinjektion sind auf Jahre hinaus wirksam. Ein wiederholter chirurgischer Eingriff ist selten indiziert.

5. Reflexdystrophisches Syndrom bei Tumorinfiltration

Brennende diffuse Schmerzen bei neoplastischen Prozessen werden durch die Tumorinfiltrationen der Nerven und Gefäße mit begleitender perivaskulärer Lymphangitis und Irritation sensibler Nervenendigungen hervorgerufen. Diese sogenannten sympathischen Schmerzen der Neuritis carcinomatosa bzw. sarcomatosa werden bei beginnender Ausbreitung der Pancoast-Tumoren und der Mammakarzinome in die Fossa supraclavicularis beobachtet. Auch die brennenden Schmerzen im Becken und Beinbereich bei urogenitalen Neoplasmen und nach abdomino-sakralen Rektumamputationen sind auf diesen Schmerzmechanismus zurückzuführen.

Diese Tumorschmerzen können oft über sechs bis acht Monate durch Blockaden des entsprechenden Sympathikusanteils beherrscht werden. Bietet sich kein operatives oder bestrahlungstherapeutisches Verfahren an, so wenden wir mit relativ gutem Erfolg Serien von Sympathikusblockaden an. In diesen Fällen kann auch eine Anwendung von 6%iger wäßriger Phenollösung diskutiert werden. Bei der Therapie der reflexdystrophischen Syndrome bei Tumorinfiltrationen zeigen sich aber auch die Grenzen einer Blockadetherapie.

Literatur

1. BARBOR, R.: In: Textbook of Orthopaedic Medicine, 1 und 2 (ed. J. CYRIAX). London: Balliere Tindall 1971.

2. BELLMAN, S., LÖFSTRÖM, B.: Peripheral arterial reconstruction with woven teflon grafts. Acta chir. scand. 121, 384 (1961).

3. BONICA, J. J.: The Management of Pain, p. 345. Philadelphia: Lea & Febiger 1953.

4. BONICA, J. J.: Causalgia and other reflexsympathetic dystrophies. Postgrad. Med. 53, 143 (1973).

5. BRÜGGER, A.: Über vertebrale, radikuläre und pseudoradikuläre Syndrome. Acta rheumatolog., vol. 19. Documenta Geigy 1962.

6. BRÜGGER, A.: Die Erkrankungen des Bewegungsapparates und seines Nervensystems. Stuttgart: G. Fischer 1977.

7. ERIKSSON, E.: Atlas der Lokalanästhesie. Stuttgart: Thieme 1970.

8. GERBERSHAGEN, H. U.: Therapeutische Spinal- und Periduralanaesthesie. In: Diagnostische und therapeutische Nervenblockaden (eds. R. FREY, M. HALMAGYI, H. NOLTE). Anaesthesiologie und Wiederbelebung, Bd. 73, p. 18. Berlin-Heidelberg-New York: Springer 1973.

9. GERBERSHAGEN, H. U.: Behandlung chronischer Schmerzzustände mit Nervenblockaden. In: Lokalanästhesie und Lokalanästhetika (ed. H. KILLIAN), p. 760. Stuttgart: Thieme 1973.

10. GERBERSHAGEN, H. U.: Der Notfall: Akuter Bauchschmerz. In: V. Wuppertaler Notfallsymposion 1974. Stuttgart: Thieme 1976.

11. GROSS, D.: Therapeutische Lokalanästhesie. Stuttgart: Hippokrates 1972.

12. KOPELL, H. P., THOMPSON, W.: Peripheral Entrapment Neuropathies. Baltimore: William and Wilkins 1963.

13. LANGER, J.: Blockaden mit Lokalanästhetika im Bereich der Sympathikuskette. Prakt. Anästh. 8, 93 (1973).

14. MOORE, D. C.: Regional Block: Springfield/Ill.: Ch. C. Thomas 1975.

15. SCHLIACK, H., HANSEN, K.: Segmentale Innervation. Stuttgart: Thieme 1962.

16. TRAVELL, J.: Myofascial triggerpoints: Clinical view. In: Advances in Pain Research Therapy, vol. 1, p. 919, 1976.

Zusammenfassung der Diskussion zum Thema: „Behandlung chronisch Schmerzkranker - „Pain Clinic""

FRAGE:
Lassen sich die organisatorischen Grundlagen bei der Behandlung chronisch Schmerzkranker noch einmal kurz definieren. Welche Verfahren verbergen sich hinter welchen Namen?

ANTWORT:
Der Ausdruck Schmerzklinik ist nicht günstig. Der Begriff Schmerzambulanz könnte wiederum zu der Meinung führen, daß die dabei zur Anwendung kommenden Verfahren nur eine ambulante Betreuung erfordern. Auch der Ausdruck Schmerzsprechstunde kann nicht voll überzeugen, da die stationäre Behandlung nicht mit einbezogen wäre.

Die Organisation und Leitung einer solchen Einheit sollte der übernehmen, der an dieser Problematik besonders interessiert ist. Ohne Zweifel setzt sie eine interdisziplinäre Zusammenarbeit voraus, um überhaupt Erfolge erzielen zu können.

Kontroverse Ansichten ergaben sich in der Diskussion hinsichtlich der Aufgabenschwerpunkte: Zum einen wurde betont, daß im Vordergrund die diagnostischen Maßnahmen zur Abklärung der Ursache des Schmerzes stehen müssen, die Therapie dann jeweils an den Orten mit den besten technischen Voraussetzungen durchgeführt werden sollte, zum anderen wurde argumentiert, daß in diesen Einheiten vorwiegend oder sogar ausschließlich die Schmerztherapie durchgeführt werden sollte, nachdem an anderen Stellen die diagnostische Abklärung erfolgte. Ausgehend von der Tatsache, daß eigene Schmerzbehandlungseinheiten nur deswegen entstanden sind, weil an vielen Kliniken sich niemand der chronischen Schmerzkranken annahm, sollten zumindest an mittleren Krankenhäusern die Therapieformen im Vordergrund stehen, die z. B. im Rahmen der Lokalanästhesie routinemäßig angewendet werden. Eine ausreichende und gezielte Schmerzbekämpfung ist damit in der überwiegenden Zahl der Fälle gewährleistet. Die Durchführung diffizilerer Methoden und die Entwicklung neuer Verfahren sollten dagegen auf einige wenige Zentren konzentriert bleiben. Die Tätigkeit des Anästhesisten wird dabei in der Regel in der symptomatischen Schmerztherapie bestehen, nur in den seltensten Fällen in einer Kausaltherapie.

Klinische Anästhesiologie und Intensivtherapie

Band 5: Mikrozirkulation
Workshop April 1974
Herausgeber: F.W. Ahnefeld, C. Burri, W. Dick, M. Halmágyi
Unter Mitarbeit zahlreicher Fachwissenschaftler
1974. 126 Abbildungen, 8 Tabellen. XI, 207 Seiten
DM 24,–; US $ 12.00 ISBN 3-540-06981-X

Band 6: Grundlagen der postoperativen Ernährung
Workshop Mai 1974
Herausgeber: F.W. Ahnefeld, C. Burri, W. Dick, M. Halmágyi
Unter Mitarbeit zahlreicher Fachwissenschaftler
1975. 89 Abbildungen. IX, 128 Seiten
DM 24,–; US $12.00 ISBN 3-540-07209-8

Band 7: Infusionstherapie II: Parenterale Ernährung
Workshop Dezember 1974
Herausgeber: F.W. Ahnefeld, C. Burri, W. Dick, M. Halmágyi
Unter Mitarbeit zahlreicher Fachwissenschaftler
1975. 103 Abbildungen. X, 214 Seiten
DM 28,–; US $14.00 ISBN 3-540-07288-8

Band 8: Prohylaxe und Therapie bakterieller Infektionen
Workshop Januar 1975
Herausgeber: F.W. Ahnefeld, C. Burri, W.Dick, M. Halmágyi
Unter Mitarbeit zahlreicher Fachwissenschaftler
1975. 65 Abbildungen. X, 217 Seiten
DM 28,–; US $14.00 ISBN 3-540-07429-5

Band 9: Indikation, Wirkung und Nebenwirkung kolloidaler Volumenersatzmittel
Symposium April 1975
Herausgeber: F.W. Ahnefeld, H. Bergmann, C. Burri, W. Dick, M. Halmágy, E. Rügheimer
Unter Mitarbeit zahlreicher Fachwissenschaftler
1975. 27 Abbildungen. X, 103 Seiten
DM 24,–; US $12.00 ISBN 3-540-07464-3

Band 10: Notfallmedizin
Workshop April 1975
Herausgeber: F.W. Ahnefeld, H. Bergmann, C. Burri, W. Dick, M. Halmágyi, E. Rügheimer
Unter Mitarbeit zahlreicher Fachwissenschaftler
1976. 109 Abbildungen. XIII, 386 Seiten.
DM 48,–; US $24.00 ISBN 3-540-07581-X

Band 11: Der Risikopatient in der Anästhesie. 1. Herz–Kreislauf–System
Workshop November 1975
Herausgeber: F.W. Ahnefeld, H. Bergmann, C. Burri, W. Dick, M. Halmágyi, E. Rügheimer
Unter Mitarbeit zahlreicher Fachwissenschaftler
1976. 49 Abbildungen. X, 169 Seiten
DM 34,–; US $17.00 ISBN 3-540-07763-4

Die Bände 1-4 sind im J.F. Lehmanns Verlag München erschienen

Preisänderungen vorbehalten

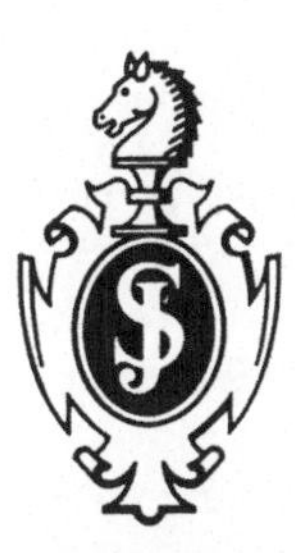

Springer-Verlag
Berlin
Heidelberg
New York